行为矫正技术

第三版

昝飞 著

中国轻工业出版社

图书在版编目（CIP）数据

行为矫正技术/昝飞著. —3版. —北京：中国轻工业出版社，2023.5（2024.8重印）

ISBN 978-7-5184-4146-4

Ⅰ.①行… Ⅱ.①昝… Ⅲ.①儿童教育-特殊教育-行为治疗-高等学校-教材 Ⅳ.①G766

中国版本图书馆CIP数据核字（2022）第182638号

保留所有权利。非经中国轻工业出版社"万千心理"书面授权，任何人不得以任何方式（包括但不限于电子、机械、手工或其他尚未被发明或应用的技术手段）复印、拍照、扫描、录音、朗读、存储、发表本书中任何部分或本书全部内容，以及其他附带的所有资料（包括但不限于光盘、音频、视频等）。中国轻工业出版社"万千心理"未授权任何机构提供源自本书内容的电子文件阅览、收听或下载服务。如有此类非法行为，查实必究。

责任编辑：孙蔚雯　　责任终审：张乃柬
策划编辑：孙蔚雯　　责任校对：刘志颖　　责任监印：吴维斌

出版发行：中国轻工业出版社（北京鲁谷东街5号，邮编：100040）
印　　刷：三河市双升印务有限公司
经　　销：各地新华书店
版　　次：2024年8月第3版第2次印刷
开　　本：710×1000　1/16　印张：27.75
字　　数：300千字
书　　号：ISBN 978-7-5184-4146-4　定价：118.00元
读者热线：010-65181109
发行电话：010-85119832　010-85119912
网　　址：http://www.chlip.com.cn　http://www.wqedu.com
电子信箱：1012305542@qq.com
版权所有　侵权必究
如发现图书残缺请拨打读者热线联系调换
241266Y2C302ZBW

序言

《行为矫正技术》已经到第三版了！自本书第一版于2009年出版以来，已经过去十多年了。时间真是过得飞快！最初撰写此书，是因为我在从事培养特殊教育教师的工作中看到，教育实践领域所面临的源于学生问题行为的压力越来越大，而行为矫正技术一直被认为是一种改变问题行为、培养良好行为的有效教育手段，学习并掌握这样的专业技术方能在未来面对行为挑战时做到有章法。

当然，业内有很多人反对行为主义，也很反感约翰·B.华生（John B. Watson，1878—1958）所说的这段话："给我一打强健而没有缺陷的婴儿，并在我自己设定的特殊环境中养育他们，我可以担保，在这十几个婴儿之中，随便挑选一个婴儿，我都可以将之训练成我所选定的任何一种专家——医生、律师、艺术家、商业首领，甚至是乞丐或者小偷，无论他的天资、嗜好、倾向、才能、职业以及种族。"确实，华生的这段话抹杀了个体先天素质的作用，抹杀了个体主观能动性。但我觉得，很多教育专家和心理专家所反对的其实并不是行为矫正技术本身，而是将人——尤其是儿童——等同于动物来进行机械性训练。基于我对问题行为的干预经验，尤其是对孤独症等障碍儿童严重问题行为的干预经验，我依然推荐行为矫正技术，理由是：一方面，行为矫正技术并不是很多人所以为的单纯的强化手段；另一方面，对于教师，尤其是特殊教育教师来说，掌握一定的行为矫正技术有助于更好地开展工作。抛开理论上的争论，行为矫正技术至少有以下两方面优势。

- 行为矫正技术在本质上强调了环境对个体行为的重要性，它认为，个体行为具有可塑性，可以通过一定的技术达到改变行为的目的。在现实生活中，我们常常看到不少家长和教师将孩子的问题行为归咎到孩子身上，特别是当孩子有孤独症等障碍时。而行为矫正技术尤其强调对行为实际发生的情境进行分析，评估各种环境事件与问题行为之间的关系，从而找到可行的行为矫正方案。从环境的角度分析问题行为发生的原因是行为矫正技术的精髓。
- 对于比较严重的、常规教育方法难以取得效果的问题行为，不管是家长还是教师，都需要有专业的工作思路和方法，来帮助他们找到可能的方案，而行为矫正技术很具有操作性。比如，行为评估方法可以帮助成人对孩子的问题行为的目的或功能进行深入了解，也可以帮助他们认识到孩子每一个行为的发生及持续存在都有内在规律，认识到自身的言行与孩子的问题行为之间具有密切关系。在此基础上设计出的教育策略和干预技术会更有针对性。

此次修订仍旧秉承最初撰写本书的宗旨，贯彻以下方针。

- 理论联系实际。各章采用一定的生活事例和行为矫正案例来阐述行为矫正技术的原理，以及在具体应用中需要注意的问题。
- 在讲解每一种矫正技术时，按照实际工作的顺序对实施过程以及要注意的问题进行深入细致的阐述——先是矫正计划的制订，然后是具体实施操作中的问题——以便读者更好地理解。
- 内容具有专业性，但语言通俗易懂——本书在编写过程中力求在追求学术价值的同时提高语言的可读性，以便读者按照本书所述进行学习，继而将所学用在生活和工作中。

全书详细地介绍了各种基于行为主义原理而发展起来的矫正技术。第一编为理论基础，包括第一章和第二章，详细介绍了行为矫正的理论基础和研究方法。第二编包括第三至七章，介绍了正强化、负强化、间歇强化、行为养成技术以及代币制与行为契约技术，针对的是如何培养和增加个体的良好行为。第三编包括第八至十一章，介绍了减少和消除不良行为的矫正技术，包括三种基本技术（惩罚、消退、区别强化与刺激控制）以及两种临床行为疗法（厌恶疗法和系统脱敏法）。第四编包括第十二至十四章，介绍了综合技术，这些技术不仅可以增加良好行为，也可以减少和消除不良行为，包括示范模仿疗法、行为功能评估、积极行为支持以及认知行为疗法。与前两版相比，第三版的内容主体没有很大变化，修订的主要内容包括以下方面。

- 第一，对涉及积极行为支持的内容进行了整体修订，包括：第一章中的"问题行为发生的原因"和"积极行为支持的理论"；第二章中的"行为评估方法"；第八章中的"有效实施惩罚的原则"；第十三章"行为功能评估与积极行为支持"。对问题行为开展功能评估并基于评估结果进行积极干预是当前问题行为干预的趋势，也符合儿童教育的理念，本次修订更好地传达了这一理念。
- 第二，按照问题行为干预的实际工作流程以及教学经验对相关章节的操作顺序进行了调整和优化，例如，第十章的"刺激控制和前奏干预"一节和第十二章的"示范模仿疗法"。
- 第三，对相关章节的内容，包括技术的概念，进行了调整与材料补充。如对第一章和第十四章中与自我控制有关的内容进行了修订；突出了第三章的正强化与第四章的负强化作为行为规律以及技术的不同；对第七章的代币制与行为契约这两个技术的概念进行了修订，使语言能更精确地反映技术要义。
- 第四，将全书的"自闭症"一词调整为"孤独症"。
- 第五，基于学习者的体验对书中不明确、不严谨的地方进行修订。

总之，本书在修订过程中再次对行为矫正技术的理论和方法进行了重新梳理，尽可能做到理论与方法并重，原理与技术兼顾，专业与普及两全。本书不仅可以作为高校心理学、教育学和特殊教育学等学科的专业教材或参考书，也可以作为临床工作人员和教师的培训或进修教材，还可以为父母教育子女提供指导。

　　本书的出版得到了"万千心理"的大力支持，在此表示真诚的谢意。感谢"万千心理"这么多年一直主动、及时地告知本书的信息，并敦促我完成书稿的修订。感谢本书第一版的高小菁编辑以及第二版和第三版的孙蔚雯编辑，她们给予了我大力支持和协助，并提供了良好的建议。感谢我的同事、学生和特教同行，他们在个案研讨和课程讲授过程中提出的问题及阐述的观点总是能加深我对问题行为及其干预方法的认识。

　　再次感谢各位读者对本书的关注。您的批评、指正可以帮助我不断完善本书。

昝飞

2022 年 5 月

于华东师范大学

目录

第一编　行为矫正的基本理论 /1

第一章　概述 ··· 3
　　行为与问题行为 ··· 5
　　行为矫正的概念 ··· 17
　　行为矫正技术的理论基础 ··· 20

第二章　行为矫正的研究方法 ·· 41
　　行为矫正的实施过程 ··· 43
　　行为矫正的实验设计方法 ··· 60

第二编　用于形成和增加行为的行为矫正技术 /87

第三章　正强化 ··· 89
　　强化与正强化 ··· 91

正强化的实施 ·· 98

第四章　负强化 ·· 113
　　　负强化的概念 ·· 115
　　　负强化的实施 ·· 123

第五章　间歇强化 ·· 137
　　　间歇强化的概念 ·· 139
　　　间歇强化的实施 ·· 141

第六章　行为养成技术 ·· 155
　　　塑造 ·· 157
　　　渐隐 ·· 165
　　　链锁 ·· 173

第七章　代币制与行为契约 ·· 185
　　　代币制 ·· 187
　　　行为契约 ·· 199

第三编　用于减少或停止行为的行为矫正技术 /211

第八章　惩罚 ·· 213
　　　惩罚的概念 ·· 215
　　　惩罚的实施 ·· 234

第九章　消退 ·· 243
　　　消退的概念 ·· 245
　　　消退的实施 ·· 254

第十章 区别强化与刺激控制 263
区别强化 265
刺激控制和前奏干预 280

第十一章 临床行为疗法 293
厌恶疗法 295
系统脱敏法 304

第四编 综合技术 /317

第十二章 示范模仿疗法 319
示范模仿疗法概述 321
示范模仿疗法的实施 331

第十三章 行为功能评估与积极行为支持 343
问题行为的功能与评估 345
积极行为支持的干预策略 352

第十四章 认知行为疗法 373
艾里斯的理性情绪疗法 375
贝克的认知疗法 389
自我控制 396

后记 411

参考文献 413

第一编

行为矫正的基本理论

本编包括第一章和第二章,分别对行为矫正的概念、相关理论以及行为矫正的研究方法进行了介绍。

第一章

概 述

学习目标

- 行为及问题行为的概念
- 常见的关于问题行为原因的解释
- 行为矫正的概念以及行为矫正对行为的假设
- 行为矫正的基本理论,包括经典条件反射、操作性条件反射、社会学习理论、认知行为矫正理论、积极行为支持理论

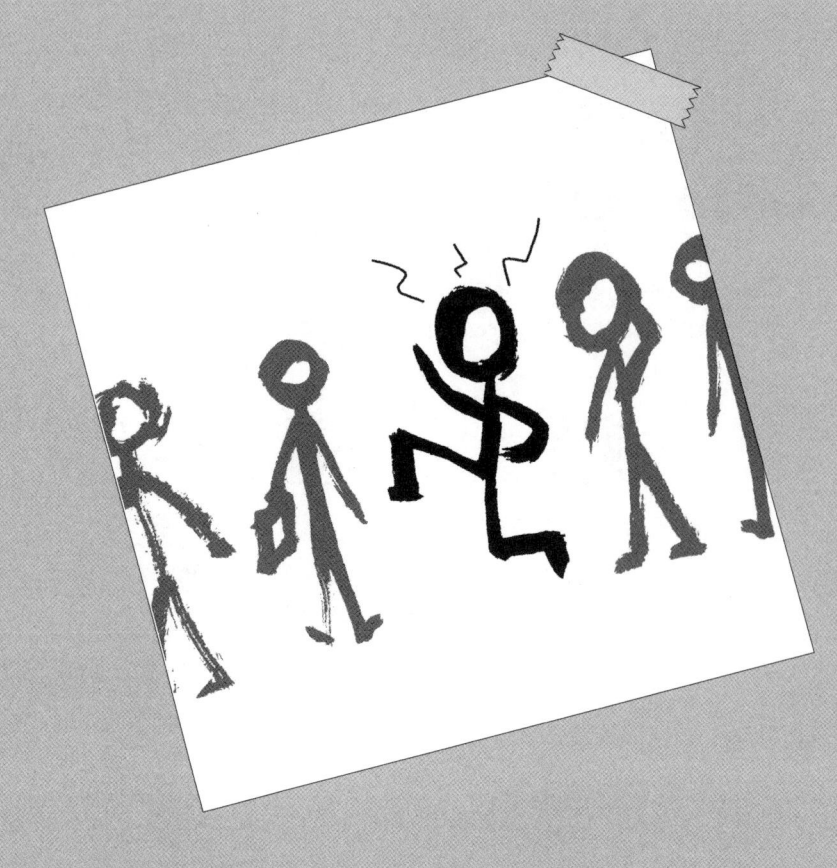

从本章开始,我们将详细了解与问题行为、行为矫正有关的概念和理论。在本章中,我们首先要学习的是有关问题行为、行为矫正的定义以及行为矫正的理论基础。

行为与问题行为

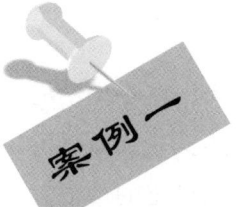

某幼儿园中班,教师正在给全班小朋友讲故事。故事讲完之后,教师提出了一个问题,很多小朋友举起小手想要回答。小炜也举起手,并站了起来。但是教师叫了其他小朋友回答。小炜放下手之后就朝旁边同学吐了唾沫。被吐的同学马上叫起来:"老师,老师,小炜向我吐唾沫。"教师过来批评了小炜,小炜马上不吐了。

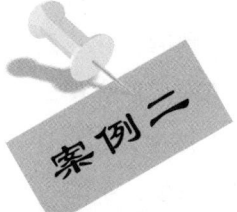

某小学二年级学生小刘被诊断出多动症,上课时注意力常常不集中。在美术课上,小刘画好了教师要求画的画,同桌看了看他的画,说:"你画得太难看了,这么差。"小刘一听就朝同桌身上打了一拳。然后两个人争论起来,直到教师来处理。由于小刘对同桌有攻击性行为,教师还为此与其家长进行沟通,希望家长能够在家庭教育中注意这个问题。

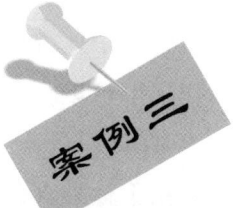

某数学课上,教师正在黑板上演算数学题。小赵突然站起来大叫,并在教室里快走了两圈,然后回到座位上。教师和同学们对他的这种表现已经司空见惯,教师也对他进行了多次批评,但是小赵的这种行为依然会出现。

一、什么是行为

（一）行为的概念

在回答什么是问题行为之前，首先必须确定什么是行为。在心理学的研究中，行为（behavior）是一个非常重要的内容，尤其是在行为主义流派的研究中，行为更是成为被关注的核心。但行为是一个非常难以界定的术语。一些研究者从不同角度对之进行了定义。

斯金纳（Skinner，1938）认为，行为就是生物器官或者器官的某部分所产生的动作，这些动作是可以被观察和测量的。也有学者（Johnston et al.，1980；Johnston et al.，1993）认为，生物有机体的行为是生物有机体与其环境进行交流的一部分，其特征是在一段时间内可觉察到的生物体某一部分在空间上的移动，并可导致至少从环境的某个维度上可以测量到的变化。这个定义被一些研究者认为是到目前为止在概念上最合理、在经验上最完整的定义（Cooper et al.，2007）。这两个定义都将个体外在的、可以被他人观察和测量到的动作看作行为，这样的行为可能是身体的某一部分发出的，但是这两个定义都明显未将个体内在心理过程视作行为。

也有很多研究者，特别是持认知行为理论观点的研究者〔如艾里斯（Ellis）与贝克（Beck）等人〕认为，行为除了上述可观察和测量的有机体的外部动作，还应包括个体的认知观念和情绪等方面的心理过程。

在本书中，行为指的是个体可观察的或者可测量的任何动作或者活动（Sundel et al.，2005）。行为不仅指个体外部的动作，也可以指个体内在的心理过程，但主要指个体外部的动作。

> **行为的概念**
>
> 行为指的是个体可观察的或者可测量的任何动作或者活动，包括个体外部的动作和个体内在的心理过程。

（二）行为的特征

对于心理学领域所指的行为，有不少研究者对其特征进行了分析，如米尔腾伯格尔（Miltenberger，2001，2004）提到，行为具有六方面特征。

1. 行为就是人们说的和做的

对于人们所说的和所做的，我们常常可以进行观察。比如，我们可以对他人所说的内容和说话的语气进行描述，同时可以对其说话过程中的肢体动作和面部表情进行记录。

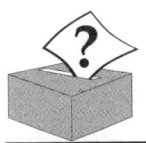 **想一想**

在本章开篇的三个案例中，当事人各自的"所言所为"是怎样的？

2. 行为具有一种以上的测量尺度

我们常常可以从不同的维度对行为进行测量，主要有三个维度：一是行为在某段时间内发生的次数，如小明在一节课的时间内未经老师允许在教室里跑了3次；二是行为持续时间的长短，比如小娜在父母没有答应其要求的情况下哭了20分钟；三是行为发生时的强度，比如小王将书本重重地扔在地上。行为发生的次数（频率）、持续时间和强度是我们在行为观察和测量中常常使用的维度。

3. 行为可以由别人或者行为人自己进行观察、描述和记录

有些行为很容易让别人观察到，如斯金纳等人提到的生物有机体的外部动作，这些属于外显的行为。至于个体内心的想法和情绪情感体验等，可能只有行为人自己才能体察到，这些属于内隐的行为。对于内隐的行为，通常需要通过特殊的方法才能为别人所观察，比如由行为人自己报告内在的心理活动和心理过程，其他人依据报告内容观察这些行为。

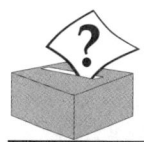 **想一想**

当犯罪嫌疑人拒不承认犯罪,警察又没有绝对有说服力的证据来指证嫌疑人,但已有的证据都指向该嫌疑人时,测谎仪就会派上用场。

测谎仪是如何测出犯罪嫌疑人真正的想法的?

4. 行为对外界环境产生影响,包括自然环境和社会环境

行为是一种包含时间和空间运动的行动,因此,会对个体所处的环境产生影响。比如,小王看到同学先拿了做手工用的红色剪刀之后,就将篮子里的剪刀全部扔到地上。小王的这一行为不仅破坏了教室这个自然环境的整洁,还干扰了其他同学的正常学习,教师不得不停下正常的教学活动来处理他的行为,因此这一行为也对社会环境产生了影响。

5. 行为是受自然规律支配的

按照行为主义的观点,行为的出现和维持与环境中的事件以及行为出现之后的结果有密切关系,行为与环境之间的相互关系影响着行为,我们可以通过具体的观察和分析,找到控制行为的规律,并以此为基础设计和实施干预的计划,从而促使个体的行为发生改变。

6. 行为可以是公开的,也可以是隐蔽的

行为既可以指别人可观察和测量的动作,也可以是个体的内在心理活动和过程。前者的动作往往是公开的、外显的,而后者只有行为人自己可以体察和测量。如果行为人没有进行报告,别人往往只能通过其外部动作进行猜测,而很难进行直接的观察和测量,因此是非常隐蔽的,属于内隐的行为。

二、什么是问题行为

(一)问题行为的概念

在行为矫正领域,并不是所有的行为都会成为矫正的目标。只有那些被判断为问题行为的才会成为被关注的目标,但也不一定需要进行矫正。那么

什么是问题行为？一般来说，问题行为（problem behavior）指的是那些偏离常态、给他人或者自己的身体、生活、学习和工作带来危害甚至危险的行为。偏离常态指的是与普通人的行为相比，行为表现出过度、不足或不适当。行为过度通常指的是与同龄的个体相比，个体的行为发生次数太多、持续时间过长或者强度太高，比如多动症儿童令其父母感到头疼的是动作过多。行为不足的个体与同龄个体相比，其行为的发生频率太低、持续时间过短或者强度不够，比如语言发展迟缓的儿童与同龄正常儿童相比所掌握的词语太少，对于孤独症儿童来说，则是与他人的交往过少。还有一种就是行为不适当，个体所表现出的行为与他所处的情境不匹配。比如面对亲人去世的场面，个体没有丝毫悲伤，脸上还带着微笑；而遇到开心的事情，反倒会痛哭流涕。行为不适当通常表现在患有心理障碍的个体身上。有智力障碍的个体会因为不知道所处情境适当的行为是什么而表现出不适当的行为。

在专业文献中，我们还会看到其他与"问题行为"这一术语具有相似或者相同含义的名称，如偏差行为、不良行为、不正常行为和变态行为。近年来，很多研究者都认为以上术语带有歧视性，因此越来越倾向于用挑战性行为（challenging behavior）代替原来的术语，认为问题行为的出现意味着个体的发展遇到了挑战，而且个体所掌握的知识和技能不足以让个体很好地应付遇到的挑战。也就是说，个体处理这些挑战的能力非常有限，只能采取错误行为或者问题行为，因此个体问题行为的出现也意味着他们需要重新学习一些行为来应付所遇到的挑战。在本书中，为了叙述方便，我们仍旧沿用问题行为这一称谓。

（二）问题行为的表现和分类

研究者常常根据问题行为的表现或者特性进行分类，进而分析该类问题行为所具有的一些特征。根据问题行为是否具有隐蔽性可分为外显问题行为和内隐问题行为，这是研究者目前比较常用的一种分类方式。

1. 外显问题行为

外显问题行为也称为外向性问题行为或者外化问题行为，是指一组表现在外的、反映了个体对外部环境消极反应的行为（Liu，2004），如攻击、对抗、财物损害和名誉侵害等行为。

不同年龄的个体被报告的外显问题行为有所不同。比如，婴儿期常被报告的外显问题行为主要表现为愤怒/发脾气、不顺从/反抗、攻击、破坏性、过度活跃或注意力不集中等；中学生的外显问题行为则常常指向扰乱他人的社会适应不良行为、攻击行为、违纪行为或者品行问题等。

2. 内隐问题行为

内隐问题行为又称为内向性问题行为或者内化问题行为，反映的是指向自我内部的问题行为，比如焦虑、抑郁和神经质等。

不过，在儿童问题行为矫正领域，通常更多关注的是外显问题行为，当个体只表现出内隐问题行为但缺乏外显问题行为时，尤其会被忽视。而且，在相当一部分儿童中，外显问题行为具有较强的持续性或者稳定性，比如，注意缺陷或者活动过度、反抗、攻击、发脾气的冲动等行为可能在婴儿期就会表现出来，而且一般不会随着儿童年龄的增长而自然消失，而是相对稳定，可能一直持续到青少年期和成年期，这就意味着应及早对儿童进行干预，以增加儿童达到最佳适应状况的机会，减少家庭养育的压力和痛苦。对特定群体问题行为的调查与干预也多集中在外显问题行为上，比如，患孤独症儿童和青少年常被报告的问题行为有攻击、自伤、违抗、破坏、重复刻板行为、逃离和发脾气等。杨希洁（2018）对随班就读的孤独症学生的问题行为进行了调查，发现主要有违抗、重复刻板、发脾气、注意涣散、攻击、自伤、破坏、逃离和不当身体接触。

知识拓展

问题行为分类

a. 不成熟的行为：好动、冲动、注意力差、小丑行为、白日梦、肮脏邋遢、不善于利用时间、自私、过度依赖。

b. 缺乏安全感的行为：焦虑、害怕、自卑、忧郁、过度敏感、完美主义。

> c. 不良习惯：吸吮手指、咬指甲、尿床、大便失禁、睡眠困扰、拒绝睡觉、睡不稳、梦魇、觉醒困扰、失眠、进食问题、口吃、抽搐。
> d. 与友伴有关的问题：攻击、手足相嫉、坏朋友、残酷、社交孤立。
> e. 反社会行为：不服从、火暴脾气、不诚实（偷窃、说谎、欺骗）、说脏话、玩火、破坏性、离家出走、逃学。
> f. 其他问题：药物滥用、吸烟、嗜酒、过度自慰、性游戏、性别角色偏差、未婚怀孕、缺乏学习动机、学习习惯不良。
>
> （Schaefer et al.，1988）

三、对问题行为的认识

问题行为常常与正常行为没有截然之分，我们很难找出一个绝对的界限。假如以一条线来说明行为，我们很难在线上找到一点，然后判定位于点左边的是问题行为，而点右边的是正常行为。但是当在线的两端时，我们通常非常清楚，什么行为是非常特殊的。换句话说，从正常到异常是一个连续体，每个个体都会不同程度地出现偏离常态的行为，只是偏离程度不同而已，只有偏离达到一定程度之后，才会被大多数人认为是异常的。

有研究（Kazdin，1975）认为，判断某个行为是否正常，主要依赖个体的主观判断，而不是客观的标准。有时，我们会对不同人表现出来的相同行为做出完全不同的判断。比如，教师常无意识地对特殊儿童和正常儿童或者后进生和优等生采用不同的行为标准。同样是迟到的行为，若发生在优等生身上，教师会更多地认为这是一种有原因的、偶然发生的行为；但若发生在后进生或者特殊儿童身上，教师可能会认为这是一种行为偏差，即使学生当时真的有特殊的理由。

文化对人的心理和行为具有重要的影响，生活在不同文化背景下的人所具有的心理和行为特征与当地文化传统有着深厚的关系。这种影响也体现在对一些行为的主观判断上。同样的行为发生在有不同文化背景的地方，当地人的接受度可能会有不同。以同性恋为例，一些国家和地区已经将这视作个体的正常选择，法律甚至规定两个同性恋者可以结婚，可以通过某些途径拥有孩子，如领养；但另一些国家对同性恋的包容度很低，仍旧认为这是一种偏差行为。

为了尽可能减少判断行为正常还是异常这一过程中所出现的主观性，心理学家常会采用一些行为量表来测量行为，只有当测定的结果与量表常模的差距超过某个临界值时，才判断该行为异常。但行为是否需要进行矫正与行为是否达到异常的标准是不同的概念。对于个体来说，有些行为虽然没有达到异常的标准，但是会危害个体未来的发展，也需要进行矫正。而有些行为已经达到异常的标准，但未对其他个体或者自己造成困扰或者危害，也没有妨碍个人的生活适应，有时也不一定需要矫正。比如对同性恋个体来说，如果个体特殊的性取向未造成困扰或者未对他人产生危害，且个体并未感到不适应，就不一定需要矫正。因此，在决定是否需要对问题行为进行矫正时，一定要谨慎。

四、问题行为发生的原因

导致个体产生问题行为的原因常常不是单一的。教育学和心理学研究者多从个体的生理因素、家庭因素、学校因素以及社会因素等维度对问题行为的产生原因进行分析，但行为矫正更注重从问题行为发生情境的角度分析引发或者维持问题行为的直接或者间接因素，并基于这些环境事件寻找原因与对策。

（一）产生问题行为的直接原因

在行为矫正领域，对行为的分析多采取ABC模式（ABC Model），这一模式按照前因（antecedents，简称A）、行为（behavior，简称B）以及后果（consequence，简称C；也可译为"行为结果"）的时间顺序对整个行为过程进行描述，认为行为是由行为发生之前和之后的当前事件导致的。其中，前因也可译为前奏事件或者前事事件，是个体在做出特定行为之前发生的事件；后果是发生在特定行为之后的事件或者行为的结果。例如，同学从小刘手中拿走了玩具，小刘大声地尖叫，教师让同学将玩具还给小刘。前因就是同学拿走了玩具，后果就是将玩具还给了小刘。第二章的"行为评估方法"部分将进一步介绍 ABC 模式。

在分析问题行为发生的原因时，应更注重寻找当前情境中维持问题行为的直接原因，即在行为发生之前与之后的当前事件是否与问题行为的发生有紧密联系。根据行为发生的前奏事件和结果，还可以进一步分析和判断行为的功能（有关问题行为功能的解释详见本章的"积极行为支持理论"以及第二章的"行为评估方法"部分）。要注意的是，在工作中，我们实际上不是要回答"为什么个体会发生这个问题行为？"，而是要回答"为什么个体在这个环境中或者这个时间和这个地方会发生这个问题行为？"。因此，需要在个体的问题行为发生的情境中寻找答案。而要改变问题行为，也需要将改变或者调整环境中的这些因素或者事件纳入干预计划。

（二）与问题行为发生有关的间接因素

很多心理学和教育学研究者所分析的对个体产生影响的个人因素、家庭因素、学校因素以及不良的社会风气等因素通常属于间接因素。所谓间接因素，指的是在某个情境中不直接诱发或者引发个体产生问题行为，但会让他更容易或者更有可能产生问题行为的因素。对问题行为进行评估，也需要详细分析这些因素。

1. 个人因素

与问题行为有关的个人因素可包括个体的生理或者身体状况、残疾或者障碍、能力发展水平和个性特点等。

生理方面有障碍或者有其他不良身体状态的个体很容易表现出问题行为。不良的生理条件主要来自大脑与神经系统的功能异常。这种功能异常可能来自先天的基因遗传，比如具有精神病家族史的个体比其他正常个体更有可能表现出问题行为；也可能来自孕期的不良因素、后天的创伤及疾病，比如母亲在孕期酗酒、接触某些带有病菌或病毒的宠物、染发不当等。这些都可能造成胎儿的大脑无法获得正常的发育。难产、早产、产程过长、生产过程中窒息等都有可能影响婴儿的大脑功能。后天的创伤，特别是大脑创伤和疾病（比如病毒性脑炎），会使儿童的大脑认知功能受到影响，甚至破坏。表 1.1 具体列举了可能造成个体大脑与神经系统功能异常的原因。

表1.1 导致儿童大脑与神经系统功能异常的原因

来自遗传的基因缺陷	如父母有认知或者精神方面的障碍
孕期不良因素（特别是怀孕最初的三个月）	母亲酗酒、病毒性感冒、营养不良和病毒感染等
产程中的不良因素	早产导致婴儿出生时体重过轻、大脑未发育完全；难产，包括生产过程中窒息、产程过长、使用产钳等；剖宫产被认为是容易造成儿童感觉统合失调的一个因素
成长过程中的有害因素	脑外伤、病毒性脑炎和营养不良等

特殊儿童常常表现出与他们的残疾或障碍以及能力发展落后或不平衡有关的问题行为。比如，由于存在轻微的脑功能失调，多动症儿童常常无法控制或者很难有效地控制自己的注意，因此很容易发生注意不集中、动作过多或有冲动性行为等情况。被诊断为孤独症的儿童常常表现出一些特有的问题行为，比如，只对特定的事物感兴趣，或者反复地突然出现跳跃动作等刻板行为。一些孤独症儿童还会出现不断撞击自己的头部、弄破自己的皮肤等自伤性行为。智力落后儿童由于智力或者认知等方面的能力限制，在遇到超过其能力水平的任务或者作业时，更有可能表现出拒绝行为，有时甚至会采取发脾气或者破坏性行为进行拒绝。如果一名儿童的能力发展很不平衡，比如，认知水平优于同龄人，但社会交往技能或者运动技能发展严重落后，那么在遇到不擅长的任务、活动或者作业时，更有可能出现拒绝行为。

2. 家庭因素

个体成长的家庭环境会对个体的行为产生重要影响。个体所在家庭的经济条件、家庭结构、父母的婚姻状况、成长过程中父母采取的教养方式以及特殊的家庭事件，都有可能导致家庭这一社会细胞难以在儿童成长过程中发挥正常的功能。例如，婚姻破裂导致单亲家庭增加；父母出国、去外地打工导致孩子留守和父母教育的缺位；双亲工作过于繁忙，无暇与孩子相处，导致隔代教养或者保姆代养。尤其重要的是父母的教养态度——父母是民主的、溺爱的，还是放任的、专制的，常会导致个体对自我和他人产生非常不同的认识，因而在行为上表现出很多差异。

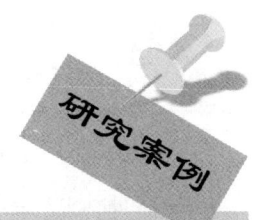

一位父亲为了让 2 岁的儿子经得起人生的严峻考验,每天把儿子送到建筑工地,接受噪声和混乱环境的锻炼。20 天后,其儿子出现了抽动症。

该父亲是在天津市某大学读过管理学硕士的研究生。他总结自己的生活经验,认为应该让孩子从小就经受严峻的生存考验。与妻子商量之后,他决定让保姆每天把孩子送到离家 500 米远的一个建筑工地,让孩子每天听 2 小时的打桩、搬运和吵闹声,接受混乱环境的熏陶。谁料,儿子仅接受了 20 天的"熏陶",就出现挤眉弄眼和耸鼻子的怪象。到医院就医,得知是惊吓、混乱导致了该儿童出现了抽动症。

思考

- 2 岁的孩子为什么会出现这样的异常行为表现?
- 什么样的父母才是合格的父母?

3. 学校及社会因素

学校教育以及社会风气等方面的因素都会对个体的行为产生影响。由于社会风气的影响,学校不再是一个可以被称为象牙塔的地方。教师的教育理念、教学技能水平会影响教师具体的教育教学行为,特别是在面对学业成绩较差的学生时,有的教师难以采取有效的教育手段,有时甚至会采用变相体罚等方式。这些不当的教育教学行为不仅难以解决学生已有的问题,反而会引发学生新的问题行为,比如对考试或学校感到焦虑和恐惧,以及实施校园暴力等。

 ## 综合讨论

2011年11月21日,《扬子晚报》报道了南京一名患罕见绝症的男孩遭同班同学的家长联合抵制而无奈转学的事件。以下是该名儿童在普通学校的情况。

乐乐,7岁,由于患黏多糖病,生命将不超过15岁。上小学时,他最初进入的是一个普通学校,因为个子矮,教师将他的座位安排在教室的最前排。入学没多久,接送乐乐上学的爷爷便不断地接到教师的投诉:乐乐上课时经常离座,经常打扰同学,甚至在教室里小便……这些行为严重影响了教师的课堂教学,也使乐乐越来越不被同学和教师喜欢。

对于乐乐上课小便的问题,乐乐爸爸的解释是跟黏多糖病有关。该病的一个直接表现就是小便多。乐乐几乎每隔半小时就要小便一次,因此每节40分钟的课对乐乐来说显得有点长。

对于乐乐脱裤子满教室跑的情况,乐乐爸爸认为这也是一个误解。因为黏多糖病,乐乐的腕管综合征特别严重,他的手已经开始向内弯曲而不能伸直了,"这双手连提裤子的力气都没有,他不可能故意脱裤子"。乐乐因水肿而没有腰,爸爸判断是孩子的裤子掉了下来,而他又没力气提,结果同学们误以为他要流氓。

至于乐乐光着屁股满教室跑,爸爸的判断是:这可能和乐乐感觉孤独有关。孩子没有完整的表达能力,但又有情感交流方面的需求,满教室跑终于引起了全班的关注,乐乐多半借此获得了平时在班上难以得到的存在感和认同感。

为了不让乐乐在上课时间小便,乐乐每天早上都不能喝水,早餐也以面包、馒头之类的干粮居多,但是效果不佳。入学2个月之后,为了不影响其他人,乐乐每天只上半天课。下午回到家中,由奶奶教语文,退休的姑姑帮忙教数学。爷爷也曾联系学校,期望能够陪读,但被学校拒绝了。

虽然同班28个孩子的家长在乐乐刚刚入学时对他很同情,但是由于乐乐的行为严重干扰了课堂教学,引起家长们的不满,于是家长们联合起来抵制乐乐就读。最终,乐乐被转去了特殊学校。

讨论

为什么乐乐会在学校出现这些行为,以及这些行为为什么会成为影响自身以及他人学习的问题行为?

另外,社会所主导的价值观对个体的成长也具有不可忽视的影响。例如,

电视和电影对暴力的过分渲染，以及对名利的过分宣传所带来的社会风气转变，也对青少年产生了很多不利的影响，与此相关的一些问题行为也相继出现，比如过度追星和沉迷网络游戏等行为。

行为矫正的概念

一、什么是行为矫正

所谓行为矫正（behavior modification），通常指的是依据学习原理处理问题行为，从而引起行为改变的一系列客观而系统的方法（吕静，1992）。当然，不同的研究者由于理论取向不同，对所依据的学习原理有不同的看法，有的研究者倾向于完全的行为主义，有的则倾向于认知行为理论。例如，张春兴（1991，1998）认为，行为矫正的含义包括两类：一是根据行为学习的理论，经由条件作用过程，改变个体已有的不当行为或者矫治不良的习惯，而令个体过上健康的生活；二是采用认知学习理论，改变个体的态度、观念或思想等较复杂的心理历程，从而达到改变某种不良行为的目的。

从行为矫正的定义可以看出，采用行为矫正的目的在于促使个体的行为发生变化，因此也有研究者将行为矫正技术称为行为改变（behavior change）技术。但严格来说，并不是所有导致行为改变的方法都属于行为矫正的范畴。比如，将个体置于一个完全陌生的地方，或者服用某些药物，甚至切除大脑的某一部分，都可以促使个体行为发生变化。但这些技术并非基于学习理论的行为矫正技术。

通过行为矫正所产生的行为改变，不同于上述行为改变。这是一种客观而系统的方法。具体来说，如果要对个体开展行为矫正，必然包含四方面内容（Zirpoli et al., 1993）：

- 观察、测量和评估个体当前可观察的行为模式；
- 确定环境中的前奏事件和行为发生之后的结果；
- 建立新的目标行为；
- 通过控制所确定的前奏事件和行为结果，促进对新行为的学习或者改变当前的行为。

二、行为矫正与行为治疗及应用行为分析

在专业文献中，还有一些术语常被使用，连含义也与行为矫正类似，如行为治疗（behavior therapy）和应用行为分析（applied behavior analysis，简称 ABA）。

（一）行为治疗

行为治疗这个术语从 20 世纪 60 年代就开始在专业文献中出现，一些研究者还相继创立了以行为治疗为名的专业杂志，例如，第一份行为治疗方面的杂志——艾森克（Eysenck）于 1963 年创立的《行为研究和治疗》（*Behavior Research and Therapy*），以及弗兰克斯（Franks）创立的《行为治疗》（*Behavior Therapy*，1970）和沃尔普（Wolpe）创立的《行为治疗和实验精神病学》（*Behavior Therapy and Experimental Psychiatry*，1970）等。

对于行为治疗来说，一些研究者认为，该术语所指的原则和方法与行为矫正相同（Kanfer et al., 1970）。但也有不少研究者（Rimm et al., 1974; Zirpoli et al., 1993）持不同意见，他们认为，虽然行为治疗和行为矫正具有很多相同的原则和方法，但行为治疗的方法是对经典条件反射的扩展和实际应用，而行为矫正则更强调操作性条件反射；行为治疗主要用于个体内在的行为和心理疾病，如焦虑和神经质等，而行为矫正主要用于外在的可观察、可测量的行为，比如发怒、攻击性行为等。与行为治疗有关的技术包括系统脱敏法、厌恶疗法、满灌疗法和生物反馈法等（Kazdin, 1978）。本书将对系统脱敏法和厌恶疗法进行详细介绍。

（二）应用行为分析

应用行为分析可以说是行为矫正的新扩展，常用来代替行为矫正。这一术语指的是对行为矫正的原则在非实验室的、每日生活情境中的直接应用（Zirpoli et al., 1993），因此强调在每日自然的环境中对与社会相关的行为进行应用性研究。它针对的行为是可测量、可观察的外显行为，着重于环境变量对行为发生的影响，并要求对个体的行为反应进行仔细的测量。

应用行为分析方面的研究始于20世纪五六十年代（Kauffman，1989）。这一方法可用于多个领域，其目的是帮助人们理解、预防和改变个体的问题行为，同时促进个体学习。但它多用于教育领域，例如，对有特殊教育需要的障碍儿童的教学，通过行为矫正的方法训练有严重智力落后、孤独症、情绪障碍或心理困扰的儿童习得新的语言和社会交往技能；对注意缺陷儿童的注意控制训练、对行为障碍儿童的愤怒管理训练等。该训练方法包括传统的行为矫正和认知行为矫正方法。

三、行为矫正的假设

之所以依据学习的原理对行为运用一系列技术进行矫正并促进改变，与行为矫正所持的有关问题行为的哲学观有一定关系。开展行为矫正的研究者在对问题行为形成原因以及如何处理问题行为方面有共同的观点，主要包括以下三方面。

（一）行为是习得的

行为矫正对问题行为产生原因的认识不同于我们前面提到的常规解释。先天的遗传以及后天的不良生理条件不是个体产生问题行为的真正原因或直接原因。行为都是个体在后天的生活环境中通过学习而获得的，而且问题行为与良好行为一样，都是个体在某个特定情境中进行某种特定学习的结果。比如，如果在孩子哭闹之后，父母满足了他的需求，那么他下一次更有可能通过哭闹的方式要求父母满足自己的需求。哭闹这一行为是一种通过正强化的过程习得的行为。

（二）行为是可以预测的

行为是在后天的环境中习得的，因此行为与个体所处的环境有着密切的关系。对于问题行为来说，环境中所存在的不良因素可以解释问题行为持续存在的原因。因此，在考察问题行为时，一定要检查个体所处环境中的各因素，分析与行为有关的各事件，特别是在行为之前发生的事件，以及行为出现之后的后果，这有助于我们预测个体的行为将在什么样的情境中发生，以什么形式发生。

(三) 行为是可以改变的

既然问题行为是习得的,那么按照学习的原理,也就可以重新学习和改变。分析导致问题行为发生的具体因素,有助于我们了解问题行为持续存在的原因,并通过改变维持问题行为的不良环境因素来采取一定的措施让个体系统地学习新的良好行为,达到改变问题行为的目的。因此,行为矫正的实质是指导个体重新学习,以使问题行为发生改变的过程(伍新春 等,2005)。

行为矫正技术的理论基础

对行为矫正的研究历史几乎与人类的历史一样长,但是对它进行的系统研究比较晚才开始,可以追溯到20世纪早中期对经典条件反射和操作性条件反射的研究。主要的理论基础包括巴甫洛夫(Pavlov)的经典条件反射、斯金纳的操作性条件反射、班杜拉(Bandura)的社会学习理论、认知行为矫正理论(包括贝克的认知理论、艾里斯的理性情绪疗法、自我控制理论以及积极行为支持理论等)。这些理论的发展也显示了行为矫正技术本身的发展。

一、经典条件反射理论

(一) 巴甫洛夫的经典条件反射实验

经典条件反射(classical conditioning)理论最先由伊万·巴甫洛夫(Ivan Pavlov,1849—1936)提出。巴甫洛夫是俄国著名的生理学家和心理学家,消化腺生理学是他主要的研究领域,而他最著名的研究是以狗为研究对象进行的条件反射研究。

最初,这项研究是想了解狗在吃食物时各种消化液的流量变化,但是经过几次实验,巴甫洛夫都没有获得成功。其原因在于,狗在还没被喂食前,只要看到盘子或喂食者,就会流唾液,因此无法研究狗进食时的消化液分泌情况。巴甫洛夫花了很多心思想消除这种影响,但都失败了,狗好像总是能够预先知道食物即将出现。开始时,巴甫洛夫试着从狗的角度思考这一问题,但人怎么可能知道狗到底在想什么呢!因此,他们放弃了这种内省的研究方式，开始用实验的手段研究被他称为狗的"心因性分泌"的现象。

　　实验的程序是这样的。首先，他将狗放置于经过严格控制的隔音实验室之内，食物可以通过遥控装置送到狗面前的食物盘中，狗的唾液分泌量也可以通过仪器随时测量并进行记录。实验开始后，在喂食前半分钟，向狗呈现铃声刺激，接着给肉末。在刚刚开始实验时，狗听到铃声只是加以注视，并不分泌唾液，直到吃到食物时才开始淌口水。但经过若干次这样的实验，他们发现，只要一发出铃声，狗就会立即分泌唾液。很显然，狗对铃声有了反应，而这种反应是后天学习而来的，因此，巴甫洛夫将它称为条件反应（conditioned response，简称CR）。铃声本来与狗分泌唾液无关，但由于与食物出现的时间非常接近，因此成为一种预告食物的信号，从而引起唾液分泌，巴甫洛夫称之为条件刺激（conditioned stimulus，简称CS），而食物则是无条件刺激（unconditioned stimulus，简称US），吃到食物流口水的反应则为无条件反应（unconditioned response，简称UR），因为这是生来就会、不是后天学来的反射活动。在听到铃声之后立即给狗肉末，就是一个强化过程。图1.1表明了巴甫洛夫所提出的经典条件反射形成的过程。

图1.1　条件反射形成的过程

(二) 华生的实验

华生与其同事（Watson et al., 1920）运用经典条件反射的原理对恐惧情绪的习得过程进行了研究。他们选择了一个 11 个月大的小男孩，名叫阿伯特。阿伯特最初对白色的实验大鼠没有任何恐惧的反应，但是响亮的噪声会使阿伯特出现受到惊吓、恐惧的反应。研究者最初想通过研究了解阿伯特的恐惧反应是否会在一定条件下表现在大鼠出现的情境中。因此他们设计了一套程序，当阿伯特伸手碰触大鼠时，马上就出现噪声（敲击钢条的声音），阿伯特立刻表现出受惊吓的反应。在 1 周的时间里，大鼠与噪声配对出现的情况出现了 7 次。最后，在没有噪声出现的情况下，阿伯特也表现出了对大鼠的恐惧。一旦看见大鼠出现在面前，他马上就哭叫起来。大鼠这个条件刺激由于与噪声这个无条件刺激反复结合，引出了阿伯特恐惧、惊吓的反应。他们还发现恐惧泛化到了阿伯特以前不害怕的其他事物上，比如狗、圣诞老人的胡子和海豹皮的大衣等。这个实验说明，恐惧也是可以通过经典条件反射的过程形成的（图 1.2）。

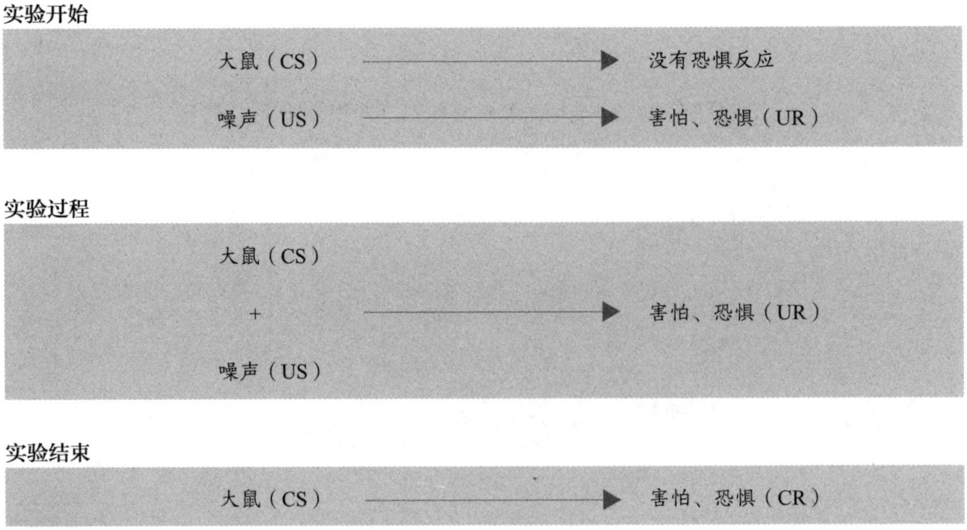

实验开始

大鼠（CS） ⟶ 没有恐惧反应

噪声（US） ⟶ 害怕、恐惧（UR）

实验过程

大鼠（CS）

\+   ⟶ 害怕、恐惧（UR）

噪声（US）

实验结束

大鼠（CS） ⟶ 害怕、恐惧（CR）

图 1.2　阿伯特恐惧情绪形成实验

（三）经典条件反射中行为形成的规律

1. 行为获得律与消退律

经典条件反射的形成是通过条件刺激与无条件刺激的反复配对过程建立起来的。在这一过程中，两者结合的时间间隔对条件反射是否形成具有重要影响。如果条件刺激没有与无条件刺激同时出现或者几乎同时出现，而是间隔很久才相继出现，那么条件反射是很难形成的。而且，条件刺激必须先于无条件刺激出现，才能成为无条件刺激出现的信号，否则很难建立条件反射。

在条件反射形成之后，如果条件刺激反复出现，却没有与无条件刺激相结合，也就是说，仅仅呈现条件刺激，而没有无条件刺激进行强化，那么原先所形成的条件反射也会逐渐减退直至消失。这个过程称为**消退**（extinction）。在狗对铃声产生分泌唾液的反应之后，铃声不再跟随食物出现了，那么狗在听到铃声之后分泌的唾液量就会越来越少，直至最后不再分泌唾液。不过，一般来说，一旦建立某种条件反射，即使没有无条件刺激出现，条件反射也可能以某种微弱的形式保留。这种偶尔出现的情况也可以称为自动恢复现象。也就是说，若铃声之后不再跟随食物，狗分泌的唾液量会逐渐减少，甚至完全停止分泌，但狗之后还是有可能在听到铃声后偶尔出现分泌唾液的情况。

2. 刺激的泛化与分化律

在华生的实验中，可以发现，阿伯特不仅对白鼠产生了恐惧心理，而且对具有类似特征的事物（比如圣诞老人的胡子）也产生了恐惧情绪。这种现象就是**泛化**（generalization）。所谓泛化，指的是原来被认为无关的刺激成为条件刺激引起条件反应以后，与此刺激相似的其他刺激也会诱发相同的反应。在日常生活中，我们也可以看到很多刺激泛化的例子，比如，儿童通常非常害怕打针，对打针的害怕情绪有时会发展到看到穿白大褂的医生、红十字标志以及医院大门也害怕的程度。另外，"一朝被蛇咬，十年怕井绳""杯弓蛇影"，也都是这个道理。泛化的规律对于人类来说非常重要，利用泛化，人类可以将学习范围扩展到相关的学习领域，所谓举一反三就是基于这一原理。

但是，泛化有时会给个体带来困惑或者麻烦。我们可以想象，在巴甫洛夫的实验中，狗对实验过程中的铃声产生了分泌唾液的反应。如果此时将铃声换成另一种相似的声音，根据泛化的原理，狗可能也会产生类似分泌唾液的反应,但是实际上,狗在此种情况下是没有食物可吃的。因此,这种反应很明显是不精确的。也就是说,当个体的反应处于泛化阶段时,个体对相似刺激间的细微差别是分辨不清的。如果要让个体分清它们之间的细微差别,就需要进一步进行区别强化。也就是要一再重复地对条件刺激进行强化,而对相似的其他刺激不予强化。那么,个体最后只会对特定的条件刺激发生反应,而对其他相似的刺激不再发生反应,这种现象被称为分化(discrimination)。巴甫洛夫曾经做了一个很有趣的实验来说明分化这一规律。在呈现一个圆形(条件刺激)之后,狗常能马上得到肉末(无条件刺激)的强化,但在呈现一个椭圆形之后得不到强化。不久,狗就开始有规律地只在面对圆形时流唾液,而在面对椭圆形时不流唾液。

刺激的泛化和分化是两个互补的过程,泛化是对事物相似性的反应,而分化是对事物差异性的反应(伍新春 等,2005)。泛化能够帮助我们将所学知识从一个情境迁移到另一个情境,而分化能帮助我们对不同的刺激做出更精确的反应。

二、操作性条件反射理论

但是,人类的许多行为并不是通过巴甫洛夫的经典条件反射发展而来的。相反,大多数行为是很自然地引发的,而且主要受行为本身结果影响。如果改变行为发生之后的结果,原先的行为也有可能发生改变。换句话说,对个体的行为结果进行加强或者减弱,可以直接对原有的行为进行操纵,因此个体的行为具有可操作性(Skinner,1953)。我们在生活中可以找到许多具有可操作性的行为,比如阅读、行走、说话、微笑,等等。如果我们对别人微笑,对方也很有可能对我们微笑,这就是行为的结果;但是如果我们给别人一张生气的脸,那么别人也不会给我们好脸色;因此,如果想让别人对我们微笑,我们也必须给别人一张微笑的脸。可见,通过操纵行为的结果,我们可以达到改变行为的目的。

(一)斯金纳的经典研究

在这一领域,斯金纳开展了先驱性研究。正式对行为开展实验性分析的时间可以追溯到斯金纳在1938年出版的《生物体的行为》(*The behavior of Organism*)一书。在这本书中,斯金纳对他在1930—1937年的大量实验研究进行了总结。他将行为分为两类:第一类是反应性行为(respondent behavior),这种行为实际上就是巴甫洛夫所提到的反射性反应,是由之前出现的刺激诱发的,而且是不由自主地发生的,如针刺之后的缩手;第二类是操作性行为(operant behavior),这种行为不是由行为之前存在的刺激诱发的,而是受到了行为之后出现的刺激的影响。斯金纳对行为结果的发现和分析被视作他为理解人类行为做出的最有力、最基本的贡献。

斯金纳关于行为的观点都是通过动物实验提出的,这些动物实验是在他所设计的非常独特的工具箱内完成的,我们通常将这个工具箱称为"斯金纳箱"。这个工具箱内有一个杠杆,一压该杠杆,食物就会从某个出口滚下来。斯金纳将饥饿的大鼠放入这个工具箱。最初,大鼠并不知道(当然也不可能知道)杠杆的作用。但是在偶然碰到杠杆之后,大鼠发现,它们可以因此吃到食物,这样经过几次碰触,压杠杆的行为就形成了。在这个过程中,食物强化了大鼠压杠杆的行为,也帮助大鼠建立了食物与压杠杆这一动作之间的联系。为了得到食物,大鼠会不断地压杠杆。斯金纳认为,大鼠此时形成了一种新的行为,而这个行为是通过操作性条件反射(operant conditioning)的过程建立的。

大鼠为了获得食物而不断地压杠杆的行为是通过压杠杆这一操作性活动和食物这一无条件强化物之间不断的联系而形成的。在操作性行为之后出现的食物对行为给予了强化,而这一强化效应又是原来行为的结果。

(二)操作性条件反射中行为形成规律

1. 强化律

在操作性条件反射中,行为是通过强化的过程而习得的,而且强化可以说是斯金纳操作性条件反射中最重要、最基础的内容。他认为,任何行为的发生和变化都是强化的结果,因而可以通过对强化物进行控制来控制行为。在斯金纳箱内,大鼠按下杠杆之后食物滚落,大鼠因自己的行为获得了食物的强化,因此按杠杆的行为得到了加强。

2. 消退律

如果工具箱内的大鼠反复不断地压杠杆,但都没有得到食物,那么压杠杆的行为就会不断地减少,直至最后完全消失,这是由于行为的结果减少之后而出现了消退现象。通过操作性条件反射而形成的行为受到的是行为结果的控制,当行为结果改变时,原有的行为也会发生变化。原则上,如果不再出现原来的强化结果,行为就会逐渐减少。但是这种改变也不是马上发生的,通常会出现一个行为短暂爆发的现象。如果大鼠按杠杆之后没有得到原本一直会滚落下来的食物,那么它有可能更加用力地按压杠杆,直到完全失望,才会逐渐减少按压杠杆的行为。但是已经形成的行为即使因不再有强化而消退,也会在以后的一段时间内偶尔出现自动恢复的现象。

3. 泛化与分化律

操作性条件反射所形成的行为也受到泛化和分化规律的支配。泛化的规律可以让个体将所习得的行为迁移到类似的情境中,比如,如果个体在同伴难过时所给予的安慰能让同伴心情好转,那么下一次碰到其他人难过的时候,即使原因不同,他也会采取类似的方式进行安慰。这种现象就是一种泛化。但是我们常常发现,适用于某人的安慰方式并不见得能够安慰另一个人,多次之后,我们就可以知道对什么样的人应该采取什么安慰方式,这就是分化。在斯金纳的实验里,我们也可以想象,在大鼠学会了通过按杠杆获得食物之后,若将它放到另外一个类似的箱子里,其中也有一根类似的杆子,大鼠就可能去按杠杆,这是泛化。如果这根杆子按不动,更没有食物滚下来,那么大鼠将很快学会不再按这个箱子里的杆子,而斯金纳箱由于仍旧有食物随着按杠杆的动作滚下来,于是大鼠会继续按杠杆,这就是分化。可见,行为的结果对个体的行为具有操作性作用。

(三)操作性条件反射与经典条件反射的比较

从对两种条件反射规律的分析中可以发现,操作性条件反射与经典条件反射存在很多共同之处,但它们之间的差异也很明显。在经典条件反射中,我们可以看到,强化过程是通过条件刺激与无条件刺激的反复配对出现而完成的。在这个过程中,无条件刺激就是强化物。在操作性条件反射中,强化是通过行为结果的出现完成的。如果行为结果是满足个体需求的刺激,那么行为结果就是强化物。因此,在经典条件反射中,是强化决定了个体的反应;而在操作性条件反射中,个体的反应决定了是否获得强化。可见,与经典条件反射相比,在操作性条件反射中,行为的发出者具有更多的可控制性。

斯金纳的操作性条件反射被广泛地用于行为矫正领域,衍生了多个不同的矫正技术,比如正强化、负强化和惩罚等。我们将在以后的章节中详细地介绍这些技术。

 **综合讨论**

> ### 心理学实验:大鼠学习走迷津
>
> 将实验大鼠放入有迷津的实验箱。箱子内有复杂的通道,不同通道的墙壁颜色不同,有的是黑色的,有的是白色的,有的是红色的……不同通道涂了不同的图形标志,有的是圆点,有的是黑白棋盘格……不同颜色和不同图形标志意味着该区域的电击强度不同,如白色通道没有电击,红色通道有轻微电击,圆点通道没有电击,黑白棋盘格通道有中等水平电击。观察箱子内的大鼠如何通过迷津,是否会选择安全的通道。
>
> 实验目的是判断电击强弱与大鼠学习表现的关系。结果显示,当电击微弱的时候,大鼠的学习速度很慢;当电击达到中等强度时,对大鼠的激励作用显现,大鼠努力学习不同区域的颜色、图形与电击之间的关系,很快学会了如何安全地通过迷津;当电击强度非常强烈的时候,大鼠的表现最糟糕,除了对电击的恐惧外,它们几乎无法集中精神关注其他任何事情,它们无法记住箱子里的哪一区域是安全的,哪一区域是有电击的,它们会在箱子里乱窜。
>
> **讨论**
>
> 分析大鼠学习走迷津的行为,讨论大鼠走迷津的行为是经过怎样的过程习得的,属于经典条件反射,还是操作性条件反射?

三、社会学习理论

不管是经典条件反射还是操作性条件反射,都认为行为是通过强化的过程形成的。也就是说，学习是通过直接的经验而获得的。但是班杜拉认为，人类的行为与动物不同，动物行为的形成是以强化为主的直接学习，而人是以认知为中心进行间接学习的。不仅很多行为的习得来自间接学习，而且行为是个体与环境相互作用的结果，不是单由环境决定或由个体内部的认知因素决定的。换言之，行为、环境和个体三者之间的交互作用决定了个体的行为。

班杜拉（Bandura，1977）在对儿童的攻击性行为进行大量研究之后提出了著名的社会学习理论，由于社会学习的主要形式是观察学习，因此也称为观察学习理论。班杜拉认为，当个体观察到某个行为时，虽然自己没有接受任何行为后果的强化，但是行为仍旧会由于观察了别人而发生，此时就发生了观察学习。所谓观察学习（observational learning），就是人们通过观察他人的行为及行为后果而间接进行的学习。观察学习亦称替代学习。用班杜拉的话说，"一个替代学习事件可以这样定义——经由对他人的行为及其强化性结果的观察，一个人获得某些新的反应，或现存的行为反应特点得到矫正。同时，在这一过程中，观察者并没有外显的操作示范反应。"班杜拉通过实验证实，学习者如果看到了他人成功的行为，就会增加产生同样行为的倾向；如果看到了受惩罚的行为，就会抑制发生这种行为的倾向。

（一）社会学习理论的实验基础

班杜拉的社会学习理论是在大量实验研究的基础上提出来的，其中的一项非常著名的实验是关于儿童攻击性行为的研究。

该实验的对象是幼儿园儿童，共分成三组。实验的任务是让这些儿童观看录像。三组儿童都会在录像中看到一个示范者对玩偶娃娃做出攻击性行为，但是每组儿童所看到的行为结果有所不同。奖赏组儿童会看到示范者的攻击性行为得到了口头表扬或获得了物质奖励；惩罚组儿童则会看到示范者的攻击性行为受到了指责；无强化组儿童会看到示范者在攻击性行为出现之后没有出现任何特异性结果。看完录像之后，所有儿童被带到一个与录像情景相同的房间，然后让儿童在那里自由地玩耍几分钟，实验者会记录儿童在该实验情境中的表现。接着，实验者告诉儿童，如果他们表现出录像中的攻击性行为,就给予奖赏,然后继续记录儿童的行为表现。

实验结果发现,当儿童自由玩耍的时候,奖赏组儿童所表现出的攻击性行为明显高于其他两组,而惩罚组儿童表现出的攻击性行为最少。这说明,示范者的攻击性行为所受到的强化明显影响了儿童的自发反应。但有意思的是,当实验者告诉儿童,如果他们表现出录像中的攻击性行为就给予类似的奖赏时,三组儿童所表现出的攻击性行为的数量几乎相似。

因此,班杜拉认为,示范者的攻击性行为是否受到强化并不影响儿童习得该行为。他认为,要将行为的习得(learning)与表现(performance)区分开。习得的唯一要求就是对示范者的观察,行为可以通过观察者对所观察事件的认知或者内隐的编码而模仿获得(Bandura,1969)。然而,行为是否表现出来则取决于行为的结果或者与行为有关的动机。儿童虽然观察到示范者表现出了攻击性行为,但不一定会在实际生活中表现出来,这取决于他们对行为结果的预期。但是若给儿童提供机会,比如鼓励他们表现出这种行为,行为马上就出现了。因此很明显,所有儿童都已经习得了这些攻击性行为。但儿童可以选择是否表现出它们。

班杜拉认为,儿童从电影和电视中看到了许多攻击性行为,看到了很多犯罪甚至杀人的方法,虽然剧情通常是犯人最终会被逮捕,这种处理方法也很正常,但是通过看此类内容的电影和电视,儿童就学会了犯罪行为,只不过外界的一些条件会抑制此种行为,但只要有适当的环境条件,犯罪行为就会表现出来。中国古时候关于"孟母三迁"的故事也很好地说明了班杜拉关于榜样作用的理论。

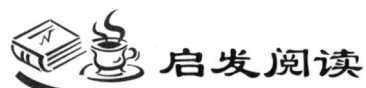

孟母三迁的故事

孟子年少的时候,家住坟墓附近,他和周围的孩子都学会了祭祀,一群小孩常聚在一起学办丧事。孟母觉得不好,就搬家到市场附近。孟子却又和邻近孩子学做买卖,大家聚在一起学各种招揽顾客的招数。孟母又决定搬家。第三次,他们搬到学校附近,孟子学会了读书和思考。

班杜拉的观察学习理论也被运用到了行为矫正领域。比如，琼斯（Jones，1924）曾经报告了一个运用榜样矫正一名男孩P害怕兔子的行为的案例。她将这个男孩放在一个游戏情境中，在这一情境中，还有另外三个不害怕兔子的男孩和一只兔子。这三个男孩非常愉快地与兔子一起玩。P就在旁边看，之后也像其他孩子一样慢慢地敢碰触兔子了。

目前，在行为矫正领域，面对缺乏社会技能的孩子，常常采用让他们观看录像的方式训练社会交往技巧，且这种方法被很多研究证明是一种有效的训练方法。我们将会在第十二章详细进行介绍。

（二）观察学习的基本过程

班杜拉认为，人类的大多数行为是通过观察学习而习得的。而观察学习受到四个子过程的影响，即注意过程、保持过程、动作再现过程和动机过程。

1. 注意过程

注意过程是观察学习的第一阶段，这一过程强调观察者对示范者活动的注意和知觉。如果观察者对榜样所示范的行为没有加以注意，或者没有进入个体意识水平，那么观察学习是不可能发生的。榜样的特征将会影响个体的注意过程，观察者本人的能力以及个人的某些心理品质也会影响观察学习的效果。

2. 保持过程

对榜样所示范的行为的保持是观察学习的第二个阶段，它也对观察学习具有重要影响。如果个体只是注意到榜样所进行的活动，但是无法将所注意到的行为特征保持在脑海中，即无法记住榜样所展示的动作，那就不可能在以后再现这一行为。只有榜样的行为以某种符号形式在观察者的记忆系统中保持下来，个体才有可能提取这些符号，并指导自己的行为。

班杜拉认为，信息的保持主要依赖两种符号系统：一是表象符号，二是语言符号。一般来说，视觉表象符号对年幼儿童的观察学习更重要。随着儿童语言能力的提高，语言符号会成为信息保持的主要形式。不过，相较于语言符号这种抽象的信息保持形式，视觉表象能够为观察者提供栩栩如生的榜样行为信息，模仿起来更容易。

3. 动作再现过程

观察学习的第三个过程是观察者的动作再现过程。这一过程需要观察者将脑海中所保持的榜样行为的符号性表征转换成适当的行为。如果观察者的动作能力有限,即使已经很好地注意到了榜样的示范动作,也已经将行为相关信息较好地储存到记忆系统中了,再现这一行为也是很困难的。观察者的动作技能水平将会限制个体再现榜样示范行为的程度和范围。动作的熟练度不是单纯观察所能够达到的,它通常需要观察者不断地练习。

4. 动机过程

在前面的实验中,我们就提到过,班杜拉将行为的习得与表现进行了区分。观察者是否将榜样所示范的行为表现出来,还取决于行为的结果或者与行为有关的动机。动机方面的因素包括外部强化、替代强化和自我强化。

班杜拉认为,强化除了包括对直接行为后果的外部强化外,还包括替代强化和自我强化。如果按照榜样所示范的行为去行动,获得了有价值的结果(例如,获得奖励而没有惩罚),观察者就倾向于继续表现出该行为,这是一种外部强化。而替代强化指的是观察到别人的行为后果会对自己的行为有间接的强化作用;如果观察者观察到的行为后果与自己直接体验到的后果一样,那么观察者的行为更有可能受观察学习的影响。自我强化是指在行动的过程中,人们根据自己设立的一些内在的行为标准,以自我奖惩的方式对自己的行为进行调节。另外,观察者对行为的评价也会影响个体是否表现出了某个观察到的行为。从班杜拉对强化的理解可以看到,观察学习并不依赖直接强化,而且认知过程在观察学习中起着重要作用。

对于行为的动机,班杜拉在1982年进一步提出了自我效能理论(参见班杜拉,2003)。所谓自我效能,指的是个人对自己在特定情境中是否有能力完成某个行为的期望。班杜拉认为,个人对自己完成某方面工作的能力的主观评估结果将直接影响一个人的行为动机。自我效能包括两个成分,即结果预期和效能预期。其中,结果预期是指个体对自己的某种行为可能导致什么结果的推测;效能预期是指个体对自己实施某行为的能力的主观判断。从班杜拉提出的自我效能理论中,我们将进一步看到认知对个体行为的影响。

四、认知行为矫正理论

对于行为形成的过程，不管是经典条件反射还是操作性条件反射，行为习得理论都建立在刺激（S）—反应（R）联结论的基础上。它们认为，不管是简单的动作反应还是复杂的行为，都是刺激与反应的机械式联结。而影响这一联结的最重要因素是强化。在经典条件反射中，如果一个中性刺激出现时总是有无条件刺激跟随，那么中性刺激会诱发与无条件刺激所诱发的行为相同的行为；在操作性条件反射中，如果行为的后果能够满足个体的需要，那么行为的出现频率会增加，反之则会下降。

但这种刺激—反应联结的观点受到了很多研究者的批评。很多学者认为，人不是如此机械地进行学习的，认知因素在行为的习得和改变过程中起着不可忽视的作用。在 20 世纪六七十年代，认知行为学习、认知行为矫正等理论被正式提出，这些理论与前面单纯的刺激—反应联结理论的观点相比，区别在于对于造成个体问题行为或者不良情绪的原因有着不同的假设。它们主要的论点是，影响个体情感和行为的主要原因是个体错误的认知观点。因此，认知行为矫正理论认为，应该通过改变个体的不良认知来改变个体的行为。这一观点的理论基础源于行为学和认知心理学的研究（Marshall，1991）。其中又有两个不同的发展方向：一个是以认知观点为中介的认知矫正理论，以艾里斯的理性情绪疗法（Ellis，1962）和贝克的认知理论（Beck，1976）为代表；另一个是自我控制或者自我管理的方法。

（一）以艾里斯和贝克的理论为代表的认知矫正理论

以艾里斯和贝克等人的理论为代表的认知矫正理论主要强调个体所持有的认知观点对个体的行为具有重要影响。

如艾里斯的理性情绪疗法认为，人所持有的非理性信念才是导致人精神烦恼和情绪困扰的根本原因。所谓非理性信念就是个体在事件发生之后所产生的不合理的、不符合逻辑的信念。他提出了著名的 ABC 理论，认为在诱发事件（activating event，简称 A）、个人对此所形成的信念（belief，简称 B）和个人对诱发事件所产生的情绪与行为后果（consequence，简称 C）的关系中，诱发事件的发生并不是情绪与行为后果产生的直接原因，它只是间接地起作用，对 C 产生直接作用的是个体对该事件的观点，即信念。如果个体总是对所发生的事件从消极的角度进行思考，就有可能产生非理性信念。

在艾里斯的观点中，非理性信念通常具有三个特征：一是绝对化要求，即对人或事都有绝对化的期望或要求；二是过分概括，即对一件小事做出夸张的、以偏概全的反应；三是糟糕透顶，即对一些挫折或者精神困扰做出强烈的反应，并产生严重的不良情绪体验。如果个体长期坚持这些不合理的信念，便会导致不良的情绪体验，对个体的心理健康非常不利。要改变这种状况，艾里斯认为，治疗的重点是帮助来访者认清其思想中的不合理信念，建立合乎逻辑的、理性的信念。只要改变个体的不良认知和思维方式，形成更加理性与合理的信念，个体的焦虑与其他不良情绪就会得到缓解。

贝克所提出来的认知理论与艾里斯类似。他用自动化思想和认知错误的概念来解释人为什么会出现情绪困扰。贝克认为，当事件发生时，个体都会自动地出现一些想法，对所发生的事件进行解释，这就是自动化思想（参见贝克，2001）。这些想法有的可能是合乎逻辑的，但有的可能是错误的。如果个体对发生的事件做出错误的逻辑判断，就会产生情绪方面的困扰，比如抑郁。因此，在临床工作中，要特别强调对个体歪曲的、不适应的认知（错误认知）进行辨认。而且，若想改变个体的情绪状态或者行为，就必须调整并改变个体错误的自动化思想。

我们将在第十四章详细介绍这部分内容。下面给出了中国古代的一个传说，从这个传说中，我们可以感受到认知观点的改变给行为带来的影响。

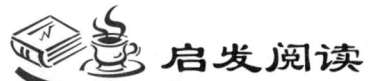 启发阅读

哭婆传说

从前有一位老婆婆，不但下雨时会担心地哭，天放晴了也要哭。问她缘故，说是因为她的女儿。她有两个女儿，都已经出嫁。大女儿嫁给了卖鞋的，小女儿嫁给了卖伞的。天气好的时候，婆婆担心小女儿家的雨伞卖不出去，于是哭了。在下雨的日子里，她又担心大女儿家的鞋店不会有顾客上门，于是又哭了。后来有人问她，为什么晴天的时候不想想大女儿家的生意很兴隆，雨天的时候不想想小女儿家的生意很好？这样想了之后，爱哭的婆婆就不再焦虑伤心了。

（二）自我控制或者自我管理理论

认知行为矫正中的认知干预策略还包括自我指导（self-instruction）。这一策略来自认知心理学领域的研究，主要源于苏联心理学家的研究，比如鲁利亚（Luria，1961）和维果茨基（Vygotsky，1962）的观点。而自我监控、自我评价和自我强化的方法主要来自行为心理学的研究。

1. 自我指导

鲁利亚和维果茨基在语言对人外显行为的控制作用这一主题上都进行了深入研究。他们研究了儿童语言的发展进程，发现语言控制行为的表现也是不断发展的，可以分为三个阶段。

在第一阶段，儿童依据照顾者的语言指示进行反应。父母通常用自己的语言来指导儿童的行为，告诉他们什么事情可以做，什么事情不可以做，应该怎样做；也就是说，儿童的行为是在照顾者的约束下进行的。

在第二阶段，儿童使用自己的外显语言来指导自己的行为。这通常是在儿童的语言有了一定发展之后。这个时候，儿童开始能够重复父母或者他人说过的话，因此能用语言告诉自己怎么做。这一阶段的儿童常常自言自语。比如，如果观察这一年龄段的儿童玩耍（如玩积木），你可以看到，当儿童做出一个新的动作或摆放一块积木时，会不断地说话，比如"这块应该放这里""不能这样放，要倒的"。这个阶段的儿童开始通过自语来指导自己不能做某件事情。比如睡觉前，如果孩子想吃糖，妈妈问他睡觉之前吃糖会怎样啊，孩子可能回答："不能吃，吃了要长蛀牙的。"这样的语言表达显示了儿童开始用外显的语言来指导自己的行为。

在第三阶段，儿童开始将这种外显的语言内化，成为一种内隐的语言，转变成一种私人的言语或者思想，并对自己的行为进行指导。成人对自己的行为指导实际上就处于这一阶段。在这一阶段，个体不用采取大声说话的方式对自己的行为进行指导，除非遇到不熟悉的事情。在大多数情况下，我们可以通过在心里默默地思索来对自己的行为进行调节。比如，当我们生气时，我们会在心里想，"深呼吸，深呼吸，不要生气，不要生气"。我们会用自己内在的想法来控制自己的行为。到了这一阶段，个体就开始具备自我控制能力了。但从发展过程看，外显的语言是个体行为控制的前提条件（Vygotsky，

1962)。自我指导就是利用语言的力量来控制个体的行为的(表 1.2)。

2. 自我监控、自我评价和自我强化

行为心理学方面的一些研究结果为自我监控与自我管理提供了一些有效的技术。比如,有不少研究显示,只要对个体的行为进行自我记录,就能改善个体的行为表现。辛德尔(Snyder,1974)最早提出了自我监控理论。他认为,自我监控就是个体通过调整自己的行为来让自己变好的过程。他还对高自我监控者以及低自我监控者进行了比较,认为自我监控能力强的个体能够对自己的行为进行监控,使之符合不同环境的需要,而自我监控能力弱的个体很难监控自己的行为以适应不同环境的需要。

表1.2　儿童利用语言指导自己行为的能力发展
三阶段说: a. 儿童根据照顾者的语言指示进行反应   b. 儿童使用自己的外显语言指导自己的行为   c. 儿童使用内在的语言或想法指导自己的行为

知识拓展

辛德尔关于高自我监控能力者的特征分析

自我监控能力强的个体通常具有以下特征:

- 高度关注社会对个人行为的要求;
- 使用社会比较信息;
- 具有监控自己行为来适应不同环境的能力;
- 具有在具体环境中完成适应过程的能力;
- 在个性特征方面具有多变性。

(Snyder,1974)

坎弗(Kanfer,1970)认为,当个体试图记录自己行为发生的频率以及行为的强度时,个体的行为就会发生一些改变,而且可能经过以下三个阶段:一是自我监控或者自我观察阶段——个体会很仔细地注意自己的行为;二是自我评价阶段——个体将所观察到的行为信息与行为表现标准或者已有的某个特殊的行为标准进行比较，这样个体就能知道自己正在发生的行为与应该发生的行为之间存在的差距，这种对行为的自我评价为个体提供了改变行为的动力；三是自我强化阶段——个体相信强化应该建立在他表现出的行为与标准之间的差距上。如果个体对自己的行为进行评价之后认为已经达到标准，就可以对自己实施强化。自我实施强化可以促使理想行为得到不断改善，并继续保持。坎弗的观点比较好地解释了为什么通过自我记录和自我控制程序就能够改变个体的行为。

另外一些行为心理学研究者也提出了类似的理论（Karoly，1977；Kazdin，1974）。他们都强调干预的重点在于通过训练个体对刺激与反应之间关系的认识，来教会个体对自己的行为进行观察、评价和强化（Mahoney，1974）。

五、积极行为支持理论

积极行为支持理论是 20 世纪 90 年代初在应用行为分析的基础上发展起来的，甚至被认为是应用行为分析领域的一个分支，因为所应用的行为干预方法并不是新方法，而是来自过去几十年实践的积累（Horner，2000）。目前，该理论与技术被大量运用到特殊教育实践中，在学校内的应用研究越来越丰富，已经成为行为干预领域最重要的理论与技术。它的提出受到了生态系统理论、正常化思想和融合教育理念以及以人为本的价值观等理论的影响。

（一）积极行为支持的概念

霍纳（Horner）及其同事在 1990 年发表的"走向非厌恶性行为支持的技术（Toward a Technology of 'Nonaversive' Behavioral Support）"一文中，第一次正式提出了积极行为支持（positive behavior support，简称 PBS）一词。在这一概念中，积极行为指的是所有可以让个体更能在学业、工作、娱乐、社区以及家庭等事务方面成功并获得满足感的技能。而所有可以用来教授、加强以及扩展积极行为的教育方法，以及能够用于增加积极行为表现的系统改变方法，都可以称作"支持"（Carr et al.，2002）。

根据卡尔等人（Carr et al.，2002）对积极行为支持理论的总结，积极行为支持是一门应用科学，它运用教育的方法扩展个体的行为技能，采用系统改变的方法重新构建个体的生活环境，以改善个体的生活质量，并且让个体的问题行为尽可能少地发生。特恩布尔等人（Turnbull et al., 2000）也认为，积极行为支持是用于获得重要的社会和学习效益以及预防问题行为的系统化且个别化的策略。这些策略可以提高个体的行为技能，而且可以改善个体以及所处环境中重要成员的生活质量。同时，它也强调采用积极的行为技术来改变问题行为。

（二）核心观点

积极行为支持理论认为，行为功能是维持行为存在的因素，不管是适当的行为还是问题行为，所有持续存在的行为都有一定的目的，且这个目的通常与个体所处的环境有关（Chandler et al., 2002, 2006）。环境中存在的某些因素可能对个体行为起某种强化作用，行为之所以持续、反复地出现，就与这种强化作用有关。行为的功能可以是获得某个个体想要的东西，例如，引起他人的注意，或者逃离某种讨厌的情景或人（比如不想做的作业）；也可以是从行为中获得某种感觉刺激，如摇头丸带来的强烈兴奋感。对于一些个体来说，如果错误的行为更容易达到功能的满足，就有可能持续地表现出这一行为。

因此，该理论认为，开展问题行为干预要根据问题行为的功能特点，并且要采取积极干预的策略，尤其是预防策略。这也意味着在干预之前，首先要对问题行为进行功能评估，要从行为功能的角度解释问题行为的发生原因，要抛弃仅仅从个体的遗传因素、身体障碍、家庭环境差、父母的教养方式不足或者个体所经历的严重创伤性事件等角度解释问题行为发生的原因，这些因素可能会使个体的问题行为更有可能或者更容易发生，但是无法说明个体为什么在某一时间、某一地点出现该问题行为。因此，要从环境中寻找维持个体问题行为存在的原因，即对个体的行为进行功能评估，确定行为发生过程中的环境因素，然后根据这一功能设计并实施积极的行为干预。

另外，在积极行为支持领域，越来越多的研究者更倾向于用挑战性行为（challenging behavior）这一名称来代替问题行为。比如，埃莫森（Emerson, 2005）认为，挑战性行为就是行为的强度、频率或者持续时间偏离社会常态，使得个体或者他人的人身安全处于严重危险之中的行为；或者是可能严重限制或剥夺个体接触日常社区设施的行为。钱德勒等人（Chandler et al., 2002, 2006）则是从行为对个体的影响角度对挑战性行为进行了定义，认为在确定一个行为是否具有挑战性的时候，应该从三个方面考虑影响个体、同伴、家庭成员以及其他人员的因素，这三个因素分别是学习、社会关系和安全。如果行为的出现导致个体无法在最佳水平学习，阻碍了与他人的正常社会交往关系的建立和发展，甚至危及自己或者他人的身体安全，这种行为就是挑战性行为。

关于如何运用积极行为支持开展问题行为干预，我们将在第十三章进一步详细介绍。

本章小结及关键概念

本章对行为及问题行为的概念进行了解释，叙述了行为矫正是什么样的技术，并对其理论基础进行了介绍。

行为与问题行为

行为指的是个体可观察到的或者可测量的任何动作或者活动，包括个体的外部动作和内在心理过程。

行为具有六方面特征：行为就是人们说的和做的；行为具有一种以上测量尺度；行为可以由别人或者行为人自己进行观察、描述和记录；行为对外界环境产生影响，包括自然环境和社会环境；行为受自然规律支配；行为可以是公开的，也可以是隐蔽的。

问题行为指的是那些偏离常态、给他人或者自己的身体、生活、学习和工作带来危害甚至危险的行为，主要表现为与普通人相比有过度的、不足的或不适当的行为。

行为矫正

行为矫正通常指的是依据学习的原理来处理问题行为，从而引起行为改变的一系列客观而系统的方法。行为矫正的假设主要有三：行为是习得的；行为是可以预测的；行为是可以改变的。

行为矫正的理论基础

行为矫正技术源于经典条件反射、操作性条件反射、社会学习理论、认知行为矫正理论以及 20 世纪 90 年代初的积极行为支持理论。

经典条件反射强调条件刺激与无条件刺激的反复配对，从而在只有条件刺激出现的情况下也能引发与无条件刺激一样的反应。操作性条件反射强调行为的存在与其结果有密切关系：若结果能够满足个体的需要，则能够强化行为；反之则抑制行为。操作性条件反射与经典条件反射遵循相似的规律，如强化、消退、泛化和分化等。班杜拉的社会学习理论强调了观察学习在个体行为形成过程中的重要性。认知行为矫正理论认为，人的认知观念对人的情绪行为起着更直接的作用，不是由于事件本身导致个体出现情绪反应，而是个体对事件的解释、评价和观点等导致了情绪反应。积极行为支持理论强调，行为干预要以个体行为的功能为基础来设计和实施干预。积极行为支持是一门应用科学，它运用教育的方法扩展个体的行为技能，采用系统改变的方法重新构建个体的生活环境，以改善个体的生活质量，并尽可能减少个体问题行为的发生。

思 考 题

1. 什么是行为？行为矫正中的行为具有什么样的特征？
2. 简述问题行为及行为矫正的概念。
3. 在经典条件反射的概念中，什么是无条件刺激和条件刺激？什么是无条件反射和条件反射？
4. 运用操作性条件反射的原理分析下面《跳蚤的故事》中跳蚤的行为。
5. 运用社会学习理论分析"近朱者赤，近墨者黑"这句话中所蕴含的行为学习原理。
6. 运用认知行为矫正理论分析"启发阅读"专栏《哭婆传说》中哭婆的行为。
7. 简述积极行为支持的基本观点。

跳蚤的故事

如果将一只跳蚤放在一个杯子里,那么跳蚤会根据本能不断地往上跳。如果杯口不太高,跳蚤就会跳出杯子。但如果用盖子盖住杯口,那么跳蚤在往上跳时势必会被弹回来,掉在杯底。重复几次之后,跳蚤会调整弹跳的高度,不让自己碰到杯子盖被弹回来。当然,如果这时拿开杯子盖,跳蚤也跳不出这个杯子了。

第二章

行为矫正的研究方法

学习目标

- 行为矫正的实施过程包括行为评估的过程与方法以及行为矫正计划的制订与实施过程
- 行为矫正研究中的实验设计方法包括倒返实验设计、交替式实验设计、多重基线设计以及逐变标准设计

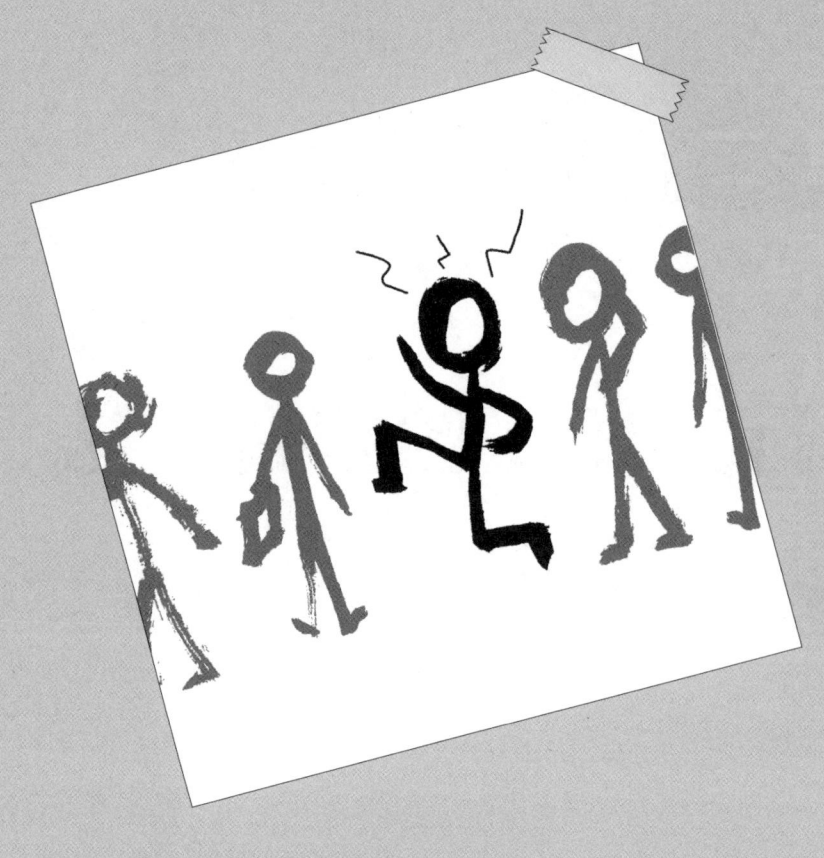

第一章解释了行为矫正的概念,并介绍了行为矫正技术的理论基础。但是,如果你是临床工作者,接到一位家长或教师的报告,说孩子存在问题行为,那么你到底要不要对这个孩子开展行为矫正,以及怎样开展行为矫正呢?第二章将从两个角度回答这两个问题:一是具体开展行为矫正的过程,二是如何在行为矫正的过程中开展研究。

▲ 行为矫正的实施过程

第一章就提到，开展行为矫正要包括四个方面的内容：观察、测量和评估个体当前可观察的行为模式；确定环境中的前奏事件和行为发生之后的结果；建立新的目标行为；通过控制所确定的前奏事件和行为结果，促进新行为的学习，或者改变当前的行为。这四个方面的内容实际上也回答了应该如何开展行为矫正这一问题。

在临床实践中，行为矫正通常需要经过三个阶段：一是行为评估阶段，干预者要对需要矫正的问题行为进行仔细评估；二是制订矫正计划阶段，干预者要根据评估阶段所获得的与行为有关的信息来制订适当的行为矫正计划；三是行为矫正实施阶段，干预者根据所制订的计划实施行为矫正。

一、行为评估阶段

与行为矫正实施相比，行为评估阶段花费的时间较少，却是关系到行为矫正能否取得有效的结果、能否有效地促使个体行为发生改变的关键。在这一阶段，不仅需要收集当前个体出现的问题行为信息，更为重要的是要分析、判断问题行为产生或者良好行为不出现的原因，从而为行为矫正计划的制订和实施打下基础。

（一）行为评估阶段的任务

行为评估指的是干预者通过访谈、测验和观察等方式收集行为当事人的信息，运用分析、推论和假设等方式对个体的行为性质进行判定，并对所需矫正的问题行为的基本特点以及环境因素进行详细测量的过程（岑国桢 等，1999）。简单来说，这一阶段的任务主要有两个：一是筛选并确定需要矫正的问题行为，二是对需要矫正的问题行为进行详细评估。这通常也是行为评估的两个阶段。

1. 筛选并确定需要矫正的问题行为

对个体开展问题行为评估，首先是确定个体表现出的哪些行为被认为是问题行为，并且需要通过个别化的行为干预计划开展干预。前来求助问询的家长或教师所反映的儿童问题行为常常涉及多个方面，对行为的描述常常比较主观、宽泛，这就需要干预者首先对行为进行客观而具体的描述，确定当前需要开展工作的问题行为是什么，判断是否需要开展个别化的行为干预。在实际工作中，干预者常常通过访谈、观察和行为量表等方法来了解当事人的个人资料以及行为的详细信息，从而做出判断。

在这一阶段，首先要做的就是对关注的行为进行操作性定义，这实际上是一个问题行为识别过程。在第一章中，我们已经提到过，行为矫正领域所关注的行为都是个体可以观察或者测量的动作和活动。在这一阶段，首先要做的就是对个体担忧、烦恼和困扰的行为进行客观而具体的描述，从而让不同观察者所测量和观察的行为是同一个行为。在实际工作中，干预者所接待的当事人及其相关人员直接告诉你的通常都不是马上就能观察或者直接测量的动作或活动，这就需要干预者在与他们谈话的过程中进行仔细确认，并用清晰的语言将之描述出来。比如，教师会说某同学上课时注意不集中、开小差，干预者就需要通过进一步的谈话来明确该学生注意不集中或开小差的具体表现是什么，并用准确的语言将之描述出来，如"某同学总是在教师讲课时与旁边的同学说与上课内容无关的话"。这样的描述有助于保证不同的人在不同的时间观察的目标行为是一致的。而类似"他上课时总是做白日梦，想与作业无关的事情"的描述就没有达到要求，很难让人确定个体是否在想与作业无关的事情，也难以进行测量。

其次，需要确认这些行为是不是问题行为，并判断是否需要进一步矫正。回答这一问题的依据一般包括行为的严重性以及行为造成的后果。有关行为的严重性指标，比如行为的发生频率、持续时间以及强度等，可以让我们了解个体的行为是否偏离常态，而行为造成的后果则可以帮助我们判断问题行为是否需要进一步矫正。在回答这一问题时，可以参考表2.1列的一些问题。如果对问题a—f的回答为"是"，那么该行为一般是有问题的，需要采取一定的方法介入，但介入程度依赖对g和h这两个问题的回答。对问题g的回答反映了个体行为的严重性，越是经常发生，越说明需要矫正。另外，如果对问题h的回答反映出行为与当事人的年龄不相称，通常也会成为干预的目标。

表2.1　干预者在行为筛选过程中考虑的问题

a. 行为是否干扰了个体的学习/生活/工作?
b. 行为是否干扰了其他人的学习/生活/工作?
c. 行为是否干扰或者阻碍了某种社会关系的建立?
d. 行为是否对当事人的自尊有负面影响?
e. 行为对个体来说是否很危险或者有危害?
f. 行为是否会危害或者威胁其他人的安全?
g. 行为是常常发生,还是偶尔发生?
h. 行为与年龄相称吗?

2. 对问题行为进行详细评估

对问题行为的详细评估不仅需要进一步获得有关行为发生频率、持续时间以及强度的准确资料,更要对行为发生过程中各类环境因素及其与行为之间的关系进行分析,以确定问题行为的功能是什么。

在详细评估阶段获得的行为发生频率、持续时间以及强度信息往往可以作为基线期数据,与在干预期等行为矫正实施阶段获得的行为数据进行比较,从而判断行为矫正技术是否获得了理想的效果,便于干预者掌握行为改变的进展,以及时对行为矫正计划进行调整。

但这一阶段最为重要的是通过详细评估来确定问题行为发生的原因。仅仅了解行为严重性方面的资料,知道这个问题行为很严重,干预者是很难制订有效的行为干预计划的。在详细评估阶段,干预者需要完成的更为重要的任务应该是对行为发生过程中各种可能的环境因素进行评估,以确定行为发生的原因。与行为发生有关的环境因素包括三类。

a. **前奏事件**。或称前事事件,指的是发生在行为之前的事件,这些事件可能诱发个体问题行为的产生。比如,教师向学生分发了多个不同颜色的材料,让学生进行操作,一些学生因为看到这些材料颜色多样,就玩耍起来了。在这个例子中,学生玩耍的行为与教师发下这些材料有着前后时间上的关系。因此,教师分发多种颜色材料是学生出现玩耍行为的前奏事件。

b. **情境事件或者背景事件**。一般是指出现在行为发生之前、但在行为发生过程中一直存在的各种环境因素。这类事件可能影响个体对前奏事件的反应，其中一些情境事件很难通过直接观察而知晓，比如父母的养育态度，这就需要干预者基于观察对可能影响行为的情境事件做出假设，继而进行针对性访谈以获得进一步信息，对相关情境事件进行确认。情境事件通常来源于个体因素、物理环境因素与社会因素。

个体因素可包括个体的生理状态、障碍类型与程度、认知水平、社交能力水平、运动技能水平等。诸如耳部感染、肚子痛、头痛、对某种声音过度敏感、饥饿、发烧、过度兴奋、无聊和对物体的触觉等生理方面的因素对个体造成的影响往往因人而异，但这些因素有时可能成为一些个体撞头、长时间哭泣、攻击他人和跑出房间等行为的重要原因。个体的障碍类型、程度以及能力发展水平也常常是很重要的因素。有严重智力障碍以及孤独症的儿童往往口语交流能力有限，在与他人互动的场合中出现的问题行为很有可能是他们表达喜好、要求、需要和想法的一种方式。

像天气情况、环境噪声水平、房间拥挤程度、物品摆放的杂乱水平以及所穿衣服对皮肤的刺激性等因素属于物理环境因素，也可能对一些个体的行为产生影响。在评估过程中，干预者要非常注意观察问题行为在某些环境中是否比在其他环境中更常发生，或者在某些环境中是否会更少发生，这样的对照分析有助于为制订干预措施提供建议。

社会因素也是一个重要因素，如学校的教育教学情况、父母的家庭教养方式、家庭经济条件、教师或家长对个体的期望水平、周围人的接纳态度、所经历的创伤性事件、特殊的成长经历等，都可能对个体的行为产生影响。以春游为例，在春游之前的几天，不少学生可能处于兴奋状态，常常思考与春游有关的事情，也就会在上课时更多地出现走神、说无关的话等注意不集中的行为。

c. **行为结果**。一般指的是行为出现之后周围人对行为的态度与反应。这里的行为结果并不指行为带来的自然后果，比如，他摇着摇着，椅子就倒了，这个"摔倒"并不是这里所指的行为结果。教师对他摇椅子这个动作的反应才是行为结果。满足个体需求的积极结果可以加强或者维持个体行为的存在，而在行为之后出现厌恶刺激可以让行为停止并在未来减少。观察他人对个体问题行为的态度或反应有助于我们更好地了解问题行为为什么会持续发生。

在详细评估阶段，常常需要采用多种评估方法收集行为的各方面资料，其目的就是对行为进行全面评估。通过这一全面的行为评估，干预者最终可以获得一张有关影响行为增加、减少或者迁移的变量图，这样行为者才能理解并确定控制行为的变量是什么，从而制订有效的干预策略（Cooper et al.，2007）。通过这一评估，干预者可以了解维持问题行为长期存在的强化规律是什么，哪些前奏事件、环境事件、行为结果与问题行为的发生存在关系，是何种关系，最终判断行为的功能是什么。对行为功能的评估详见下面的行为评估方法。

（二）行为评估方法

在学校教育领域，最常用的行为评估方法有访谈法、直接观察法和行为量表法，如果对行为功能进行非常严格的评估，还可以使用行为功能分析。不同的评估方法可以帮助干预者获得关于行为的不同资料，比如，有的方法有助于了解行为的严重性指标，有的方法更侧重获得与行为有关的环境资料。因此，不同评估方法在行为评估过程中发挥的作用也会有所不同。以下就各种行为评估方法进行详细介绍。

1. 访谈法

访谈法常常是问题行为评估过程中首先被采用的一个方法。由访谈法获得的资料可以为行为观察做好准备，在访谈过程中获得的信息也可以在行为观察中被证实或者否定。干预者有时会在行为观察中获得一些行为资料，让他认为该行为可能跟某个环境因素有关。在这种情况下，干预者可能需要在观察之后重新启动对相关人员的访谈。事实上，在行为评估过程中，访谈可以根据需要多次进行。

访谈的对象可以是行为当事人，也可以是与当事人有重要关系的人，如父母、教师或者其他照顾者，他们通常对个体的行为非常熟悉。如果工作对象是儿童，尤其是特殊儿童，干预者常将教师或者父母作为访谈对象。

虽然访谈常是一种非直接的评估方法,但如果访谈的对象就是当事人,而且所关注的问题是当事人的语言,那么此时的访谈是一种直接的评估方法(Hawkins,1975)。

通过行为访谈,干预者可以详细了解个体的行为表现,获得有关行为的数据,尤其是有关问题行为严重性的资料,了解周围人对该个体的行为的看法以及行为产生的负面影响。通过行为访谈,干预者还可以详细了解与个体问题行为发生有关的各类环境事件,为了获得有关行为功能的信息,干预者还可以按照功能性评估访谈(functional assessment interview)的要求对相关人员进行访谈,以获得与问题行为功能有关的资料,为提出行为功能假设提供基础。

行为访谈与传统的访谈有所不同,在访谈中不能单纯地问"行为是怎样的"或者"行为为什么会发生",因为这样的提问无助于干预者获得用于矫正的具体资料。行为访谈需要获得更为详细的行为信息。

(1)与行为表现及其严重性有关的问题

有关问题行为表现及其严重性的问题常常是行为评估过程中首先要问的。具体的提问可以围绕以下主题进行。

- 问题行为的表现是什么?
- 行为通常在什么时候发生(是否存在特殊的发生时间)?
- 行为的发生频率如何(如一节课、一天或者一周发生几次)?
- 行为发生时,每次持续多长时间?
- 行为发生时的严重程度如何?
- 行为造成的不良影响有哪些?

访谈时若发现受访者无法说清行为的具体情况,可描述某次发生了个体最常出现的问题行为的事件,这有助于了解具体情况。在访谈过程中,要避免让受访者对问题行为进行主观判断或者假设,要尽可能获得客观而具体的行为资料,以准确地判断问题行为的严重性。

（2）与行为发生相关的环境事件问题

这一类问题主要用于掌握问题行为发生时的各类环境事件，即了解行为发生之前的前奏事件、情境事件以及行为结果，以获得有关行为发生原因的详细信息，帮助做出有关行为功能的假设。这一部分访谈可以按照功能性评估访谈的问题结构进行。功能性评估访谈的目的是了解需要干预的目标行为的具体表现，收集出现在目标行为之前的环境因素资料，以及收集跟随在行为发生之后可能影响行为再次发生的环境因素资料（Umbreit et al., 2007）。功能性评估访谈一般采用开放性问题或者半结构化的形式进行。钱德勒等人（Chandler et al., 2006）列举了9个与学生校内问题行为有关的功能性评估访谈问题（见表2.2）。

表2.2　常见的学生行为功能性评估访谈问题

a. 行为的具体表现是怎样的？
b. 这个行为常常在什么时候或者最常在什么时候发生或者发生的次数最多（有没有特定的时间模式，如一周中的某一天或一天中的某一时刻，有没有不发生的时候）？
c. 这个行为在什么地方最常发生或者发生的次数最多（比如教室、操场和走廊等）？
d. 这个行为发生的时候，学生通常在做什么作业或做什么活动（如数学、阅读、小组活动等）？
e. 这个行为发生的时候，作业或者活动的性质是怎样的（如作业任务的内容、形式、困难或容易、时间长短、个体喜欢或不喜欢、熟悉或陌生、枯燥或令人感兴趣）？
f. 这个行为发生的时候，学生通常在接触什么材料（如需要精细运动还是粗大运动，是需要艺术作品、计算机还是材料比较有限）？
g. 这个行为发生的时候，学生通常与谁在一起（如班主任、某个学科教师或某个同学）？
h. 在行为发生之前发生了什么事情？在行为发生之后通常有什么结果？
i. 有什么其他的情境变量常常与行为有关（如生理方面的因素、噪声或者活动的结构性）？

如果访谈的对象是父母或者教师，还可进一步了解，关于这一问题行为，父母或者教师曾经采取了什么应对方式以及效果如何等。这些信息也有利于干预者对行为矫正的难度以及可能采取的措施进行分析和判断。

对于访谈所获得的信息，干预者一定要注意，这些信息通常是经过了访谈对象加工的内容，带有很大的主观性，对于它们是否完全符合当事人行为的客观情况，还需要通过直接的观察来验证。

2. 直接观察

在行为发生的自然情境中反复地对行为进行直接观察是行为评估过程中常常采取的、干预者也偏好的一种方法。直接观察法指的是评估者在自然情境下对个体的问题行为进行观察，对行为发生频率、持续时间和强度等数据进行收集，也可以对行为的前奏事件和结果进行观察记录（Vollmer et al., 2009）。

在进行行为观察之前，评估者要做好观察准备，包括确定观察的人员、时间、地点、记录内容和记录方式等，这也意味着干预者要做一个行为观察计划。在访谈中获得的信息可以帮助干预者确定某些内容，如观察的时间、地点和目标行为等。观察或者记录什么内容、怎么记录是观察准备过程中最需要仔细考虑的内容。一般来说，干预者能够通过访谈初步勾勒可能的问题行为。之后，干预者就可以根据这一问题行为的性质确定需要记录的行为指标，如行为的发生次数、持续时间或者强度。通常，行为发生次数更适用于不连续的行为，如学生拒绝做作业这一行为；行为持续时间更适用于连续发生的行为，如玩游戏、哭泣和发呆等。如果行为的强度与行为的严重程度有密切关系，那么在进行观察时，也需要对行为的强度进行记录，如叫喊的声音响度。

在行为评估中，最常使用也最基本的行为观察法就是连续直接观察法（Bijou et al., 1968），这种观察法被称为叙事观察（anecdotal observation）或者ABC记录法（ABC recording）。其中，A指的是前奏事件（antecedents），即行为发生之前的事件，有时也同时记录行为发生之前的背景事件；B指的是行为（behavior），C指的是行为结果（consequence）。第一章中提到的ABC模式在观察记录中就体现为这一记录法。运用这种方法，观察者按照所关注行为发生的时间流程，对发生之前的事件和发生之后的结果进行描述记录，即对行为发生过程中的周围环境事件进行描述记录。这种评估方法所获得的资料不仅可用于确定需要矫正的问题行为，还可以进一步确定与行为发生相关的环境因素，表2.3就是用ABC记录法对幼儿园的某个儿童在某一个课堂上的行为进行的观察记录。

表2.3　ABC记录表举例

学　生	王某	日　　期	2007.3.2	地　点	教室
观察者	李某	开始时间	10：00	结束时间	10：30

时间	前奏事件（A）	行为（B）	行为结果（C）
10：10	教师让小朋友们围坐成一圈，安静地听教师讲故事	走到房间中央位置，看其他小朋友	教师："王某，去坐在自己的位置上，其他小朋友都很安静，你怎么又跑出来了？"
		回去坐下，开始大声地喊叫	同学："老师，他怪叫了。"有其他小朋友也怪叫。教师："大家的小耳朵有没有带来，老师说过要保持安静，大家不要学王某。"
		停止叫喊	教师没有理睬
10：15	教师提问，让另一个小朋友回答	开始大声叫喊	教师停下，"王某，安静听同学回答。"
	在同学回答完之后，让王某回答	回答不出问题	教师帮助他回答
10：21	教师准备发图画纸	在位置上安静地等着拿图画纸	教师给他发图画纸，并让他好好画
	大家在安静地画画	安静地画画	没有人注意到他
10：26	大家在安静地画画	突然站起来，离开座位	教师问他有没有画完，并让他回到座位上继续画画
		回到座位上继续画画	其他人没有注意到他

ABC记录法要求观察者的注意力完全集中在所观察的对象上，而且在观察过程中要遵循下列原则（Cooper et al., 2007）。

- 写下每一件与当事人有关的事情，包括当事人做的和说的。
- 可使用速记或者缩写，使记录更加方便、有效率，但是要保证所记录的内容能够在观察结束之后马上正确地表述出来。
- 仅仅记录所看到的或者所听到的，不要对这些行为进行解释。
- 通过写下行为发生之前和发生之后的事情来记录行为的发生过程。
- 记录行为每一次的持续时间。在行为开始之时和结束之时做好记号。
- 观察者要认识到，连续的叙事观察常常是一种具有干扰性的观察方法。观察之时所记录的当事人的行为可能会与平时有所不同，因此，在观察过程中，要尽可能使观察不对当事人产生干扰。
- 观察一般要进行几天，这样，观察者在场这一点对当事人所产生的干扰会减少，也更能获得关于个体行为的每日信息。

3. 行为量表

在行为评估过程中，常常使用行为量表对问题行为进行评估。根据不同的评估目的，行为量表可以分为两类：一类主要用来快速筛选、确定可能的问题行为，这一类行为量表又可称为行为筛选量表或行为检核表；另一类是用来评估问题行为功能的功能评估量表。下面分别对这两类量表进行说明。

（1）行为检核表

行为检核表，即行为筛选量表，通常是对某些具体的问题行为以及每个问题行为发生情况的描述，可以帮助干预者对问题行为发生的频率、强度以及持续时间等信息进行快速了解。有不少研究者研制了一些可用于儿童的行为检核表，这些检核表一般由父母或者教师填写，要求他们针对儿童最近一段时间（如半年来）的行为表现对相应的问题做出回答，如在"总是如此""经常如此""偶尔如此""从不如此"中选择一项。检核表的结果可以反映该儿童在社会交往领域、沟通和适应等方面所表现出的一些问题行为。例如，忻仁娥等人（1992）制定的中文版阿肯巴克儿童行为量表（Achenbach's Child Behavior Checklist，简称CBCL）可对退缩、躯体主诉、焦虑抑郁、社交问题、思维问题、注意缺陷、违纪行为和攻击行为八个方面的问题行为进行筛查，常被用于进行儿童问题行为筛查。下面的"知识拓展"专栏列举了我国大陆地区常用的几种儿童问题行为检核表（汪向东 等，1999）。

 **知识拓展**

常用的几种儿童行为检核表

1. 阿肯巴克儿童行为量表

这是目前世界上应用得最为广泛的评价儿童问题行为的行为量表,用于筛查不同性别和年龄段儿童的问题行为,由美国学者阿肯巴克(Achenbanch)在1983年正式提出,忻仁娥等人(1992)制订了中国常模,修订成中国标准化版阿肯巴克儿童行为量表,分父母评分表和教师评分表两种,主要适用于4—16岁儿童。

2. 康纳斯儿童行为量表

这是筛查儿童问题行为(特别是多动症)时用得最为广泛的量表(Goyette et al., 1978),包括康纳斯(Conners)父母症状问卷(Parent Symptom Questionnaire,简称 PSQ)、教师评定量表(Teacher Rating Scale,简称 TRS;主要用于对儿童在学校环境中的行为表现进行筛查)及简明症状问卷(Abbreviated Symptom Questionnaire,简称 ASQ;父母和教师问卷)。本量表适用于3—16岁儿童。

3. 拉特儿童行为问卷

拉特儿童行为问卷(Rutter Children's Behaviour Questionnaire;Rutter,1967)从一般健康问题和行为问题两个方面对儿童行为进行评估,分为父母问卷和教师问卷,分别对儿童在家中以及在学校中的行为表现进行评估,适用于学龄儿童,能够区别儿童的情绪和行为问题,判断儿童有无精神障碍。

儿童行为检核表一般用于行为评估的最初阶段,通过让教师或者家长填写这一检核表,可以让干预者快速建构儿童问题行为的概貌,帮助他们尽快集中到需要干预的问题行为上。它可以单独使用,也可以与访谈法一起使用。

(2)功能评估量表

功能评估量表(Functional Assessment rating Scale)以高度结构化的问题形式围绕问题行为及其可能的功能提出了一系列问题,可以在较短的时间内为熟悉个体问题行为的工作人员或者家庭提供与问题行为有关的信息(Carter et al.,2004)。目前常用的功能性评估量表有动机评估量表(Motivation Assessment Scale,简称 MAS;Durand et al.,1987b)和行为功能问卷（Questions about Behavioral Function，简称 QABF；Matson et al.，1995；Vollmer et al.，1996）等。

MAS 是一套用于评估行为可能功能的问卷，共有 16 道题目，主要用于描述问题行为发生的情境以及基于所提供的信息推导出的行为功能。通过这些问题，问卷对问题行为可能出现的四种行为功能进行了分析，包括获得刺激物/活动、关注、逃避要求以及感觉或生理强化结果。钮文英（2009，2016）修改的 MAS 最初将个体行为的功能分为感官刺激、逃避、引发注意和要求明确的事物或活动这四种功能，后又增加了逃避内在刺激这一功能，每个功能包括 4 个问题，因此该量表共由 20 个问题组成，每个问题用 1—5 分进行量化计分（1 表示从不如此，5 表示总是如此）。MAS 是一种快速筛选行为功能的评估工具，但也正因为如此，一些研究者对这一工具的可靠性提出了批评，认为 MAS 获得的结果还需进一步的观察评估进行验证。

QABF 是一套用于确定个体问题行为在不同情境中发生频率以及学生行为表达出的可能信息的检核表，共有 25 道题目。这套问卷可以由多个参与者使用，被认为具有很高的可靠性。QABF 与 MAS 的不同在于，该问卷使用的问题在指向所要调查的目标时更加明确（例如，行为是为了获得注意，行为是自我刺激的一种形式，以及当个体不想做某件事情时出现了行为等）。QABF 在 MAS 所评估的四种功能基础上又加入了生理不舒服这一功能，共对五种行为功能进行了评估。

4. 功能分析法

功能分析也可称为实验性功能分析（experimental functional analysis），是一种通过控制与行为有关的前奏刺激和行为结果，来对行为与环境变量之间的关系进行验证与排除的实验方法。基于已经完成的对问题行为间接和直接评估的结果，评估者对问题行为功能做出了假设，然后进一步运用功能分析的方法对行为功能进行验证。主要有两种实验性功能分析法。

目前最常采用的标准化功能分析法由岩田等人设计（Iwata et al.，1982；Iwata et al.，1994），该方法最初设计了四个实验情境，包括：关注情境、要求情境、游戏情境以及独自一人情境。通过比较个体在这四种实验情境中的问题行为表现，可以对问题行为的功能进行确定。之后经过发展，在这四个实验情境的基础上又增加了触摸情境（Shirley et al., 1999）。

- 关注情境是指在个体出现问题行为之后给予某种形式的批评或者关注（例如，对个体说"你不要做这个事情"或者"你不应该伤害自己"）。这一情境用于测试行为是否具有社会性正强化功能。
- 要求情境是向个体呈现一个相对较难的作业任务（例如，学业任务或涂色、摆放物体之类的操作任务），或者提出一个问题来要求个体进行回答。在问题行为出现后，作业、任务或者问题回答会中断或者停止。这一情境用于测试行为是否具有社会性负强化功能。
- 独自一人情境要求个体一个人待在房间里，房间内没有任何吸引他的刺激物或其他人员。这一情境用于测试自动化强化功能。
- 游戏情境是向个体提供他所喜欢的一些材料或者活动，给予丰富的刺激，同时评估者在整个过程中也对个体给予了持续关注，以保持与个体之间有充足的积极互动。
- 触摸情境先允许个体接触他喜欢的刺激物或者活动，随后进入正式的行为评估时间，移除这些个体所偏好的刺激物或者活动，直到个体的问题行为出现之后，才会再次接触所偏好的刺激物或者活动。这一情境用于测试个体的问题行为是否具有由偏好的刺激物或者活动维持的社会性正强化功能。

在这几个情境中，游戏情境是控制情境，其他情境都是问题行为测试情境。评估者可以通过比较测试情境中问题行为与游戏情境的不同，对问题行为的功能做出判断。

卡尔和杜兰德（Carr et al., 1985; Durand et al., 1987a）的行为功能分析法可以通过控制前奏刺激（包括训练良好行为）来检查行为是否会发生相应的改变，继而验证之前的行为功能是否成立。比如，如果之前的行为评估结果假设问题行为的功能是为了获得他人的关注，就可以通过**功能性交流训练**（functional communication training，简称FCT）教个体用恰当的方式获得关注。如果个体通过所学的交流方式获得关注，相应地，问题行为就会减少。

如果问题行为的功能是逃避某项学习任务，同样可以用功能性交流训练教个体在完成学习任务的过程中用恰当的方式获得辅助，之后需要检查个体是否因为掌握了恰当的获得辅助的方式而使得问题行为减少——如果是，就验证了假设。但是在整个功能分析过程中，对问题行为出现之后的结果并不进行控制。也正因如此，用这种方法推测行为功能有时会缺乏令人信服的理由。虽然这种方法在当前的功能评估过程中使用得并不普遍，但是它第一次将干预措施纳入功能评估的过程，所以具有非常重要的意义。因此，卡尔和杜兰德的功能分析法也可称为干预评估法（intervention assessment）。

5. 标准化评估工具

标准化的评估工具主要用于对个体的智力、语言能力、运动能力、认知能力或者学业成就进行评估，如韦克斯勒智力测验。不过，这一类评估工具所获得的评估结果很难直接转化为与行为有关的内容，主要用来判断个体的问题行为与其能力发展水平及同龄人相比是否有很大差距有关。比如，如果学生在某些认知能力上存在缺陷，那么就需要在评估过程中判断学生在课堂上出现的问题行为是否与其听不懂教师所讲授的内容有关。

（三）对行为评估结果进行分析

对个体的行为进行全面评估之后，干预者需要基于收集到的资料进行行为分析，完成行为评估报告，提出行为矫正建议，以便为后续行为矫正计划的制订提供基础。行为分析的重点通常在于分析当前问题行为的发生是否与前奏事件、情境事件以及行为结果存在密切的关系，又有何种关系。具体来说，要确定是否有稳定的前奏事件引发了问题行为；如果有，则需分析该前奏事件具有什么样的性质。需要分析的内容包括：是否存在一些情境事件与个体出现的问题行为有关，比如，个体的能力发展水平、兴趣和生理特点与教师所提供的教学内容或作业任务存在冲突；周围人的期望或者高要求与个体能够达到的水平存在差距；周围人总是采取否定评价；个体所处物理环境的某些特征（如嘈杂、闷热和拥挤等）与其生理需求存在冲突；行为结果是否总是满足了个体的需求，这个结果具有怎样的特点。基于上述分析，干预者可以对问题行为的发生原因做出推测，继而判断问题行为的功能。第十三章将进一步对问题行为的功能进行详细说明。

行为的分析结果最好以文本形式呈现,一份完整的问题行为评估报告可用于存档,方便干预者之后对问题行为进行回顾。儿童问题行为的评估报告可以包括以下部分。

a. **儿童的基本情况**。可包括儿童的性别、年龄、家庭基本情况、障碍诊断情况和教育史等。
b. **主诉的问题行为情况**。来咨询或者求助的人员(如教师或家长)报告的儿童问题行为发生情况,可包括具体的行为表现、严重程度、造成的后果或者负面影响等。
c. **评估方法及过程**。详细说明此次对问题行为采取的评估方法以及具体过程。
d. **评估结果分析**。分析前奏事件、情境事件以及行为后果与问题行为之间的关系,并对问题行为的功能做出判断,即说明维持问题行为长期存在的原因是什么。
e. **教育干预建议**。依据之前的行为评估结果对教育干预的目标以及可能的干预方法和措施等提出建议。

二、行为矫正计划的制订与实施

在对个体的行为进行全面评估之后,干预者就可以着手制订行为矫正计划了。

(一)确定行为干预的目标

在制订计划的过程中,干预者首先要回答的一个问题是行为干预的目标。具体来讲,行为干预的目标针对两类行为(伍新春 等,2005)。

1. ***不需要的行为***

在行为评估过程中,干预者可能发现一部分行为会阻碍或伤害个体或者他人的发展,甚至威胁到自己或者他人的安全,这类行为通常是问题行为、不良行为或不需要的行为。对于这些行为,干预者要进一步确定该目标行为应予以消除、减少还是限制。

- **行为应予以消除**。该行为应尽可能永远不再发生或者不再出现。这些行为通常是对个体自身、他人或者社会有害的行为，如自我伤害行为、攻击性行为和破坏性行为等。
- **行为应予以减少**。行为的发生次数或者发生强度、持续时间应该减少。通常，当这类行为以一定程度发生时，能够被他人接受，比如玩电脑游戏、吃零食或看电视等行为如果控制在一定时间内，可接受度就会提高。
- **行为应予以限制**。行为本身不是问题，只是发生在不该出现的情境中，因此需要限制这些行为在特定的环境中出现。比如，在大家安静做作业的时候，不可以大声说笑，但在下课时可以。

2. 需要的行为

行为矫正不仅处理不需要的行为，也需要培养符合当事人发展需求的良好行为。对于需要的行为，也要进一步确定该目标行为需要加强、发展还是拓展。

- **行为应予以加强**。对于当事人来说，从技能水平上完全可以也已经表现出了这些目标行为，但是行为发生次数、持续时间或者强度还没有达到所希望的水平，因此需要制订计划进行加强。比如，孩子声音很轻地说话；或者明明已经能够用勺子吃饭，但常常用手抓饭。
- **行为应予以发展**。这类行为对于个体来说是必须发展的，但是个体还没有发展出这些行为，因此需要通过特别的干预计划来教个体如何适当地表现这些行为。比如，在别人抢走玩具时，孩子不会用合理的方式表示反对，而是采用打架的方式，因此需要采用行为矫正的手段帮助孩子学会合理地表达自己的怒气和要求，如教他说"请把玩具还给我"。
- **行为应予以拓展**。个体已经掌握了这一类行为，但是行为仅仅发生或者表现在有限的情境或者情况下，因此需要通过行为矫正的方式帮助拓展行为使用的情境，促使行为迁移。比如，儿童已经能够与父母对话，但是当其他人问他问题时，他总是保持沉默，于是需要干预者制订一定的措施来帮助他将所掌握的对话技能迁移到与其他人的交流情境中。

不过，不管是哪一类行为，在这一阶段，都需要将具体的目标行为清晰地一条一条写出来，如"学会用摇手表示再见"，并设定行为改变标准，如在10次当中能够完成8次。

> **练习**
>
> 　　一个智力落后的盲童今年6岁。每当别人反复说一些话时，他就会打对方的手，直到对方不再说话。
>
> **问题**
>
> 　　1. 不需要的行为是什么？
> 　　2. 需要的恰当行为是什么？

（二）确定行为干预的方法与具体步骤

根据所确定的目标行为、评估结果以及个体的具体情况，选择适当的行为矫正技术来达到预定的目标。采用的行为矫正技术不同，所设计的行为矫正步骤、具体实施方案以及需要注意的问题也会有所不同。此部分内容将在介绍各种行为矫正技术时分别进行详细阐述。

（三）制订行为矫正的实验设计方案

在行为矫正过程中，干预者需要采用一定的方法确定行为干预措施是否使个体的行为发生了变化，即确定行为干预措施这一自变量与行为变化这一因变量之间是否存在明确的关系。这就需要干预者制订一个实验设计方案，对当事人的行为进行监测，以评估行为矫正措施的有效性。

(四) 实施行为矫正计划

制订好行为矫正计划之后，就可以根据预定的计划实施。在实施过程中，干预者要做好行为监测工作，并在必要的时候及时调整干预措施。不同的矫正技术要求干预者在实施过程中注意的问题也有所不同，我们也将在各章介绍矫正技术时详细介绍这一内容。

行为矫正的实验设计方法

在制订行为矫正计划的过程中，干预者常常考虑采用实验设计的方法来对行为矫正不同阶段中的因素（变量）进行控制，以证明当事人的行为改变是由行为矫正方案引起的。具体来说，首先将行为矫正的过程分为行为矫正之前、实施矫正的过程以及行为矫正之后等阶段；然后对每个阶段的当事人所表现出来的目标行为的数据进行收集和记录，并将这些数据绘成曲线图；再根据曲线显示出的数据以及变化情况说明当事人行为的变化；最后对不同阶段个体的行为进行比较，以揭示行为矫正的策略对个体的行为改变产生了作用。

在行为矫正方案的设计中，有几种实验设计方法被广泛采用，例如，倒返实验设计（reversal design）、交替式实验设计（alternating design）、多重基线设计（multiple baseline design）和逐变标准设计（changing criterion design）。下面对这四种设计方法进行详细介绍。

一、倒返实验设计

(一) 倒返实验设计的基本原理

在行为矫正的研究过程中，干预者常常采用倒返实验设计的方法揭示行为矫正的策略是否引起了个体的行为改变。这种实验设计需要在特定条件下对行为进行重复测量，最少要求在三个不同的阶段对行为进行测量：一是最初的基线阶段，还没有做任何实验处理，即未对个体的行为施以任何行为干预措施，记作 A；二是行为干预阶段，干预者对个体的行为进行了干预，引入了实验的自变量,记作 B;三是回到基线阶段,重新撤出了实验的自变量,即未对个体采取行为干预阶段所采用的干预措施,也记作 A。因此,倒返实验设计又可称作 ABA 设计(A-B-A design),第一个基线阶段通常记作 A_1,第二个基线阶段通常记作 A_2。

一些研究者采用这种实验设计开展了行为矫正研究,但是更多的研究者偏爱 ABAB 设计(A-B-A-B design),即在第二个基线阶段后再次引入实验的自变量,即再次用原来的行为干预措施对行为实施干预。如果第一个 B 阶段所产生的行为改变再次发生,就更强有力地证明了实验控制(行为矫正策略)所产生的作用(见图 2.1)。可以说,ABAB 倒返实验设计能够最直接地说明环境控制与行为之间的关系。

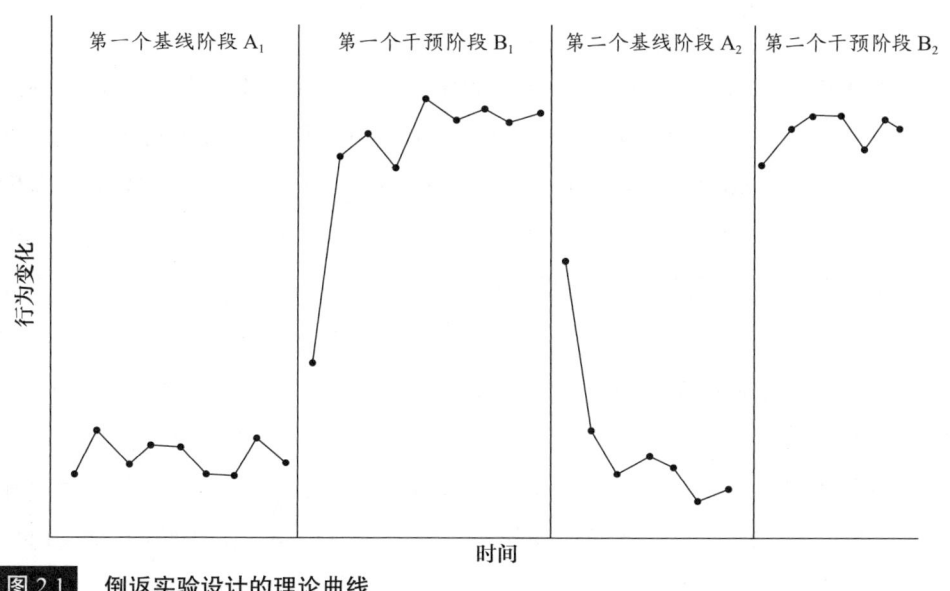

图 2.1 倒返实验设计的理论曲线

那么,ABAB 倒返实验设计为什么能够说明实验的处理是个体行为改变的原因呢?在研究过程中,如果一个实验自变量的存在与否使得个体的行为表现出现了不同,而且当自变量存在时,个体行为所产生的变化是稳定的、可以预测的,就只可以得出一种答案,即自变量的存在是导致行为变化的直接原因。具体来说,如果在干预阶段 B_1 引入实验自变量之后,个体的不良行为出现了下降，远远低于基线阶段 A_1，我们就有可能提出假设，认为 B_1 的实验处理对个体的不良行为产生了影响。但是要得出两者之间真的存在因果关系的结论，仅有这些证据是不够的，因为在进行实验处理的 B_1 阶段，可能有我们并不知晓的其他因素对个体的行为产生了影响，使得行为发生了变化。因此，还需要设计一个 AB 实验获得更充分的证据。从理论上讲，当再次回到基线阶段 A_2 之后，个体的不良行为应该再次表现出 A_1 阶段的水平，即不良行为的出现率升高到原先水平。但是一般来说，在实际生活中要使行为完全回到原先的水平是不太可能的，仅仅可以说接近原先水平。在 A_2 阶段之后再次引入实验的自变量，即进入第二个行为干预阶段 B_2。如果在这一阶段中，不良行为再次出现了 B_1 阶段的变化，即不良行为的出现率明显下降了，就可以推论说行为干预阶段所进行的行为矫正策略确实影响了不良行为的改变。

有研究者（Tarbox et al., 2006）运用倒返实验设计对于代币制在孤独症儿童注视行为训练中的效果进行了研究。干预对象是一名被诊断患孤独症的 5 岁男孩亚当。他虽然已掌握了一些精细运动、粗大运动、独立游戏和自助技能，但是在表达性语言和社会技能方面严重落后于同龄儿童。亚当在一个日间发展障碍儿童干预中心参加了离散单元训练，每周训练 5 天。对亚当注视行为的操作性定义为：与训练者的视线接触至少保持 3 秒。所选择的代币是明星贴纸，贴纸可粘贴到代币板上。在基线期（baseline，简称 BL），训练者用无声的引导方式，如用眼神注意亚当、将脸转向亚当或者将手指放在亚当的眼睛前面引导亚当与训练者进行视线接触，让亚当看训练者。如果亚当在 5 秒之内与训练者的视线接触超过 3 秒就进行记录。如果没有达到 3 秒，就记录这个错误的视线接触行为，并用声音引导亚当注视训练者，然后对他的注视行为进行记录。干预的第一阶段为代币干预期（token reinforcement，简称 TR），在此期间，如果亚当在无声的引导下，在 5 秒钟内的视线接触时间超过 3 秒，就会马上得到一张明星贴纸和表扬（"很好，你看着我，你得到了一张贴纸"）。但是，如果亚当是在训练者的口头引导下才与训练者进行视线接触的，就没有贴纸。每做 10 个单元，亚当可以休息一次（时间为 90 秒），他在获得 10 个代币之后可以要求兑换支持性强化物（90 秒的休息时间)。当亚当获得了10个代币之后，训练者还会进行表扬"你太棒了，获得了所有代币，你可以休息一下"。亚当在休息期间可以玩他喜欢的玩具。如果在连续两组各含10个单元的训练期间，亚当的视线接触都能够获得至少80%的代币，那么支持性强化所要求的代币数量可增加5个，最多50个。每增加5个代币，亚当可交换的休息时间就增加90秒（亚当如果获得50个代币，可以获得15分钟的休息时间）。该阶段称为强化稀化期（schedule thinning，简称ST）。之后，再次回到基线期，结果亚当的视线接触行为下降到0，训练者再次引入了代币强化程序，亚当在获得50个代币之后可以交换休息时间。他的视线接触行为的发生率马上提高到了100%。接着，训练者引入了一个无支持性强化物期（no-backup reinforcement，简称NB）。在此期间，亚当仍能获得代币，但代币无法用于交换支持性强化物。在亚当获得了10个代币之后，训练者会给予表扬："做得很好，你得到了所有的代币。"然后，训练者拿掉代币板上的代币，训练进入下一个阶段。在此阶段，亚当的视线接触行为因为代币无法用于交换休息时间而逐渐下降。然后训练者再次引入了代币强化程序：亚当每获得20个代币，就可以交换休息时间，他的视线接触行为马上又快速增加。之后，训练者引入了一个延迟强化程序（delay to reinforcement，简称DR）。在此阶段，亚当仍旧能够获得代币，也可以用代币交换支持性强化物，但是代币交换支持性强化物的时间被延迟了。当亚当获得了10个代币之后，训练者会给予表扬："做得很好，你得到了所有的代币，但是你要等等。"在延迟时间里，没有其他的指导语，亚当也不被允许参加其他活动。当延迟时间结束，训练者告诉亚当："你现在可以休息了。"支持性强化物的延迟时间按照亚当连续两组10个单元达到目标可增加5秒的方式进行，最大延迟时间为190秒。当延迟达190秒时，亚当的视线接触行为与延迟75秒时相似，都维持在一个比较低的水平，于是训练者再次引入了代币干预。亚当在各个阶段的视线接触行为的变化如图2.2所示。

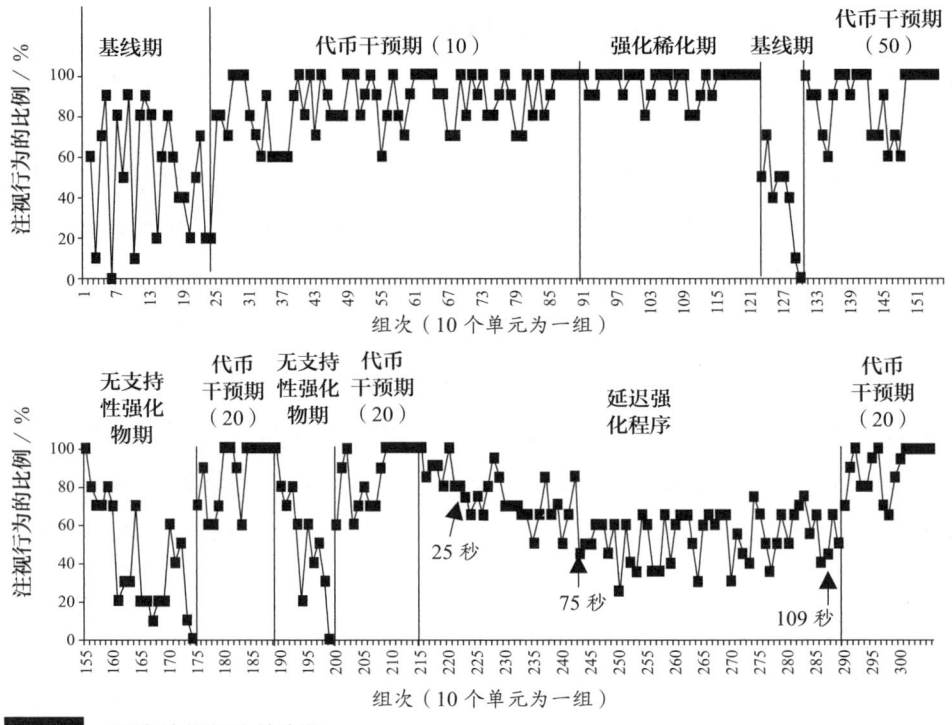

图2.2 亚当注视行为的变化

（二）倒返实验设计的变式

在行为矫正领域，研究者常常采用ABAB倒返实验设计的变式开展行为矫正研究，这些变式主要有以下形式。

1. 重复倒返设计

ABAB是倒返实验设计的典型形式，这种形式最明显的特点是分别有两个实验变量的退出和引入阶段（实验变量即行为干预措施）。而重复倒返设计（repeated reversal design）是对这一形式的简单扩展，如ABABAB。这种实验设计通常是因为实验者想更有力地说明行为的变化来自B阶段中的自变量。如果A和B之间的行为变化总是能够被重复且比较稳定，就更有理由得出B阶段的行为干预措施与行为改变有确定性关系的结论。

2. BAB设计

BAB设计（B-A-B design）不是开始于行为的基线阶段，而是开始于引入自变量的阶段B，即从行为干预阶段开始。当个体在行为干预阶段所表现出来的行为趋于稳定时，行为干预的措施就退出。如果行为在干预措施退出之后变坏，就重新引入行为干预措施；假如行为又获得了最初阶段的效果，也就证明了关于行为干预措施的假设。

将 BAB 设计与 ABA 设计进行比较，前者在实际应用中具有更大的优势，因为在行为干预措施还继续实施的阶段结束研究更符合实际。但是，从实验设计的角度说，BAB 设计在得出行为干预措施是导致行为变化的原因这一结论时，存在一些漏洞。由于没有一个最初的行为基线阶段，因此这一设计没有办法就干预策略对行为产生的效果进行评估。BAB 设计中的 A 阶段与行为干预阶段之前的 A 阶段是有差别的。不过，如果再次重复，即采用 BABAB 设计，可以比较好地说明行为的变化确实是由于干预策略的实施引起的。这种实验设计在另外两种情况下常代替经典的 ABAB 设计而获推荐：一种是行为干预已经存在的情况；另一种是行为干预者没有足够的时间说明干预所产生的实际效果的情况（Cooper et al., 2007）。

3. 多重处理倒返设计

多重处理倒返设计（multiple treatment reversal design）指的是采用倒返实验设计的方法对两个或者多个实验处理的情况与基线水平进行比较，可用字母 C、D 等来表示其他几种处理情况，ABCACBC 设计就是一种多重处理倒返设计。这个设计的意思是，首先是没有任何干预措施的基线阶段；然后对该行为采用 B 干预措施进行干预；在行为进入稳定期之后，停止 B 干预措施，采取 C 干预措施对之进行矫正；在个体行为保持稳定之后，停止采用 C 干预措施，再次回到基线阶段 A；再依次引入 C 干预措施；退出 C 干预措施，引入 B 干预措施；退出 B 干预措施，引入 C 干预措施。

这种实验设计之所以被称为倒返设计的变式，是因为其设计思路与倒返设计一致，每一个实验处理阶段的行为变化都要与基线阶段进行比较，以证明实验处理对行为产生了作用，而且设计了两个基线阶段，并再次引入了实验处理阶段，来验证实验处理对行为改变的影响。

不过，这种倒返设计存在一个缺陷，就是很容易因为行为干预的序列效应使实验自变量与行为之间的关系复杂化。实验的序列效应指的是前一次实验处理会对后一次实验处理产生影响。比如，在前面提到的 ABCACBC 设计中，在第一个基线阶段 A 之后，首先进行 B 阶段的干预，然后进行 C 阶段的干预，所以 C 阶段个体所产生的行为变化实际上会受到 B 阶段干预措施的影响；也就是说，干预者很难假设 C 阶段的行为变化就是由此阶段的行为干预措施造成的。为了消除这一序列效应，在第二个基线阶段之后，干预者改变了干预措施的呈现顺序，先进行 C 阶段的干预，再进行 B 阶段的干预，最后回到 C 阶段。通过这样的设计来尽可能消除由于呈现顺序不同而带来的实验处理方面的污染，从而更好地确定两种行为干预措施与行为之间的关系。

罗克等人（Rock et al., 2007）采用多重处理倒返实验设计（ABABC）对采用行动—反应策略提高学生数学学业参与等行为的效果进行了研究。行动—反应策略是一种同时采用注意自我监控策略和表现自我监控策略的方法，该策略包括 6 个步骤，分别是：说出学业和行为目标；设计自我监控计划，用于记录学业和行为表现；使用自我示范方法拍摄目标行为的照片；在每节课后对达成的学业和行为目标进行反省；评估学业和行为的进展情况；再次继续行动。该研究对象为 5 名学生，其中 1 名学生（10 岁）被认为正常或者没有障碍；1 名学生（11 岁）被怀疑存在注意缺陷/多动障碍，但没有正式诊断；另外 3 名学生（2 名 13 岁、1 名 14 岁）分别被诊断为存在不同程度的障碍。这 5 名学生的教师希望他们在完成数学作业的过程中能够提高对注意力和学业表现的自我监控水平。整个研究持续了 5 个月，每人周一、周二、周三和周五对学生的具体表现进行记录，除非学校放假。每一次，学生要独立完成 45 分钟的数学作业，并根据学生的能力对其课程进行个别化安排。基线期数据收集共持续了 7 天，在基线期的最后一天，训练者教每个学生如何使用行动—反应策略这一自我监控程序，每个学生各有两个 30 分钟的时间学习这一内容。进入干预期 1 之后，在开始完成数学作业之初，将行动—反应自我监控记录表和计时器分发给学生。训练者指导每个学生记住按照训练时的所学使用该策略。每一次干预结束时，训练者一对一地让每个学生回顾他们在注意力和学业表现方面的目标，鼓励他们在其他课程中继续监控他们的注意力和学业表现，然后收回行动—反应自我监控记录表和计时器。对每个学生的训练均持续了 21 天。干预期 1 结束之后则回到基线期。训练者指导学生在之后的 4 天里不要使用行动—反应策略。研究者继续用与前面类似的方法采集数据。进入干预期2之后，重新引入行动—反应策略进行自我监控，要求学生再次使用行动—反应自我监控记录表。在干预之前，训练者很简短地对这个策略进行了回顾，然后每个学生持续使用这个策略达8个工作日。之后，训练者引入了渐隐策略，其目的是缓慢地减少学生对行动—反应自我监控记录表的使用，共持续了14天。在这一阶段，训练者根据每次使用行动—反应自我监控记录表的间隔时间设计了5个渐隐步骤，从第1阶段到第4阶段，自我监控记录的时间间隔从5分钟增加到10分钟、20分钟、30分钟和40分钟，最后一个阶段则是完全撤销行动—反应自我监控记录表。同时要求学生继续并且默默地评估他们的表现，直到确定他们是否达成了学业和行为目标。但他们不用将结果报告给任何人。图2.3呈现了其中一名学生的行为变化图。

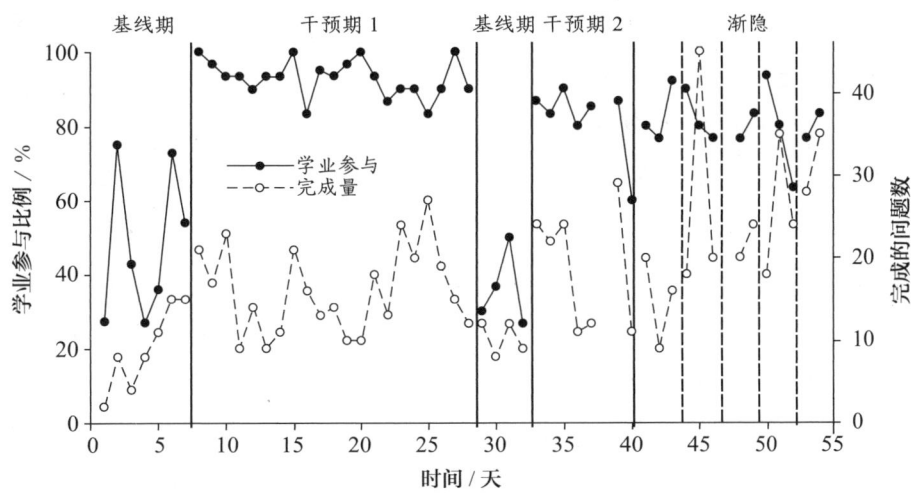

图2.3 乔舒亚在独立完成数学作业期间的学业参与比例和完成的问题数

（三）倒返实验设计中的社会和伦理问题

倒返实验设计最大的优点就是能够通过上述处理方式清晰地描述行为干预措施这一自变量与行为之间的功能关系。尽管在分析上具有如此鲜明的优势，但在使用之前还必须考虑这一实验设计中存在的一些社会和伦理问题。倒返实验设计需要考虑的社会和伦理问题主要有两个：一是不可倒返性，这本身就会影响实验设计的科学性；二是在实验设计中撤除有效的行为干预措施是违背教育、社会和伦理原则的。

1. 不可倒返性

在倒返实验设计中，有一个假设就是在对个体运用行为干预措施进行矫正之后，若停止运用这些措施，个体的行为会回到未受到干预时的状态。但是实际上，这一假设存在不恰当之处。从学习的角度讲，任何一个个体的行为都存在不可倒返性，后来的学习和经验必然对之前的行为产生影响。因此，即使撤销引起行为改变的干预措施，个体的行为经过一段时间的干预，仍旧会维持在一个新的水平。也就是说，在先前阶段观察到的个体行为不可能在后面的阶段被完全复制，即使后面阶段的实验条件与先前阶段完全一样。而且从教育或者临床的角度说，行为一旦被掌握，就预示着具有较好的持久性，即使原有的干预措施已经不存在，行为还将继续维持，这会使在倒返设计中依据回到基线水平来获得自变量与行为之间的关系变得非常困难。因此，对于评估一种行为干预措施是否有效这一点，倒返实验设计本身并不是很恰当。

2. 社会、教育和伦理困扰

即使实验设计很严密，倒返实验设计的思路仍旧存在社会、教育和伦理困扰。如果某个方法对于个体来说确实能够对其行为产生明显效果，那么仅仅为了证实实验的效果是否存在而去采用倒返实验设计的方法会显得不太合乎情理。从社会学的角度说，如果一项干预措施对当事人的行为有效果，管理人员、教师和父母等都不会赞成将这种措施撤销；而从教育学的角度说，如果撤销这些措施回到基线阶段，就意味着在这段时间没有进行恰当的教育教学。最严重的则是倒返实验设计对伦理的冲击，仅仅为了科学地证明这项措施是否有效，就去设计一个倒返实验设计并撤销干预措施，被很多人认为是不人道的做法，这样做似乎将当事人看作实验用的小白鼠了，而不是一个活生生的人。因此，倒返实验设计并不符合社会学、教育学和伦理学的原则。

二、交替式实验设计

在实际生活中，如果一个个体的行为出现了问题，父母或教师最希望知道什么方法能最有效地改变个体的行为。一般来说，任何一个问题行为都可能有多种矫正策略，但在临床工作中最需要回答的问题是哪种策略最有效。对于干预者来说，所需要的就是对可能的行为干预措施进行分析，选择最有可能改善个体行为的措施或者几种措施的组合。

虽然前面的倒返实验设计也可对多种干预措施的有效性进行比较，如 ABCACBC 设计对两种干预措施的效果进行了比较，但是这种设计需要完全按照线性顺序依次在独立的阶段采用不同的干预措施，在实际应用中很容易因为顺序效应而混淆不同的干预措施所产生的行为改变效果。另外，采用倒返设计的原理证明更多干预策略的有效性还需要延长实验时间，设计更多的实验处理阶段和基线阶段。但是，在实际工作中，绝大多数教师和父母都需要能马上产生效果的干预措施。

交替式实验设计被认为是一种在比较两种或两种以上干预措施的效果时更有效也更合理的实验设计。这一名称最早由巴洛等人（Barlow et al.，1979）提出，在文献中有不少研究者采用了其他术语来说明这一设计原理，如多元素设计（multi-element design）、多时间段设计（multiple schedule design）和同时干预设计（simultaneous treatment design）等。

（一）交替式实验设计的基本原理

交替式实验设计指的是在干预过程中快速地交替使用两种或多种干预措施，并测量干预措施对目标行为产生的效果（参见图 2.4）。干预措施的快速交替形式可以根据需要有不同的选择。

a. 按照日常生活的时间交替，一日一种干预措施。
b. 在同一天不同的时间段交替，如在上午和下午分别实施不同的干预措施。
c. 在同一段时间内的不同时候实施一种干预措施，比如在上午 9：00—10：00，每半小时实施一种干预。

不过，研究者应该在实验中平衡干预措施在快速交替中的出现顺序。比如，干预者要比较 A 和 B 两种策略的效果，采取一天交替一次的形式，于是在第一天可先采用 A 策略，再采用 B 策略；为了平衡顺序，在第二天则先采用 B 策略，再采用 A 策略。

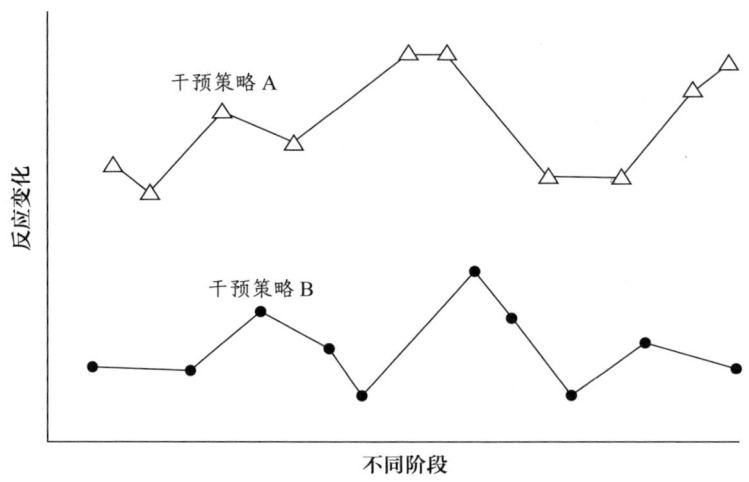

图 2.4 交替式实验设计的理论曲线

不少研究者采用交替式实验设计的方式对行为干预的效果进行了研究（Cooper et al., 1987；Morton et al., 1998；Alber et al., 2004）。阿伯等人（Alber et al., 2004）运用在每个词之后进行自我校对以及在 10 个词之后进行自我校对的策略对 6 个患学习障碍或注意缺陷障碍的五年级学生进行了训练，并采用交替式实验设计的方式说明在每个词之后进行校对的策略更有利于词语学习。该实验的过程是这样的。每个学生每周学习 20 个陌生单词。他们对其中 10 个词采用在每个词后都进行校对的策略，学生在听到录音之后将所听到的单词写在 A–1 栏中，然后打开一个自我校对文件夹进行核对。如果拼写正确，就在单词旁的 A–2 栏中做一个记号；如果单词拼写错误，学生将正确的单词写入 A–2 栏中。依次拼写完 10 个单词之后，将练习的表格带给教师。教师检查好之后，会给学生两张 B 栏的表格，可以对这 10 个单词再次进行自我校对训练。对另外 10 个词则采取在 10 个词之后再进行校对的策略。学生边听 10 个单词的录音，边在 A–1 栏中进行拼写。第 10 个单词拼写结束之后，学生对这 10 个单词进行自我校对——若正确，就在 A–2 栏中做记号；若错误，则重新拼写——然后交给教师。教师检查好之后，会给学生两张 B 栏的表格，学生可以再次重复对这 10 个单词的自我校对训练。所有学生从周一到周四每天利用录音机进行一次拼写练习，然后在周五进行周测；并进行一周保持量测验。在第一周先进行在 1 个词之后校对的训练，再进行在 10 个词之后校对的训练；第二周则变化顺序，先进行在 10 个词之后校对的训练，再进行在 1 个词之后校对的训练。图 2.5 显示了 K 和 A 这两个学生在不同的训练策略下每周正确拼写的单词数量。

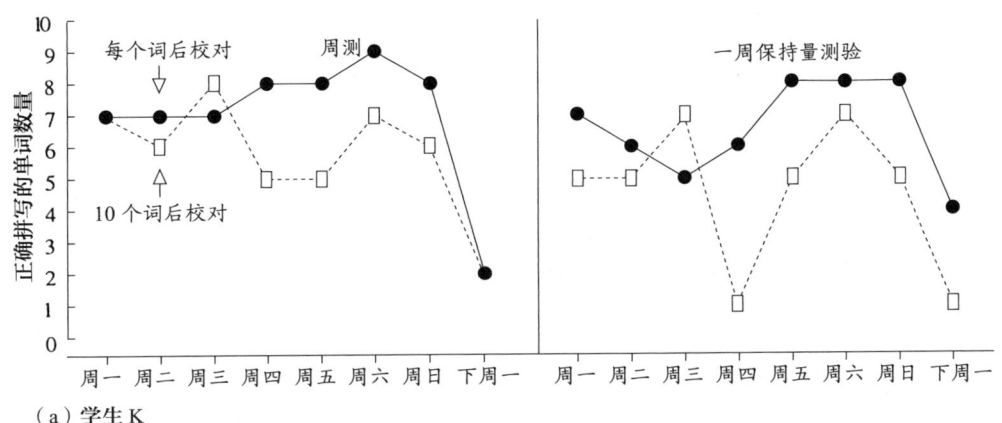

（a）学生 K

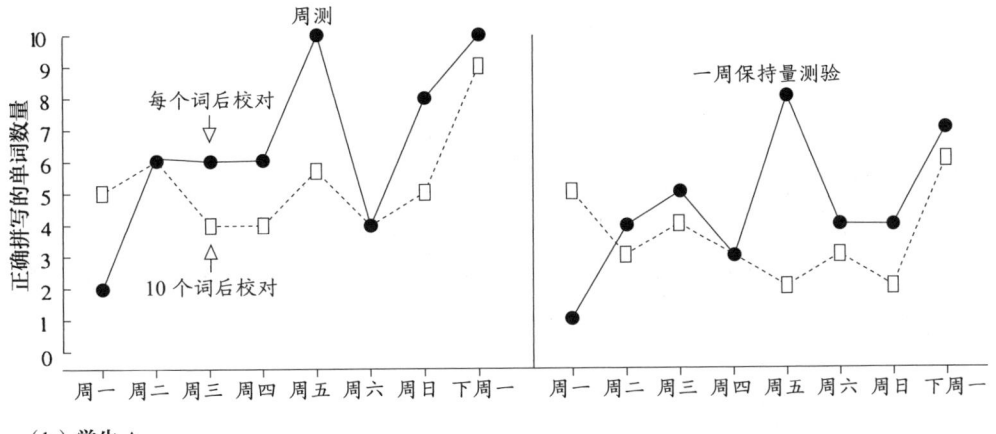

（b）学生 A

图 2.5 学生每周正确拼写的单词数量

（二）交替式实验设计的变式

交替式实验设计在具体应用中有几种变式。下面将介绍几种常见的变式。

1. 不设置无干预阶段的交替式实验设计

这个交替式实验设计指的是设计一个只有两种或有多种干预措施并对有效性进行比较的阶段（McNeish et al., 1992; Morton et al., 1998）。前面所介绍的阿伯等人（Alber et al., 2004）的实验设计就是这种不设置无干预阶段的交替式实验设计。

2. 设置无干预阶段的交替式实验设计

这种交替式实验设计设置了一个无任何干预措施的阶段，以便更好地与快速交替阶段中干预措施所产生的行为效果进行比较。但是这一阶段由于不是设置在干预之前的，所以不能将之看作个体行为反应的基线阶段，出现的行为也不能用来推测个体在基线阶段的行为。

3. 设置最初基线阶段的交替式实验设计

大多数干预者在采用交替式实验设计时，喜欢两个阶段的实验设计方案：在第一个阶段，干预者未对个体的行为进行任何处理，所获数据都是在干预之前的行为水平；然后进入快速交替的阶段。这样的实验设计可以让干预者将个体的行为变化与最初的表现进行比较。

4. 设置最初和最后基线阶段的交替式实验设计

这项实验设计是一种比较常用的交替式实验设计，通常包括三项实验条件：基线阶段（A）、交替实验处理阶段（B）和继续处理阶段（C）。在 A 阶段，干预者未对个体的行为进行任何干预处理，而在 B 阶段以快速交替的形式呈现两种或者多种干预措施，以比较不同实验处理的有效性，并最终确定高效的干预措施，以在 C 阶段继续使用。

比如，有研究者（Tincani, 2004）采用这种实验设计比较了手语和图片交换系统对两名孤独症儿童表达对喜欢之物的要求的行为进行干预的有效性。在基线阶段，给孩子 10~20 秒接触喜欢之物，然后快速地拿开该物体，并让孩子拿不到。再将该物体的小图片放在孩子面前，如果孩子能够在 10 秒内将物体的图片放入干预者手中，或者用手语打出该物体的名字或说出该物体的名字，就让他接触喜欢之物。如果孩子做不到，就把这个物体拿开，继续呈现下一个物体的图片。经过三次的测定，了解了个体手语、图片以及口语的掌握水平之后，就开始进入快速交替的干预阶段。在干预阶段，交替地进行使用手语以及图片交换系统的训练。对每一个喜欢之物的训练要进行5～7次，直到参与者没有兴趣，最后直到10个或者12个喜欢之物全部呈现完毕。在实验的最后阶段，每一个参与者只接受手语或者图片交换系统的训练，具体选择何种训练取决于在前面的阶段哪一种方法对孩子的表达更有促进作用。

（三）交替式实验设计的优点

交替式实验设计在评价和比较两个或者多个实验自变量方面有很多优点。这些优点主要表现在以下方面。

1. 不需要设计倒返的阶段

交替式实验设计最明显的一个优点在于不需要人为地设计一个阶段，将认为有效的干预措施撤除，以证明这种措施是有效的，而且与行为改变之间存在功能上的关系。倒返实验设计所引起的教育和伦理方面的问题便相应地解决了。

2. 更加经济和快速

在交替式实验设计中，干预者可以安排多种干预措施进行快速交替，因此可以更快地看到不同的干预措施对行为产生的影响，进而快速地选择最有价值的干预措施。因此，当干预者需要研究哪种方案更有效且需要快速结束研究时，交替式实验设计可以帮助研究者获得有意义的材料。

3. 最大限度地减少了不可倒返这一问题

前文已经提到，人类的行为往往存在不可倒返性问题。一些行为会因为某些干预措施的实施发生必然的改变，即使不再实施这些措施，这些改变也会继续存在。由于交替式实验设计中不设置一个倒返的基线阶段，就减少了行为本身所带来的不可倒返的问题。而且，快速地交替不同的干预措施可以让干预者清楚地看到不同的干预措施与行为之间的关系。

4. 减少了顺序效应

交替式实验设计所采取的干预措施的呈现方式是快速地进行交替，每一种干预措施只花费少量时间，因此减少了对后来的措施产生影响的可能性。

由于干预措施的先后呈现顺序可以通过随机方式进行平衡,因此也可以减少实验中的顺序效应。

三、多重基线设计

多重基线设计是目前在应用行为分析领域评估行为干预效果时使用得最广的一种实验设计。这一实验设计最早于1968年(Baer et al, 1968)首次提出。研究者认为,这一方法在两种情况下可以代替倒返设计:一是目标行为无法倒返时;二是使用倒返设计不理想、不实际或者不符合伦理时。其基本设计同倒返设计类似,也包含基线阶段和实验处理阶段。在多重基线设计中,自变量(行为干预策略)对行为改变的作用是通过其他未处理行为的变化得出的。

有研究(Lund et al., 2008)采用跨被试的多重基线设计对3名18岁以下孤独症视障学生利用图卡沟通系统的能力进行了训练。在基线阶段,对他们利用触觉符号要求物体或者活动的能力进行至少3次测量。干预包括三个阶段:符号交流阶段、距离和持续时间阶段以及辨识图卡阶段。符号交流阶段的训练目标是教学生拿起触觉符号,并将他交给交流伙伴,学生与交流伙伴之间的距离有一臂远。距离和持续时间阶段的训练目标是教学生将触觉符号传递给交流伙伴,但是学生与交流伙伴之间的距离比前一个阶段远,为两臂远。辨识图卡阶段则要求学生从2个选项中找到正确的符号。所有干预都是在学生所在学校进行的。每个学生每周要参加5次10~15分钟的训练,每天一次。在每个干预阶段都要进行考核,考核通过的标准为:在连续2次干预中,干预对象能在5次尝试中有4次及以上出现反应(有80%以上的通过率,在每个阶段最多进行30次干预)。在3个被试中,被试甲通过了三个干预阶段的考核。他经过11次干预通过了符号交流阶段,经过5次干预通过了距离和持续时间阶段,经过2次干预通过了辨识图卡阶段。被试乙只通过了符号交流以及距离和持续时间这两个干预阶段的考核。他经过17次干预通过了符号交流阶段,经过13次干预通过了距离和持续时间阶段,没能通过辨识图卡阶段。被试丙由于缺席,只参加了26次干预,并在第26次干预中仍旧无法通过符号交流阶段(见图2.6)。

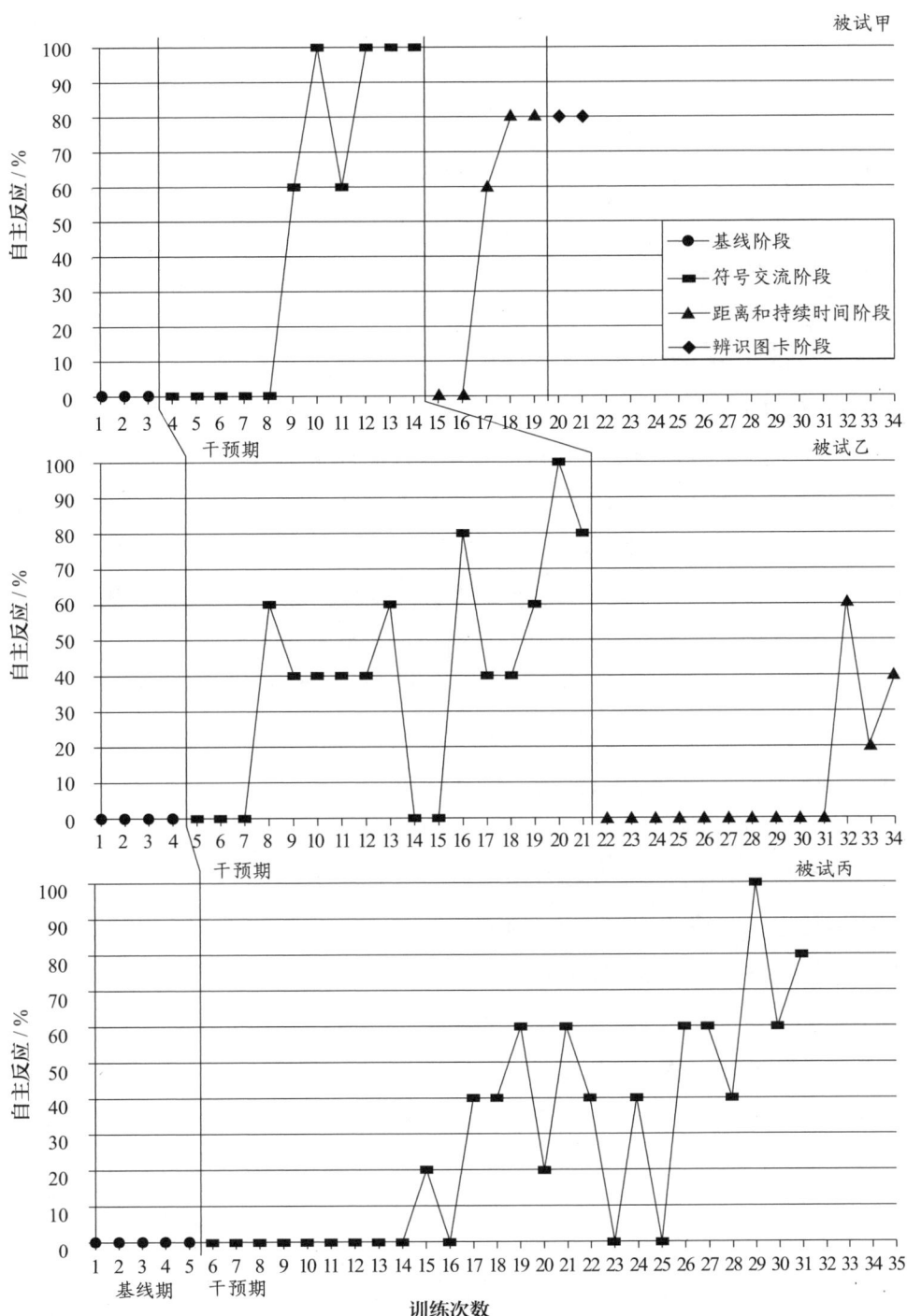

图 2.6 三名伴随孤独症的视障被试接受触觉式图卡沟通系统训练前后的自主反应变化

在具体实施时，多重基线设计有三种基本形式。

- 跨行为的多重基线设计，对同一被试的两个或者多个行为进行研究。
- 跨情境的多重基线设计，对同一被试在两个或者多个情境中的相同行为进行研究。
- 跨被试的多重基线设计，对两个或者多个被试的相同行为进行研究。

（一）跨行为的多重基线设计

跨行为的多重基线设计用于对同一被试的两个或者多个行为进行同时测量，目前的研究多设计了三个行为。其设计原理是在基线阶段对同一被试的多个行为进行测量之后，先对其中一个行为引入实验自变量（先对其中一个行为进行干预），保持其他行为仍旧在基线阶段；当第一个行为的变化达到稳定之后，再对下一个行为引入实验自变量，并对其变化进行监测，依此类推。这一实验设计可以让实验者比较同一对象的不同行为在基线阶段与实验处理阶段的表现，以此推导出实验处理对行为者不同行为的影响。

一些研究者采用这种实验设计对某些行为矫正技术的效果进行了研究（Hayes et al., 1999；Higgins et al., 2001；Scattone, 2008）。斯卡托内（Scattone, 2008）运用跨行为的多重基线设计探索社会故事和录像模仿疗法对一名阿斯伯格综合征男孩的对话技能的训练效果。研究对象 M 是一名患有阿斯伯格综合征的 9 岁男孩，在社会交往方面存在障碍，与人交流时缺乏眼神接触及互动，常常自顾自地说话，没有意识到同伴也要发言。干预者设计了 3 个社会故事，并制作了相应的录像，对 M 的眼神接触、微笑以及启动对话的行为进行训练。每周进行 1~2 次干预，每次 5 分钟，M 的母亲每天指导他在家里看一次录像。经过 15 周共 24 次训练，该男孩在对话过程中使用眼神接触、微笑以及启动对话的技能得到了很好的提高，具体见图 2.7。

在这个实验中，第一个社会故事只向 M 解释交流过程中的眼神接触这一技能，所观看的录像演示了两个成人交流时眼神接触的行为。通过干预，在 M 的眼神接触行为稳定在一定水平之后，开始进入第二阶段的训练。第二个社会故事向 M 解释了眼神接触和微笑技能，录像演示的也是这两方面的技能。

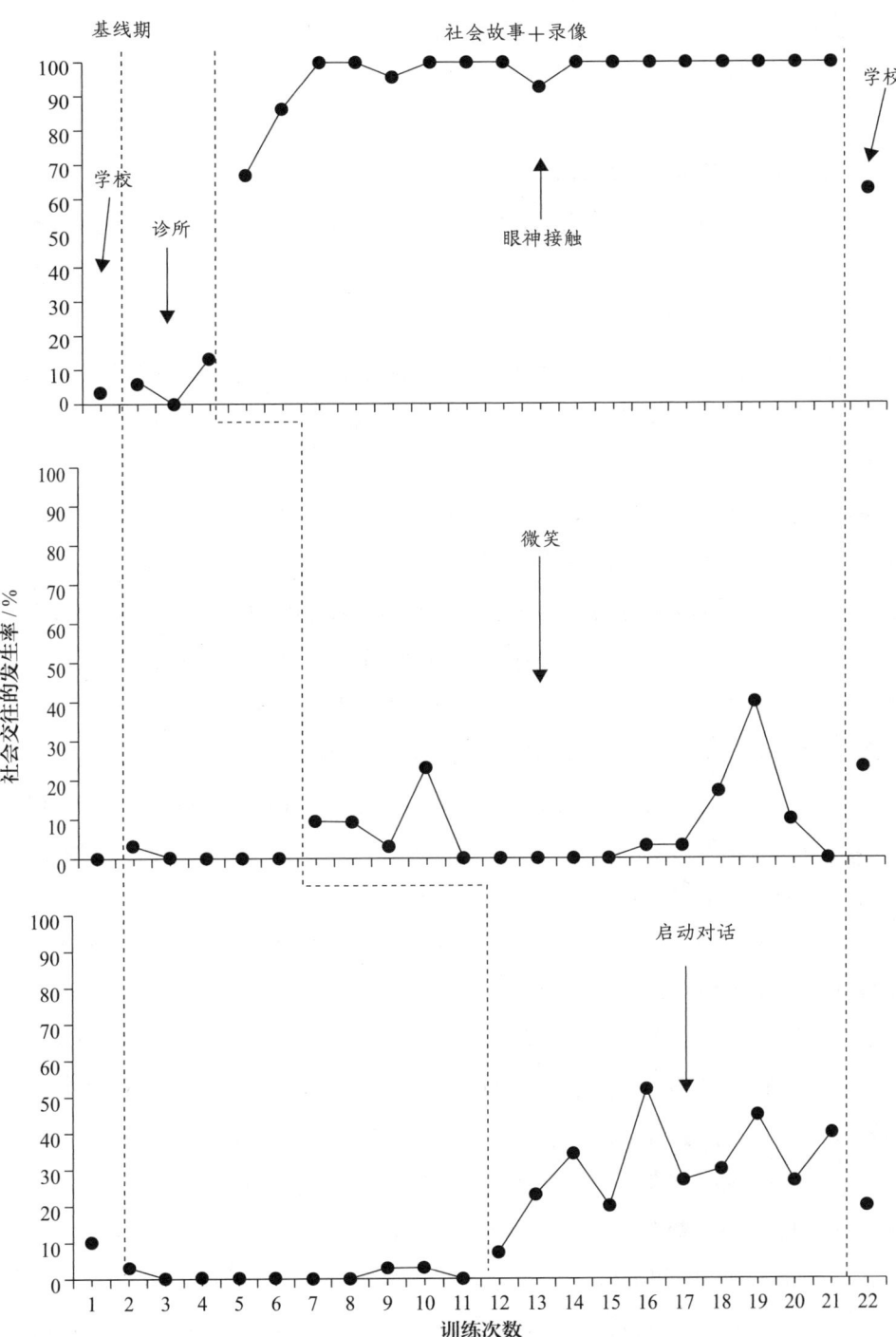

图 2.7 社会交往行为的变化

等微笑技能的变化达到稳定之后,第三个故事和录像在前两个行为的基础上引入了启动交流技能的训练。

(二)跨情境的多重基线设计

跨情境的多重基线设计指的是对一个个体的一个行为在两个或者两个以上情境中进行测量,比如在不同的时间或者地点进行测量,目前的研究多设计三个情境。设计的原理是在基线阶段等个体的行为反应稳定之后,先在某个情境中引入实验自变量对行为改变进行测量,并让其他情境仍旧保持基线阶段的情况。在这一情境中的个体的行为改变稳定之后,再引入下一个情境,以此类推。

路易塞利(Luiselli,1998)运用这一设计原理对一名 15 岁的多重障碍男孩的自我伤害行为(咬手)进行了干预。在基线阶段,干预者在缺乏正式干预手段的情况下对其咬手行为的频率进行了测量。在干预阶段采用了两个程序。

第一个程序采用了其他行为区别强化程序。在这个程序中,教师或者助教采用定时器设置了一个时间间隔(30 秒)。若该男孩在这个时间间隔内没有出现咬手行为,教师或者助教就给予表扬,并给他一个可以吃的强化物,然后重新设置一个时间继续进行指导。如果在连续三个时间间隔内没有表现出咬手行为,时间间隔就以 30 秒的幅度递增。若在这三个连续的时间间隔内出现咬手行为,则减少 30 秒。

第二个程序是采用反应限制的方式进行训练。当男孩试图做出咬手行为或者当他将手放入口中时,教师或者助教就:第一,抓住他的手;第二,将他的手从口中轻轻地拿开;第三,引导他将一只手放到大腿上,同时抓住他的另一只手;第四,将他的两只手放在其大腿上,保持 15 秒。等时间到了,教师或者助教放开他的手,重新设置一个时间,再进行训练。图 2.8 显示了训练的结果。

实验者在两种情境下对个体咬手行为的发生率进行了测量:一种是前学业任务情境,教师教学生完成简单的操作性任务;另一种是所有学生和教师一起参与的圆圈活动情境,被试与其他学生围成一个半圆,进行分享游戏、对团体教学的内容进行反应以及操作音乐娃娃等活动。每次训练持续 30 分钟,每天在同一时间进行。在每个阶段,教师或者助教都会对该学生的咬手

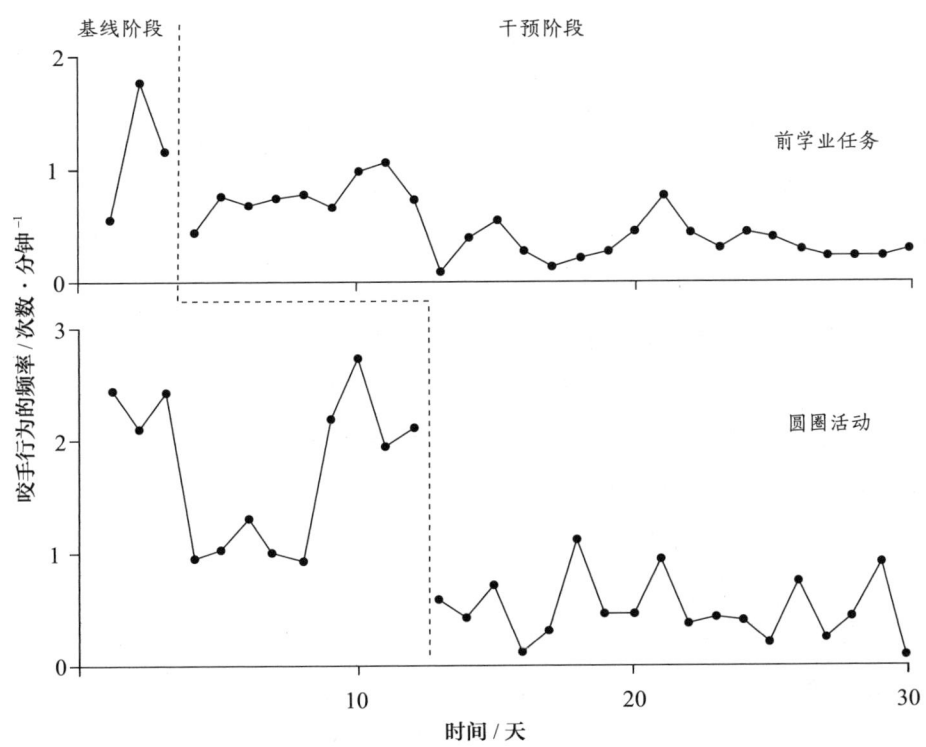

图 2.8　咬手行为的变化

行为进行记录。经过训练,该学生的咬手行为在前学业任务情境中从基线阶段的每分钟平均 1.1 次下降到每分钟 0.43 次;在圆圈活动情境中则从基线阶段的每分钟 1.7 次下降到每分钟 0.47 次。在这个实验中,研究者先在前学业任务情境中对男孩的咬手行为进行干预,当这一情境中的咬手行为改变稳定之后,再开始对圆圈活动情境中的咬手行为进行干预。

(三)跨被试的多重基线设计

跨被试的多重基线设计指的是对两个或者多个被试在同一情境中的同一目标行为进行测量,目前的研究多以三个被试为研究对象。设计原理是在基线阶段对不同个体的行为反应进行测量;之后先在该情境中对某一个体引入实验自变量进行干预,并对其行为进行测量,同时让其他被试仍旧保持基线阶段的情况。等个体在这一情境中的行为改变稳定了,或者下一个被试基线期数据稳定了，再对下一个被试进行干预，以此类推。

巴洛等人（Barlow et al., 1984）用这一实验设计对两名学生订餐的技能进行了训练。学生 D 第一个进行训练，在基线阶段进行了 3 次测验，然后引入干预。学生 B 则在基线阶段进行了 6 次测验，然后引入干预。两个学生都接受了足够的训练，直到订餐技能达到掌握水平，即在连续 3 次测验中达到 100% 的正确率。坎内拉－马隆等人（Cannella-Malone et al., 2011）用这一实验设计对三名发展障碍或情绪障碍男孩在课堂上的攻击和破坏等问题行为进行了事前运动锻炼的干预研究。威廉、里斯和朗尼都表现出不同程度的打、踢、咬人和尖叫等攻击性行为，威廉还会撞地，里斯有不恰当的性行为和玩粪便的行为，朗尼则有乱扔东西、破坏财产的行为。他们之前都接受过一定的行为矫正，但行为没有得到改善。在基线阶段，他们仍旧每天参与 20 ～ 40 分钟的常规身体活动和行为管理计划。在干预阶段，每名学生按照相同的顺序先后接受了三个不同阶段的干预。第一阶段是儿童在教师的指导下在运动项目表中随机抽取项目，每天早晨到校后先运动 20 分钟；在中午前，每小时运动 1 ～ 5 分钟；午餐后跟上午一样，先运动 20 分钟，再每小时运动 1 ～ 5 分钟。每天运动 46 ～ 70 分钟，完成后在相应表格上记下运动量并获得奖励。第二阶段是由儿童自主选择运动项目，其他处理维持不变。第三阶段则不需要记录运动量，并撤除奖励，其他处理维持不变。在干预阶段，先对威廉开展干预，同时对里斯和朗尼在基线期的数据进行监测。在里斯的基线期数据相对稳定之后，引入干预，继而对朗尼开展干预。三名儿童在三个不同干预阶段的问题行为变化如图 2.9 所示。

四、逐变标准设计

逐变标准设计指的是在实验处理阶段采取逐步实现目标行为的方式，将整个处理阶段划分为若干小阶段，并预先确定每一小阶段的标准，依序提升，以逐步达成目标行为。它最早在两篇文章中出现（Hall et al., 1977；Hartmann et al., 1976）。哈特曼等人（Hartmann et al., 1976）认为，在该实验设计中，最初基线阶段的观察针对的是单一的简单行为；基线阶段之后跟随着一系列干预计划的实施：整个干预阶段由一系列小的干预阶段组成；每

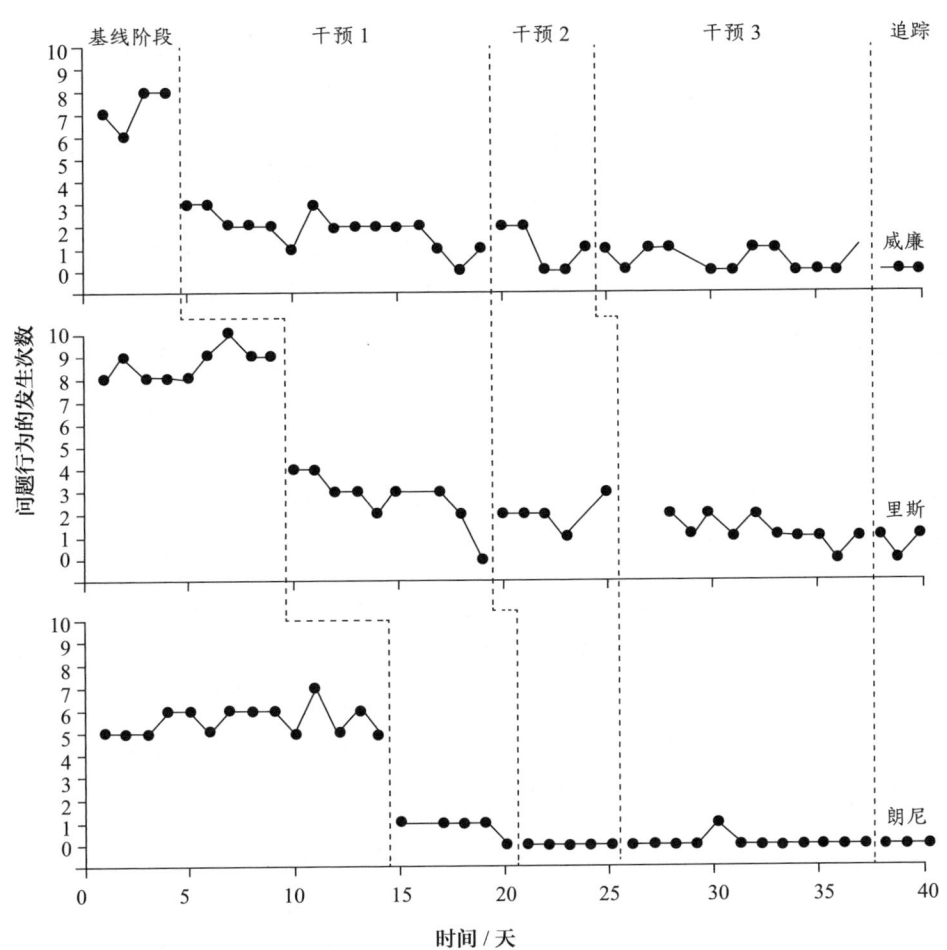

图 2.9 运动干预对三名障碍儿童的攻击和破坏行为的影响

个小干预阶段都对目标行为按照一定的标准进行了调整,个体所达到的稳定反应又可以成为下一个小阶段的基线反应;当每个小阶段的行为变化按照这个标准发生时,治疗所产生的改变就能够被复制,实验控制也能够被揭示。

从这个解释可以看出,逐变标准实验设计包括基线阶段和实验处理两个阶段。而实验处理阶段又可以分成多个小阶段,每个小阶段的目标都比前一个小阶段的目标提高一些,个体在每个小阶段中的反应都成了下一个小阶段的基线反应。

例如,比奇洛等人(Bigelow et al., 1993)采用这种逐变标准设计对一名

9岁且患发展障碍的儿童S的火灾逃生能力训练进行了探讨。教师教S站在面向门口约3米远的位置。在最初阶段，仅有火警铃响、仅有语言提示"火"或两者一起出现这三种方式不断交替出现。他们发现，S对语言提示有比较好的反应。当干预者说"火"之后，就叫S跟在干预者身后走向前门。S的照顾者拿着强化物站在门边，当S走向门口的时候，可以获得触摸型强化物，还包括拥抱和表扬。如果S半途停下来，研究人员就会在他身后轻轻地推一把，让他继续往门口走。干预者则对其完成情况进行记录，不管是否有辅助，只要S走到门边，都记作"是"，反之记作"否"。当S在这一阶段的正确率达到90%时，进入下一阶段。最终目标是在听到指令时，不管在哪里都能走出门，走到室外。在每个阶段，S所站位置离门口的距离都比前一阶段远一些。每周由干预者做一次30～60分钟的训练，照顾者平均每天进行15分钟训练，共持续12周，S离门口的距离从约3米远增加到7米远。

姆鲁泽克等人（Mruzek et al., 2007）通过逐变标准实验设计研究了行为契约策略对两名学生遵循规则行为的训练效果。M是一名被诊断为有情绪障碍的男孩，伴有注意缺陷/多动障碍，还被怀疑可能有孤独症。M常常出现的问题行为包括对其他学生和教师进行身体攻击、破坏物品和家具（如将椅子扔到墙上），以及说不被社会接受的语言（如长时间地咆哮、说淫秽的语言）。这三个行为通常会按照一定步骤发生，先有不能被接受的言语，声音越来越响，然后扔东西和破坏家具，最后对其他教师和学生进行攻击。C是一个被诊断为孤独症的9岁男孩，在视觉加工以及言语认知方面存在一定的缺陷。C缺乏被社会接受的口语，常常大声叫嚷着说话，并且发脾气（如尖叫、哭喊等），表现出的行为也很不成熟，比如在小组教学时常常抱着助教哭叫着说"我不要做这个"。研究者对这两名男生的行为进行了功能评估，并根据行为特点分别设计了行为契约（M的行为契约具体见第七章）。

在干预过程中，M的标准变换了3次。标准1为若在每半天的3个60分钟间隔内至少有1个时间间隔获得星星，中午和当天结束时就给予强化；标准2和标准3从每半天的3个60分钟内获得1个星星，分别提高到获得2个和3个星星，而且在标准3中加入了没有教师督促就开始做作业并自我监控的要求。对C的标准变换了4次。标准1和标准2与M的标准1和标准2一致。标准3是中午的强化给予与否取决于C是否在上午所有的3个60分钟内都获得星星,一天结束后的强化给予与否取决于下午能否在3个60分钟内获得2个星星,因为C在下午特别有困难。标准4是中午和一天结束后能否获得强化取决于C能否在每个半天内的所有3个60分钟内都获得星星;标准4中也加入了对自我监控的要求。M和C的行为变化具体见图2.10。

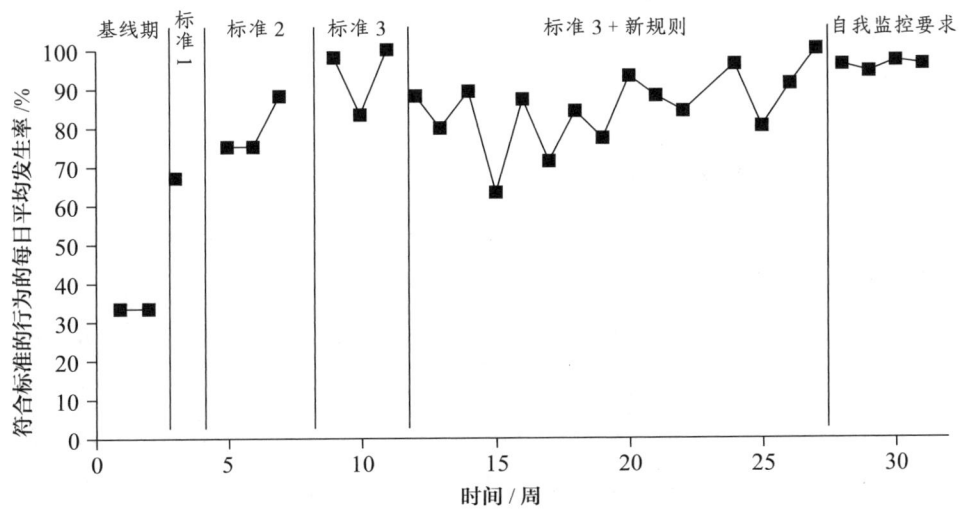

(a)学生M

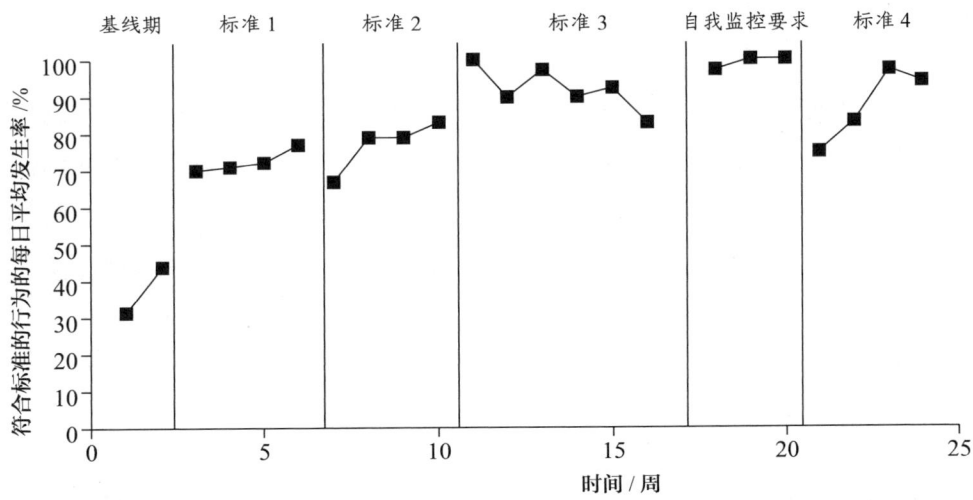

(b)学生C

图2.10 符合标准的行为的每日平均发生率

在逐变标准设计中，目标行为的标准从容易到难被分成多个阶段，这使得个体更容易达成目标，并获得奖励，因此更有利于激发个体的积极性。但这也相应地需要更长的时间，有时会给对于结果的解释带来一些麻烦。

本章小结及关键概念

本章对行为矫正的实施过程以及在实施过程中可能采用的实验设计方法进行了详细介绍。

行为矫正的实施过程

行为矫正通常需要经过三个阶段：行为评估、行为矫正计划的制订与行为矫正计划的实施。

行为评估指的是干预者通过访谈、测验或观察等方式收集行为当事人的信息，并运用分析、推论或假设等方式对个体的行为性质进行判定，并对所需矫正的问题行为的基本特点以及环境因素进行详细测量。最常用的行为评估方法是访谈法、直接观察法和行为量表法。在行为评估中，也可使用行为功能分析法对行为功能假设进行验证，使用标准化评估工具确定个体的行为能力水平是否与问题行为的发生有关。

ABC记录法即叙事观察法，是一种基本的连续直接观察法。其中A指的是前奏事件，即行为发生之前的事件；B指的是行为；C指的是行为结果。运用这种方法，观察者可对行为发生过程中在周围环境里发生的事件进行记录。

行为矫正计划的制订包括确定行为干预的目标、确定行为干预的方法与具体步骤，以及选择行为矫正的实验设计方案。

在行为矫正计划实施过程中，干预者要做好行为的监测工作，并在必要时及时调整干预措施。

行为矫正的实验设计

行为矫正方案有四种实验设计方法：倒返实验设计、交替式实验设计、多重基线设计和逐变标准设计。

倒返实验设计要求至少在三个不同的阶段对行为进行重复测量，即未对个体行为施以任何行为干预措施的基线阶段 A、实施行为干预的阶段 B 以及未对个体采取行为干预的阶段 A，称作 ABA 设计。若增加一个干预处理阶段则是 ABAB 设计。倒返实验设计有几种变式：重复倒返设计（如 ABABAB）、BAB 设计和多重处理倒返设计（如 ABCACBC）。在采用倒返实验设计时，要注意两个社会和伦理问题：一是个体行为的不可倒返性，二是在实验设计中撤除有效的行为干预措施违背教育、社会和伦理原则。

交替式实验设计指的是在干预过程中快速地交替使用两种或多种干预措施，并测量干预措施对目标行为产生的效果，来了解哪一种干预措施是最有效的实验设计方法。交替式实验设计的变式包括不设置无干预阶段的交替式实验设计、设置无干预阶段的交替式实验设计、设置最初基线阶段的交替式实验设计，以及设置最初和最后基线阶段的交替式实验设计。

多重基线设计是目前应用行为分析领域评估行为干预效果时使用得最广的实验设计。其基本设计同倒返设计类似，也包含基线阶段和实验处理阶段。在多重基线设计中，自变量（行为干预策略）对行为改变的作用是通过其他未处理行为的变化得出的。在具体实施中，多重基线设计有三种基本的形式：跨行为的多重基线设计、跨情境的多重基线设计和跨被试的多重基线设计。

逐变标准设计指的是在实验处理阶段采取逐步实现目标行为的方式，将整个处理阶段划分为若干小阶段，并预先确定每一小阶段的要求标准，依序提升，以逐步达成目标行为。这种方法包括一个基线阶段和一个干预阶段，干预阶段由多个标准逐渐提高的小阶段组成。

思 考 题

1. 简述行为矫正的实施过程。
2. 什么是倒返实验设计?其设计原理是什么?有哪些变式?
3. 探讨倒返实验设计的缺点。
4. 什么是交替式实验设计?其设计原理是什么?有哪些变式?
5. 与倒返实验设计相比,交替式实验设计的优点有哪些?
6. 什么是多重基线设计?有哪几种形式?
7. 什么是逐变标准设计?

第二编

用于形成和增加行为的行为矫正技术

在第一章中，我们已经学习了巴甫洛夫的经典条件反射和斯金纳的操作性条件反射理论。在巴甫洛夫的实验中，在铃声发出的同时，狗就获得了肉末，如此多次重复之后，狗对铃声就出现了唾液分泌反应。在这一过程中，肉末对狗的反应给予了强化。而在斯金纳的实验中，大鼠按压杠杆之后获得了食物强化，因此形成了按压杠杆的行为。本编将开始详细讲述如何运用强化的原理设计和实施行为干预。在行为矫正领域，强化是最基本的原理与技术，它不仅可以单独使用，而且更常与其他行为矫正技术结合在一起使用。另外，它也是行为主义学派的研究者最早进行系统研究的行为规律。

本编共有五章，将对正强化、负强化、间歇强化、行为养成技术以及两种延伸技术（代币制与行为契约）进行详细介绍。采用这些技术的目的有两个：一是帮助个体学会并形成新的良好行为，二是增加个体已有的良好行为。

第三章

正 强 化

学习目标

- 强化的概念及分类
- 正强化的概念
- 正强化物的概念、分类及选择方法
- 正强化的实施过程以及误用

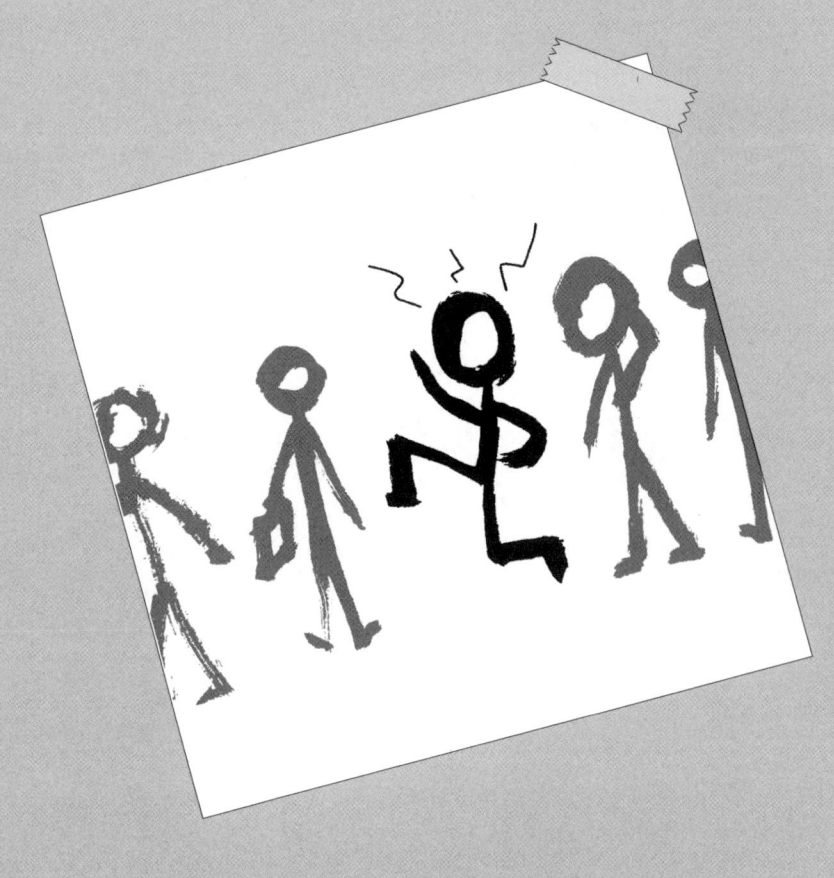

本章将详细介绍强化与正强化的概念以及采用正强化程序进行行为干预的方法。

强化与正强化

一、强化的概念

（一）强化的定义

如果我们仔细观察，便会发现自己的行为受一定的规律支配。我们为什么喜欢去某个地方就餐，为什么常常与某些人一起活动，都可以找到一些理由。去那个地方就餐是因为那里的饭菜价廉物美，环境幽雅；与那些人一起活动是因为我们有共同的喜好，趣味相投。在日常生活中，人们的行为常常就是这样被自然地强化着，慢慢地变成一种习惯。

行为之所以出现，还因为那是父母、教师或者其他人希望个体做的。若表现出这些行为，个体往往能够从这些重要人物那里获得奖励，有时所给予的奖励甚至是精心设计过的，但也因为如此，个体逐渐养成了某些行为习惯。

不管是自然的强化，还是精心设计的强化，都有一个共同的特征，即个体做出某种行为之后获得了某个结果，而这个结果使行为增加了，这一过程可称为"行为被强化了"。在行为矫正领域，所谓强化（reinforcement），指的是"某种行为发生之后，所跟随的结果能够导致该行为将来的发生频率提高的过程"（Miltenberger，2001）。行为的增加通常指的是行为的发生次数增加，持续时间延长，或者强度增强。从这一定义可看到，强化实际上指的是一个过程。在这个过程中，行为所获得的结果与行为增加具有密切关系，即行为的结果使行为得到了加强。强化既是行为形成的规律，又是提高行为发生频率的一种技术。

（二）强化的分类

根据行为的结果，强化可以分为正强化与负强化。在日常生活中，能够使行为增加的行为结果通常有两种不同的形式：一种是行为出现之后获得了奖励；另一种是逃避或者回避了某些讨厌、害怕的东西。这两种过程都可称为强化，但又有差别。其中，行为结果是获得满意的刺激物的过程为正强化，而逃避或者回避厌恶刺激的为负强化。在行为矫正领域，正强化与负强化都是很重要的技术。本章将详细介绍正强化，下一章将介绍负强化。

根据行为之后是否每次都给予强化，强化可以分为连续强化和间歇强化。如果在个体行为每次发生之后都有强化，就是连续强化；如果不是每次都有强化而是偶尔给予强化，就是间歇强化。我们将会在第五章介绍间歇强化。

根据强化的来源，强化可以有多种形式：外部强化、替代强化、自我强化和自动化强化。外部强化是个体的行为带来了来自他人的满意的直接行为后果，如他人的表扬，允许他参加喜欢的活动，并使得该行为在未来出现的次数增加。替代强化是因观察到别人的行为获得了某种满意的结果，对自己的行为产生了调节作用。自我强化是自己根据内在的行为标准对达到要求的行为进行自我奖励，以对行为进行调整。除此之外，行为本身可能会使个体的身体内部产生某种变化，从而使个体自动获得某种强化，这种强化不需要外界刺激作为中介。比如，当手被蚊子咬了之后，人们会用手挠被蚊子叮咬过的部位，可以减轻这种令人难受的痒的感觉，因此下一次被咬的时候还会挠。这种强化就是一种自动化强化。自动化强化的行为是那些不需要其他人呈现某种结果就具有强化作用的行为（Vaughan et al., 1982; Vollmer, 1994, 2006）。这种强化通常与其他人提供的社会性刺激或物质性刺激没有关系，强化来自身体内部的感觉刺激，通常是行为能够让个体体验到刺激、兴奋、舒服或者某种不舒服的身体状态减轻。在我们所使用的语言中，有一些词语常用来描述这种感觉结果，比如"感觉不错""很舒服""看起来很好"等。有一些个体（如孤独症儿童）常会持续出现某种毫无目的、刻板的自我刺激式行为，如不断转圈、抓头发、咬手、踮着脚尖走路和左右摇摆等，这些动作

强化的概念

强化是某种行为发生之后，所跟随的结果能够导致将来该行为的发生频率提高的过程。包括：
- 正强化和负强化
- 连续强化和间歇强化
- 外部强化、替代强化、自我强化和自动化强化

通常都会给个体带来一些感觉刺激，从而产生自动化强化。对于这类不良行为，由于强化来自行为自身，因此会持续出现，而且很难矫正。

二、正强化的概念

所谓正强化（positive reinforcement，也称积极强化），是指行为在某种情境或刺激出现后立即得到一种刺激。如果这一刺激能够满足行为者的需要，那么以后在类似的情境或刺激下。该行为的出现频率会提高。如果用公式表示，可以将该过程记作 S—R—S^{R+}。S 代表一种情境（situation）或刺激（stimulus）。其中，情境指的是行为发生时的周围环境和生理状态等因素，这些因素可能导致行为的发生或者影响个体对某些刺激的反应；刺激指的是行为发生之前所发生的事件，即前奏事件（antecedents）或者诱发因素，会引起个体行为的发生。R 代表在某一特定情境下所引起的反应（response），即行为。S^{R+} 代表行为出现后所获得的刺激。

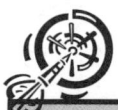

重点难点

在理解正强化的含义时，一定要注意所谓的"正"指的是什么。正强化的"正"指的是行为出现之后某一刺激的呈现，而不是指所呈现的刺激的性质（Zirpoli et al.，1993）。由于该刺激能够满足个体的需要，能维持个体行为的继续存在或者增加，所以才将之称为正强化物，简称强化物。

在理解正强化这一概念时，要注意是将正强化看作维持行为的一种规律，还是一种技术。正强化常常是很多问题行为长期存在的原因，因此在对问题行为进行评估时，需要检查行为出现之后是否总是有满足个体需求的强化物出现，从而判断行为是否存在正强化功能。在这一过程中，需要从行为形成或者维持规律的角度理解正强化。如果从矫正技术的角度进行理解，则需要考虑满足个体需求的强化物出现在何种良好行为之后。

正强化在现实生活中使用得非常广泛。当电视机出现声音不清楚、画面模糊的情况时，若用手摇一摇、拍一拍能使画面和声音都变清楚，那么下次遇到类似情况时，人们还会继续用摇一摇、拍一拍的方法。如果在某家商店里买到的东西经济、美观又实用，那么在下次购物时，人们会首选这家商店。正强化也是被教育者广泛使用的激励学生学习的方式，教师常常采用微笑、点头赞许、口头表扬或让孩子参加喜欢的活动等方式，对学生所表现出的良好行为给予奖励。

三、正强化物及其分类

对于个体来说，如果呈现的某个刺激或者事件被认为是能够满足个体需要的，那么这个刺激或者事件就可被认为是正强化物。在正强化的使用中，最重要的条件就是强化物。

对于强化物的类型，不同研究者有不同的分类方式。例如，根据强化的起源或者性质，可将强化物分为无条件强化物和条件强化物；根据强化物的内容，可将强化物划分为可吃型、感觉型、可触摸型、活动型和社会型（Cooper et al., 2007）；也有学者（Martin et al., 1999）将强化物分为消费性强化物、活动性强化物、操作性强化物、拥有性强化物和社会性强化物。

（一）根据强化起源或性质划分

在学习行为矫正的理论基础时，我们已经在经典条件反射中提到过，引发个体产生某种反应的刺激有两种：一种是无条件的，另一种是有条件的。个体会对条件刺激产生反应是学习的结果，是条件刺激与无条件刺激反复配对的结果。同样，对个体来说，刺激的强化作用可能是无条件的，也可能是通过学习获得的。根据刺激强化作用的起源或者性质，强化物可以划分为无条件强化物（unconditioned reinforcer）和条件强化物（conditioned reinforcer）。

1. 无条件强化物

无条件强化物也称原级强化物（primary reinforcer）或者非习得性强化物（unlearned reinforcer），这一类刺激通常不需要个体经过学习就具备强化功能。也就是说，刺激本身就具有天然的强化效果，比如食物、水、空气、温暖和性刺激都属于无条件强化物，是自然的积极刺激。这些刺激的强化功能不需要个体进行学习就具有了。它们常常是人类自身愿意追求和得到的东西。例如，当一个人饥渴的时候，食物和水就具有无条件的强化功能；感到寒冷的时候，棉衣也是很好的无条件强化物。

一般来说，无条件强化物都具有很好的强化功能，但是其强化功能的发挥是有前提条件的。由于无条件强化物很容易引起个体的满足，因此只有在剥夺状态下才能较好地发挥功能，这也是无条件强化物的弱点所在。比如，在饥饿或口渴的时候，食物和水对个体具有很强的吸引力；但是当人吃饱喝足时，食物和水就难以发挥其强化功能了。只有在被剥夺的情况下，这一类强化物的强化功能才能发挥到最大。

> **讨论**
>
> 　　有人说，我喜欢吃苹果，不喜欢吃梨。喜欢吃某种食物不是学习而来的吗？怎么理解"食物是一种无条件强化物"？

2. 条件强化物

条件强化物又被称为次级强化物（secondary reinforcer）或者习得性强化物（learned reinforcer）。这一类强化物在开始的时候是一类中性刺激，并不具有强化功能，由于与无条件强化物或者其他条件强化物一起配对使用，才获得了强化功能，因此它们的强化作用是有条件的，被称为条件强化物。

例如，在巴甫洛夫的经典条件反射实验中，食物是一种无条件强化物，而铃声是一种中性刺激，并不具有强化功能，但由于铃声与食物反复配对出现，狗对该刺激产生了分泌唾液的反应，此时的铃声就成了一种强化物，可强化其他刺激。巴甫洛夫曾经做过类似的实验。他首先将灯光与食物反复匹配，让动物形成对灯光分泌唾液的反应，然后将铃声与灯光反复匹配而无食物出现，最后单独呈现铃声，结果发现，动物对铃声也产生了分泌唾液的反应。在这个实验中，灯光原来是一种中性刺激，但由于与食物紧密结合之后成了一个条件刺激，使得铃声也成了一个条件刺激，产生了强化作用。但是，它的强化作用是通过与食物的紧密结合学习而来的，如果没有与食物结合，灯光仍旧只是灯光而已。

在日常生活中，有很多刺激的价值也如巴甫洛夫实验中的灯光，不是自然获得的,而是后天通过学习而获得的。它们本来都是中性刺激,但慢慢地获得了强化的力量。比如学校里的考试分数、体育比赛的奖牌和名次,甚至我们获得的表扬、微笑和赞许的点头,都是条件强化物。值得一提的是,在儿童的成长过程中,父母和教师的关注是一种非常特殊的条件强化物,儿童常常为了获得父母和教师的关注去做一些事情,在被忽视时甚至会以错误的行为或自我伤害行为来获取他人关注。

在条件强化物中,有一些非常特殊的条件强化物。它们经常与各种无条件强化物或者条件强化物配对使用,因此强化作用很少受到环境因素的影响,比如眼神接触、表扬和身体的接近等,这一类强化物被称为泛化性条件强化物(generalized conditioned reinforcer,也称概括性强化物)。其强化作用通常不依赖情境,不仅对各种不同的行为具有强化功能,而且在各种情境中都有效。另外,由于此类条件强化物可用来交换其他的无条件强化物以及条件强化物,因此强化功能强大且强化作用的持续时间长久。

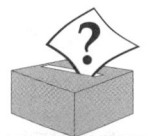 想一想

金钱是一种什么样的强化物?是无条件强化物,还是条件强化物?

(二)根据强化物的内容划分

根据强化物的内容,一些研究者(Cooper et al., 2007)将强化物划分为可吃型、感觉型、可触摸型、活动型和社会型。

1. 可吃型强化物

可吃型强化物(edible reinforcers)也被称为消费型强化物,如糖果、饼干、水果、饮料等,它们往往属于无条件强化物,其强化价值一般不需要经过学习就可获得。当然,不同的个体对食物、水果和饮料等有不同的偏好,这种偏好是随着个体的成长习得的。

2. 感觉型强化物

各种可以给予个体感觉器官刺激的强化物都可以属于感觉型强化物（sensory reinforcers），比如引起个体振动觉、听觉、触觉或视觉等不同感觉的刺激（如按摩、好听的音乐、绚烂的灯光和羽毛等）。

3. 可触摸型强化物

可触摸型强化物（tangible reinforcers）又称拥有型强化物，比如贴纸、小玩偶、卡片、积木、代币和金钱等都属于这一类强化物。这一类强化物通常可以保有一段时间。

4. 活动型强化物

人们喜欢从事的活动可作为活动型强化物（activity reinforcers）来增加个体某些行为的出现频率，如玩游戏、休闲式阅读、看电视、听音乐、与喜欢的教师或其他人一起吃饭、打篮球或去公园玩等。这些活动通常也是高频率活动，若安排在低频率行为之后，可用来增加低频率行为。如让孩子做完作业之后再玩游戏有助于提高孩子做作业的积极性。

高频率活动常常是无条件强化物，但这种强化物与可吃型强化物不同，虽然也有可能引起个体的饱厌，但在大多数情况下会使个体对该活动更加感兴趣。特别是当参与这种活动能够激发个体内在的满足感与自我实现感时，个体的兴趣会更浓厚。因此，若使用不当，也可能引发其他问题，例如，玩电脑游戏这一活动，个体玩的时间越久，沉迷的可能性就越大，反而对学习、生活和工作产生负面影响。因此，在将活动作为强化物来鼓励个体的某些行为时，要注意对活动本身的控制。

5. 社会型强化物

社会型强化物是指个体喜欢的身体接触（如拥抱、轻拍背部等）、接近（与某人站在一起或坐在一起，走向某人等）、关注、口头表扬（"作业完成得真好""你做得真棒""你真漂亮"等）和面部表情（微笑、赞许的眼神）等。来自个体所重视的人物的表扬和关注对个体的行为具有很大的强化价值。对儿童来说，父母和教师的表扬和注意是最有力且最有效的强化物。

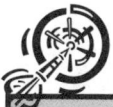

重点难点

强化物的分类

根据强化起源或性质划分：
- 无条件强化物（也称原级强化物）
- 条件强化物（也称次级强化物），包括泛化性条件强化物

根据强化物的内容划分：
- 可吃型强化物
- 感觉型强化物
- 可触摸型强化物
- 活动型强化物
- 社会型强化物

正强化的实施

一、正强化的实施过程

如果采用正强化对个体的行为进行矫正，可以根据以下步骤进行。

（一）确定正强化的目标行为

在制订正强化的矫正计划时，第一步要确定正强化的目标行为是什么。首先，正强化的目标行为应该是良好行为；其次，这一行为应该是具体而明确的，在行为矫正中，这样的目标行为可称为靶行为，即像打靶一样要打中靶心。这就要求干预者用清晰的语言描述目标行为。另外，如果仅仅用正强化技术来矫正个体的行为，而不结合其他技术，那么这个目标行为应该是个体已经能够表现出来但目前发生次数尚少的行为。如果个体的能力还不足以表现出该行为，那么除了使用正强化技术，还需要结合运用其他技术，如第六章中的行为养成技术。

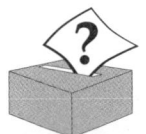

想一想

以下对目标行为的描述好不好？若不好，应该改成什么样的语句？
- 增加集中注意力的时间
- 培养勤劳的态度，改进用餐习惯
- 提高语文能力
- 养成良好的卫生习惯

（二）选择强化物，制订强化物清单

强化物的选择在行为干预计划制订过程中是一件非常重要的事情，甚至会决定行为干预能否成功。但是对很多人来说，确定有效的、可行的强化物还是比实施干预简单得多。

决定选择什么样的刺激作为强化物，一般要进行一个刺激偏好评估（stimulus preference assessment）的过程。这一评估主要有三个目的：一是确定个体偏好的刺激；二是确定个体偏好的这些刺激的相对偏好价值，即偏好程度；三是这些刺激的偏好程度会在何种情况下发生改变，比如，提出作业要求时、其他时候处于被剥夺状态等。一般来说，刺激偏好评估可以通过两个步骤来完成：第一步是收集大量可作为强化物的刺激；第二步是系统地将这些刺激呈现给个体，让个体确定他所偏好的刺激以及偏好程度（Cooper et al.，2007）。

1. 收集可能的强化物的方法

要了解个体到底喜欢哪些东西，可以采取访谈、问卷调查以及日常活动观察这三种方式。下面将对这三种方式进行具体的介绍。

（1）访谈

如果我们要了解一个人到底喜欢什么，最简单的方法当然是直接问他。确实，在实际工作中，常用访谈的方法来了解个体所偏好的事物和活动。但是除了当事人，访谈对象还可包括熟悉当事人的父母、教师、其他养育人或

者朋友和同伴等。

访谈一般可为我们提供有关强化物的两方面信息。

a. **有哪些不同性质的强化物**。访谈时，父母、教师、同伴或者当事人常会列举很多当事人所偏好的事物或者活动，比如食物、活动、玩具、书籍、喜欢的表扬方式和喜欢的人等。这些事物或者活动都可作为强化物的备选项。
b. **个体对各种不同强化物的偏好程度**。对于不同性质或内容的强化物，当事人的偏好程度会有所不同。在访谈过程中，可以就所列举的事物或者活动内容询问他更偏好什么，或者让他按偏好程度排序，以便在确定强化物清单时做出更好的选择。

访谈时可以采用开放式题目进行询问，比如：在空闲时间喜欢做什么？喜欢的食物和饮料有哪些？喜欢听哪些类型的音乐？喜欢看什么节目或动画片？也可以在提问时提供选项，尤其是学校或教室情境中能选择的强化物比较有限的情况下，比如：喜欢什么食物（巧克力、水果或小饼干）？喜欢玩什么（玩电脑游戏、看动画片、看书还是做运动）？也可以要求被访谈者给出相对的偏好程度，比如，更喜欢巧克力还是小饼干。

若访谈对象是年龄较小的或者语言能力发展不够完善的个体，那么询问的方式也要做相应的调整，因为如果访谈对象不清楚或者不懂所提的问题是什么，访谈也很难成功。对于这类访谈对象，在询问时可以同时出示相关事物或者活动的图片（如饮料或食物的图片），指着图片进行提问。当然，若当事人的语言能力有限，那么访谈当事人并不是一种很好的方法，此时访谈的对象最好是与他关系密切的人，如父母、家人、教师或同伴等。

（2）**问卷调查**

除了访谈，还可以通过填写问卷的方式对个体偏好的事物或者活动进行调查。在问卷中，可以根据强化物的类别分别列举其中的各种刺激，如可吃型强化物中可包括巧克力、饼干、水果糖和水果等；活动型强化物中可包括艺术类活动、电脑游戏、看书和体育活动等；社会型强化物可包括教师的关注、教师的表扬和微笑等。调查者也可让个体对问卷中列举的各类强化物进行评分,可以用五级评分,如非常喜欢、喜欢、无所谓、不太喜欢和非常不喜欢;或者三级评分,很喜欢、无所谓和很不喜欢。

问卷也可以是让个体回答开放性问题,比如:

- 你在空闲的时候喜欢做什么事情?
- 你喜欢的食物和饮料是什么?
- 你喜欢音乐吗?喜欢什么音乐?
- 你喜欢舞蹈吗?喜欢什么舞蹈?

问卷也可以是给出选择答案的问题,比如:

- 你喜欢的食物是什么?是饼干、爆米花、薯片、小蛋糕还是巧克力?
- 你喜欢什么活动?是玩电脑游戏、去图书馆看书,还是去操场上踢球?

问卷调查方式也适用于父母、教师或者其他照顾者。若由当事人自己填写,则要考虑其语言能力和注意水平。若当事人的阅读能力有限,干预者可以根据问卷题目逐条对当事人进行询问,并将其答案记录下来。

(3)实际观察

对个体的日常活动进行直接观察也是一种不错的方法。但是此种观察通常是一种自由的观察,所观察的强化物都依赖于情境,因此不一定能让干预者在短时间内获得可用于目标情境的强化物。干预者要经过较长时间的观察和记录才能了解个体表现出的行为与之后的刺激之间的关系,并在此基础上确定哪些刺激比较适合作为强化物。一般来说,教师有可行的便利,可以基于自己日常对学生的观察做出判断。

在实际工作中,也可利用从访谈和问卷调查中获得的结果设计实验的情境,并通过观察来了解哪些事物或者活动可以作为强化物。例如,干预者可以有目的地选择在访谈或者问卷调查中所了解的个体喜欢的事物或者活动,来强化个体的目标行为。随后观察所运用的刺激是否使个体的行为发生了变化,最后真正确定该刺激是否适合作为强化物。

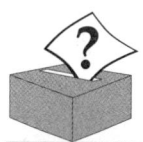 **想一想**

- 你的朋友喜欢什么？他对于这些东西的喜欢程度分别是怎样的？
- 你是怎么知道这些信息的？

2. 确定强化物时要注意的问题

在选择哪些刺激作为强化物的过程中，要注意以下问题。

（1）个性化的要求

对于不同的个体来说，同样的刺激可能具有不同的作用。比如，教师的批评从形式上看属于一种负面刺激，但是对于长期缺乏关注的个体来说，它就可能是一种强化物。对于这一类个体来说，对他进行表扬、微笑或让他完成某项任务都可以是很好的强化物。又如，教师的表扬或微笑等对很多学生来说具有积极的作用，但对孤独症孩子来说不一定具有同样的作用。因此，在选择强化物时，要注意不同个体自身的特点。之所以要通过访谈、问卷调查以及实际观察等方法来选择强化物，也是为了更好地考虑个体的需求。

（2）行为功能的需求

行为功能的需求指的是，在选择强化物时，要考虑维持个体原有问题行为的强化物是什么。如果原来问题行为的功能为正强化，是为了获得教师或家长的关注，那么将这一强化物作为新的良好行为的强化物是非常重要的，即要在干预过程中将强化原来问题行为的强化物用于强化新的良好行为。因此，在选择强化物的时候，要对问题行为功能评估的结果进行仔细分析，确定维持原来问题行为的强化物是否可以作为新的良好行为的强化物。

（3）正常化的要求

正常化的要求也可称为生态化的要求，即在选择强化物时考虑强化物的使用环境。某个对当事人来说具有强化作用的刺激并不一定在所有环境中都具有强化作用。换言之，刺激的强化效果并不具有普适性。因此，即使该刺激是个体喜好的，能否适用于行为发生的情境也需斟酌。

例如，对于食物能否作为强化物在课堂上使用，不同的教师有自己的看法。一些教师认为，对于有严重障碍的孩子来说，食物能够激发他们的兴趣，让他们更好地参与活动；但也有教师认为，不能将食物带入课堂，因为食物会破坏正常的课堂教学秩序，而且等孩子进入社会，人们并不会常常用食物对个体的行为进行强化。

在行为干预过程中，一定要考虑正常环境对个体行为的要求。因为行为干预的目的是让个体更好地适应生活、学习和工作环境，因此在设计干预计划时，要考虑这些情境对个体的要求，要考虑情境是否允许使用这些强化物，以及普通同龄人是否使用这些强化物等问题。即使出于特殊的原因，最终仍旧选择了普通群体并不使用的强化物，也需要在设计矫正计划时考虑如何尽快放弃使用这一类强化物，转向更适合的情境、更常被普通人选择的强化方式。一般来说，选择在自然情境中常常存在的刺激，更能促使行为在干预训练结束之后在自然情境中维持，即这类强化物更有助于行为的迁移。

正常化的要求也意味着在强化物选择过程中要注重行为本身的自然结果。比如，若要鼓励儿童主动与他人接触，最好的强化物应是对他们主动与他人接触的行为做出积极反应，而非其他外部强化物。

（4）**发展性原则**

发展性原则意味着在强化物选择过程中要注重个体未来发展的需求。对人来说，行为本身的意义或者价值更有助于行为的保持。因此，在选择强化物时，要考虑外部强化物与行为内部动机的关系。只有当个体真正认识到行为本身的意义或者价值时，比如，让他获得更多的独立性，参加以前不能参加的活动，完成以前不能完成的任务，由此获得成功感与满足感，开始具备内部动机，行为才可能真正成为个体的某种习惯。依赖外部强化物，特别是物质性强化物，反而会压抑个体本身的发展需求。在确定强化物清单时，干预者要考虑如何通过外部强化物激发个体行为的动机，从而促使个体的行为真正发生改变。

（5）**易用原则**

在强化物选择的过程中，还要考虑易用原则。具体来说，就是要考虑强化物的准备是否需要耗费很多时间、精力以及金钱；在个体行为发生之后能否及时发放，是否容易发放；该强化物在多次使用之后是否容易引起迅速的饱厌等。通常，容易实施的强化物更能被父母或者教师等实施者接受和坚持。

总之，强化物的选择是一件既容易又复杂的事情。在实际工作中，我们需要制订一份强化物清单，其中要列出多种适用于不同情境的强化物。这样一来，在对行为进行强化时，该清单可以为实施者提供多种选择。这对延迟强化物的饱厌感、保持个体对强化物的新鲜感是很有用的。

小窍门

选择可吃型强化物时要考虑的问题

在考虑食物可否作为强化物时，下面两个问题是最需要关注的。

- 当事人目标行为的发生情境在哪里？在日常生活中，对于学龄期及之上年龄的个体，我们很少将食物之类的刺激作为强化物，如在学校课堂情境。如果要使用，就必须考虑尽快撤除的方法与程序。
- 是不是很容易产生饱厌现象？如果该强化物很容易出现饱厌现象，但必须使用这些强化物，就要考虑如何采取措施延迟饱厌现象的出现。例如，让此种强化物在其他时候处于被剥夺状态，或每次少量给予。

启发阅读

行为意义对行为的影响

丹·艾瑞里在其《怪诞行为学——非理性的积极力量》（2011）一书中介绍了心理学家做的一个实验，可以让我们更为深入地思考日常生活中行为的意义对行为的影响。

心理学家制作了一种试卷，试卷的内容是按任意顺序排列的字母。实验被试的任务是找出两个字母"S"相连的地方。实验员告诉被试，每张试卷上有10个这样的地方，要求被试找出这10个地方才算完成任务。每个参加实验的被试都将根据他们完成试卷的情况获得一定的报酬，报酬的计算方式是：答对第一张试卷获得0.55美元，答对第二张获得0.50美元，以此类推（从第十二张起，就没有任何报酬了）。

所有参加实验的被试被随机分配到三个组中。第一组称为"关注认可组"，实验员要求被试在试卷上方写下自己的姓名后，开始寻找相连的"S"。被试每答完一张试卷

> 就交给实验员，实验员从头到尾看一遍之后，点头表示认可，然后将试卷翻过来，放到已经完成的一沓试卷上。第二组是"不予理睬组"，实验过程与第一组基本相同，但是不要求被试在试卷上写下自己的名字。被试答完题上交后，实验员顺手将它放到一沓试卷上，不看试卷一眼，也没有点头认可。第三组是"粉碎试卷组"，每个被试答完题后将试卷交给实验员，实验员会随手将它塞入粉碎机，当着被试的面将它粉碎。
>
> 实验结果显示，第一组"关注认可组"完成的试卷数量比"粉碎试卷组"多得多，前者大约有1/2（49%）的被试完成10张以上试卷，而"粉碎试卷组"只有17%的被试完成了10张以上试卷。"关注认可组"被试平均完成了9.03张，"不予理睬组"完成了6.77张，而"粉碎试卷组"平均只完成了6.34张。后两组与第一组相比，成绩相去甚远。
>
> **思考**
>
> 在这个实验中，在外部强化物——金钱——条件相同的情况下，为什么三组被试完成试卷的数量发生了变化？行为本身的无结果或者无回报会对行为产生什么影响？外部强化物与行为本身的意义具有怎样的关系？

（三）根据矫正计划实施正强化

当参与这一计划的个体对正强化的目标行为、行为发生情境及强化物等有了一致的理解之后，正强化就可以实施了。在具体实施过程中，要遵循以下原则。

1. 当目标行为发生时，要及时、一致地给予强化

在正强化的实施过程中，一定要注意在个体目标行为发生之后及时地给予强化。及时给予强化能够帮助当事人建立行为与强化物之间的联系，让他们知道强化物的给予以该行为为前提，从而促使当事人继续表现出该行为。对年幼的、认知能力有很大局限的个体来说，这一点尤其重要。如果行为的发生与强化之间的时间间隔较长，不仅会影响强化的效果，而且可能因为在间隔时间内发生的其他事件而使当事人对强化的目标行为产生错误理解。这不仅难以帮助个体建立强化物与行为之间的紧密联系，而且会出现没有强化良好行为、反而强化不良行为的结果。

在现实生活中，不能在良好行为之后及时给予强化物是一种很常见的现象，这很容易造成强化物给予的不一致。有些父母在考试之前会答应孩子，如果考试考到多少分就买什么当奖励，但是当孩子真的达到要求之后，出于所答应的东西太昂贵等原因，父母有时会反悔。这种不能及时给予强化物的情况会让孩子产生父母说话不算话的感觉；如果常常发生这样的情况，儿童的行为就很难形成和维持，甚至会养成不诚实的行为习惯。

2. 在给予强化物时，要对目标行为进行描述

当实施者对个体所表现出的目标行为进行强化时，要向个体说明为什么他能够得到强化物，即要描述个体所表现出的良好行为。在现实生活中，我们常用"你真聪明""你真好""真乖"之类的话来表扬孩子，但是这些话并不一定能够让孩子明了什么行为是被表扬或者被期望的。从行为主义的原理来说，上述表扬实际上是对个体某种能力或者品性的判断，这样的判断有时反倒会影响其自我意识的正常发展。给予强化物时的语言描述应该针对个体所表现出的具体行为，而非对个体某种品性或者品质的评判，如"你刚才做题目时注意力很集中，没有与旁边的人聊天"。

对目标行为的描述要尽可能简短，长篇叙述会减弱强化物的强化效果。语言也要尽可能生活化，适应个体的认知发展水平和语言理解能力。对于年幼的孩子或者有智力缺陷的个体，语言要尽可能简单，有时甚至可以采用辅助的交流方式（如打手势等），如：看见孩子作业做得很好，可以用手指指他的作业，再竖起大拇指，这种方式可让孩子很快明白意思，有时甚至比使用语言的效果好。

对行为进行描述的重要作用在于帮助个体建立行为与强化物之间的依赖关系。如果没有这些解释，行为与强化物之间的联系主要依靠个体自身的体验以及对事实的理解而建立，这种体验和理解通常需要更长的时间。但是，实施者若在给予强化物时给出解释，就能帮助当事人更快速地建立这种联系，且更加清晰、明确。

3. 注意强化物的组合与数量

在实施正强化的过程中，给予强化物时要注意多样性，要尽可能将强化物清单中的一系列强化物组合起来。多样化的强化物可以更好地激发个体的

兴趣，并延迟强化物饱厌现象的到来，从而促使个体更多地表现出目标行为。

在考虑强化物的组合时，一般要注意物质性强化物（如消费性和活动性强化物）与社会性强化物的结合。对于人类（特别是成人）来说，日常生活中的大多数行为多受社会性强化物的强化。如果在实施强化时能够从一开始就结合社会性强化物，然后慢慢过渡到去除物质性强化物而仅仅使用社会性强化物，将更有利于该行为在日常生活中的迁移。而且从动机理论来说，内在动机比外在动机更有利于行为的维持，而社会性强化物更有利于激发个体的内在动机。

不过，对于年幼的或者认知发展有障碍的孩子来说，在训练初期需要给予物质性或活动性强化物，比如糖果和玩具等，从而让个体直接感受到得到奖励的喜悦。对于出现次数很少或正在学习的行为，在开始时给予物质性强化物是必要的，但也应结合社会性强化物。

4. 注意强化物本身可能产生的不良影响

通常，如果使用的强化物有效，强化的次数越多，所形成的行为就越牢固，但是这依赖于强化物的性质。对于一些强化物来说，若持续地给予，特别是长时间地给予，可能会带来不良影响。除了前面提到的消费性强化物可能会使个体产生饱厌感之外，不断给予某些强化物，特别是长时间给予，反而会使个体养成另一种不良的行为习惯。比如，类似看电视和玩电脑游戏等活动性强化物，可以用来鼓励孩子看书和写字等。但是如果时间太长、次数太多，反而会增加个体迷恋电视或电脑游戏的可能性，这对个体的成长是很不利的。因此，在实施过程中要注意这些强化物的给予量。

5. 注意个体的行为成效

强化的目的是帮助个体增加良好行为。因此，在实施过程中，要注意强化物的给予是否促进了个体目标行为的增加。在进行干预时，通常只有在目标行为出现之后才能给予强化物。也就是说，在其他情况下，这些强化物都应处于被剥夺的状态。比如，如果选择了某一品种的糖果作为强化物，那么在其他时候，孩子是拿不到这种糖果的，只有在确定的良好行为表现出来之后才有可能获得，否则糖果是无法用来约束个体的良好行为的。

但是这可能会导致另一种情况发生，即个体为了获得某种被剥夺的强化物而故意做出某些行为。如果出现这样的情况，那么在停止连续给予或者撤除强化物时，个体行为的消退就会非常厉害。因此，对实施者来说，在干预过程中一定要注意个体的行为成效，而不是强化物的给予。实施者要避免用强化物诱惑个体，比如"如果你要巧克力，你就要做什么"，这样的话语很容易让个体的行为具有功利性，即个体为了获得巧克力而表现出该行为。这不是行为矫正真正的目的。虽然个体在此种情况下表现出了期望的行为，但由于该行为明显带有外在功利性目的，因此通常很难迁移或者在自然环境中维持。而且用强化物诱惑个体的做法也不利于个体形成正确的价值观，养成良好的品性。

如果孩子在表现出要求的行为之后停下来，不再继续，其目的就是等待成人发放强化物，甚至要求成人给自己约定的强化物，或者质问成人为何不给自己强化物。比如，孩子问妈妈："我已经完成了这些任务，你为什么还不让我玩手机？"这种情况大多说明个体是为了获得某种强化物而做出某些行为的，而非意识到自己应该表现出这样的行为。如果一直是这样，不仅无法让个体形成良好的行为习惯，反而会出现更糟糕的行为。因此，在用强化物强化个体的良好行为时，要让个体认识到，表现出良好的行为是他们应该做的，他们会因此变得越来越棒。

6. 要注意及时地脱离正强化程序

在干预计划实施过程中，要对个体行为出现的情况进行监控。当行为出现的频率明显增加的时候，应该考虑正强化脱离程序，并在恰当的时候及时转入脱离程序。正强化脱离程序通常可从两个角度考虑：一是将正强化这种连续的强化转为间歇强化，第五章将对此做详细介绍；二是逐渐退出可见的物质性强化物，只给予社会性强化物。另外，若正强化程序中采用了环境中非自然的强化物，那么脱离程序中可以考虑用环境中存在的自然强化物代替，促使将干预程序中被强化的行为逐渐迁移到自然环境中。

二、正强化的误用

正强化在日常生活中常常出现被误用的情况，主要表现为两大类：一是正强化的目标没有针对良好行为，而是不良行为；二是强化过程中出现偏差，导致干预效果下降或者引发个体新的问题行为。

（一）强化物针对不良行为

在日常生活中，人们常常出现盲目使用强化物的情况，导致对不需要的不良行为进行了强化。

> 小兰将玩具、书以及吃的东西扔得到处都是。妈妈一边批评小兰怎么又把东西扔得到处都是，一边动手帮助她整理起来。房间很快就干净了。以后小兰仍旧乱扔东西，虽然妈妈总是批评她，但是妈妈也总会整理。
>
> 在医院的门诊大厅，奶奶陪爷爷来看病，带上了4岁的孙子。挂号的队伍很长，爷爷已经排了一会儿。孙子感到无聊，于是与奶奶玩起了追逐游戏，一个逃，一个追。奶奶还夸孙子："真厉害，我都追不上你呢！"以后，到了公共场所，孙子在无聊的时候，总会要求奶奶陪他玩追逐的游戏。
>
> 咪咪是一个智力发育落后的孩子，喜欢吃山楂片。在课堂上，咪咪举起手，向教师要山楂片。教师没有理睬。于是咪咪开始咬自己，用头撞桌子。教师很怕咪咪伤害到自己，赶快跑过去给了她山楂片。之后，每当咪咪想要山楂片的时候，就咬自己或者用头撞桌子。

应该看到，生活中很多正强化的误用都非当事人故意为之。之所以出现这样的情况，可能有以下原因。

- **无意间的强化**。比如，在小兰的例子中，妈妈认识到了小兰的行为不好，而且她认为自己每次都批评小兰了，只是没有想到自己整理房间的行为无意识地对小兰进行了强化。
- **对什么是良好行为的认识有偏差**。在祖孙的例子中，奶奶根本没有意识到在医院门诊大厅是不可以陪孙子追逐打闹的，所以才会有这样一幕。生活中常发生这样的事情。比如，年幼的男孩偶然将超市里的糖果放进了口袋，回家之后，妈妈发现了，还夸奖孩子聪明。造成这类误用的原因主要在于父母或者养育人员对社会公共规则以及行为规范的理解存在一定偏差，因此难以及时发现孩子出现了不适当的行为，反而给予鼓励，从而导致更严重的问题。

- **在无奈中给予强化。**在咪咪的例子中，教师给咪咪山楂片实际上是一种非常无奈的选择，她清楚地意识到了咪咪不应该这样，但是教师害怕咪咪的行为伤害到自己，所以只好给她山楂片。这种情况也会在其他场合发生。比如，孩子在商场里不断地大声哭闹，要求父母购买某样东西，父母往往会受不了孩子的哭闹，最后无奈地满足了孩子的要求。但正因如此，个体的不良行为会变得越发严重。

对于干预者来说，如果当事人的不良行为存在被错误正强化的情况，就需要对它产生的原因进行具体分析，找到可行的解决方法。

（二）强化过程中的偏差

强化过程中的偏差包括以下几种。

- 没有及时给予强化或者没有一致地给予强化。
- 给予的强化物太多，出现滥用；或者强化物种类单一，使个体很快出现对强化物的饱厌。
- 个体的行为已经持续发生了，强化物还没有及时退出。
- 给予强化物之后不久，马上就对个体的行为提出批评，比如"这次虽然做得不错，但动作还是慢了一些""你画画很认真，但是你看这里还是没有涂好颜色"。若个体的参与动机不强，那么这种表扬之后的批评很容易降低个体从事某个活动的意愿。
- 用强化物引诱个体做某件事情，如"这个东西要不要，要的话就做××"。这很容易导致儿童只注意强化物，而非自己应该完成的事情，不利于儿童认识到完成某件事情是自己的责任。

正强化技术是行为矫正中的基本技术，它可以与其他行为矫正技术结合使用。虽然看起来简单，但是要真正掌握并正确运用，需要勤加思考和实践。

本章小结及关键概念

本章详细地解析了强化和正强化等概念，介绍了正强化的实施过程、要遵循的原则以及常见的误用情况，对正强化物的分类以及选择确定的方法进行了着重分析。

强化

强化指的是某种行为发生之后，所跟随的结果能够导致将来该行为的发生频率提高的过程。

根据行为结果的性质，强化可以分为正强化和负强化。行为结果导致他获得满意的刺激物的过程称为正强化，而将行为结果是逃避或者回避厌恶刺激的过程称为负强化。

根据行为之后是否每次都给予强化，强化可以分为连续强化和间歇强化。连续强化指的是个体行为每次发生之后都有强化，间歇强化则是偶尔给予强化。

根据强化的来源，强化可以有多种形式：外部强化、替代强化、自我强化和自动化强化。外部强化是个体的行为带来了来自他人的满意的直接行为后果，并使得该行为在未来出现的次数增加。替代强化是因观察到别人的行为获得了某种满意的结果，而对自己的行为产生了调节作用。自我强化是自己根据内在的行为标准对行为进行自我奖励，以对行为进行调整。自动化强化是不需要其他人呈现某种达到要求的结果就具有强化作用的行为，而强化来自身体内部的感觉刺激。

正强化

正强化是指行为在某种情境或刺激下出现时得到一种刺激，如果这一刺激能够满足行为者的需要，以后在类似的情境或刺激下，该行为的出现频率就会提高。正强化的"正"指的是行为出现之后某一刺激的呈现，而不是指所呈现的刺激的性质。

能够满足个体需要并维持个体行为继续存在或者增加的刺激称为正强化物。根据强化作用的起源或者性质，强化物可以划分为无条件强化物（非习得性强化物）和条件强化物（习得性强化物）。经常与各种无条件强化物或者条件强化物一起配对使用且强化作用很少受到环境因素影响的刺激，如眼神接触、表扬和身体的接近等社会性的刺激，称为泛化性条件强化物。

根据强化物的内容，强化物划分为可吃型、感觉型、可触摸型、活动型和社会型。

正强化的实施

正强化的实施步骤包括确定正强化的目标行为、选择强化物及制订强化物清单，然后根据矫正计划实施正强化。选择强化物可以通过刺激偏好评估的方法，采用访谈、问卷调查以及直接观察等方法进行。在正强化实施过程中，要注意遵循一些原则，避免错误使用。

思 考 题

1. 什么是强化？什么是正强化？强化与正强化的区别是什么？
2. 什么是强化物？怎样选择适合干预对象的强化物？
3. 在正强化的实施过程中要注意哪些问题？
4. 在生活中找一个对象，尝试对他存在的问题行为进行分析，确定其维持规律是不是正强化。
5. 运用本章介绍的方法了解个体偏好的强化物，试着用这些强化物对所确定的目标行为进行正强化，并在小组中报告这一过程。

第四章

负 强 化

学习目标

- 负强化的概念及分类
- 负强化的过程
- 负强化的实施及误用

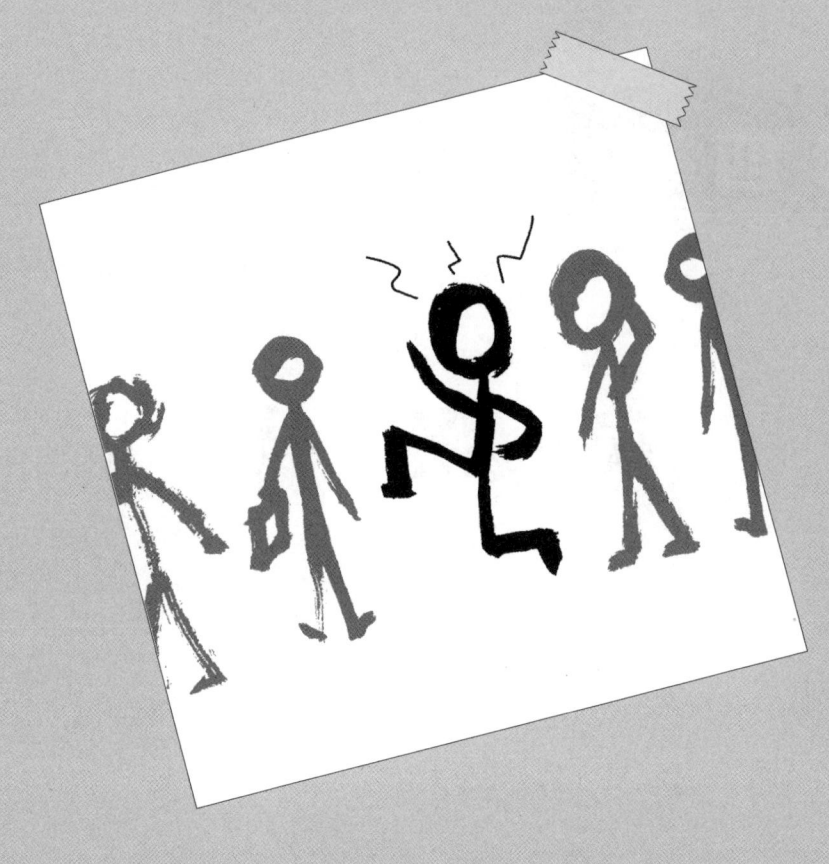

根据行为结果的不同，强化可以分为正强化和负强化，本章将详细介绍负强化的概念及其实施过程。

负强化的概念

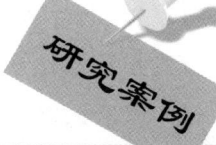

> 小红6岁,由于患有脑瘫,她的动作技能,特别是手部精细动作技能发展落后。在美术课上,教师布置了一个作业,内容是为一幅图画涂色。小红非常努力,认真地挑选颜色,并仔细地给图画涂上颜色。完成之后,她就急着把画给教师看,并骄傲地对教师说:"老师,你看看我画得好吗?"教师看了一眼说:"你画完了?""是的,画好了。"教师说:"你看,你将颜色涂到图画外面去了,是不是啊?你看,小路画得多好,你要向她学习。"
>
> **思考**
> 小红会有怎样的反应?

在上述情境中,刚给画涂完颜色的小红非常兴奋,因此很骄傲地向教师展示了自己的成果,其目的是想获得教师的称赞。但是教师对小红的作业进行了批评。可以猜想,小红可能会感到沮丧,甚至哭泣或者发脾气。试想,如果教师总是对小红的美术作业报以类似的态度,那么小红会对美术课产生怎样的态度呢?也许以后上美术课时,小红就不再将作业交给教师检查了,且逐渐丧失对美术课的兴趣,不再如之前一样认真地完成作业,甚至会拒绝做美术作业。这些行为为什么会发生?这些行为到底受什么规律支配呢?本章介绍的负强化有助于我们对小红的行为有更深的理解。

一、负强化的定义

所谓**负强化**(negative reinforcement),指的是当一个行为发生之后,行为结果导致了某种刺激的移去、减少或者延缓出现,那么今后该行为的出现频率将会提高。简单地说,就是当目标行为发出之后,跟随的是**厌恶刺激**的移去或者个体的逃避,最终导致目标行为增加,这就是负强化(Miltenberger,2001)。

对个体来说，之所以要做出某些行为来让一些刺激移去、减少或者延缓出现，是因为这些刺激令个体感到讨厌或者烦恼，例如，不喜欢做的作业、不愿意参加的活动、难闻的气味、不喜欢的人，等等。在日常生活中，有很多行为受负强化规律影响。比如在下雨天，人们为什么要穿雨衣或打雨伞？很多人都会回答，为了防止被雨淋到。确实如此，穿了雨衣或打了雨伞可以让我们在雨天不被雨淋湿。在这里，让雨淋湿头发与衣服就是一种厌恶刺激，因为穿了雨衣或打了雨伞，厌恶刺激才不会出现。

又如，到了一个有烟味或者其他异味的房间，人们的第一反应通常是打开窗户。打开窗户的目的就是让异味散去。在这里，异味就是一种令人厌恶的刺激，而打开窗户能够快速消除这种厌恶刺激。

从负强化的定义以及上述例子可以看到，行为之所以会持续存在，与行为导致的结果，即厌恶刺激的移去或者消除等，有密切的关系。这实际上也是负强化的"负"所蕴含的意义。

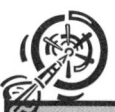 **重点难点**

> 正强化的"正"指的是行为出现之后某一刺激的呈现，而负强化的"负"指的是某一种刺激的移去、减少或延缓出现。

二、负强化的种类

厌恶刺激的移去、减少或延缓出现可以通过多种途径完成，主要可以归纳为两类：一是通过其他人的行动达到这一结果；二是个体自身行为的直接结果，与其他人的行动没有关系。比如，如果房间里有异味，可以让房间里的其他人打开窗户，也可以亲自打开窗户，来达到散去异味的目的；若学生遇到难题，可以通过询问教师和同学来获得帮助，也可以自己冥思苦想地努力解决。当然，很明显，通过这两种途径形成的行为是有所不同的。根据途径的不同，负强化可分为两类：社会性负强化与自动性负强化。

（一）社会性负强化

由其他人的行动帮助自己去除厌恶刺激而形成行为的过程属于负强化中的社会性负强化（social negative reinforcement）。这种负强化是通过社会化的方式完成的。以让其他人帮忙打开窗户来散去房间内的异味为例，若求助之后周围总有人替他打开窗户，那么该个体求助他人打开窗户的行为就会增加。这是一个社会性负强化的过程。在这一过程中，个体要懂得如何向其他人求助。

（二）自动性负强化

通过自身行为的自然结果产生的负强化就是自动性负强化（automatic negative reinforcement）。个体自己打开窗户来达到散去异味的目的，属于自动性负强化。个体要考虑自己是否有能力完成这些活动，来让自己逃避或者回避厌恶刺激。

比如，当学生遇到难题、感到困扰时，向别人求助来获得答案是一种途径，这属于社会性负强化。他也可以通过冥思苦想来获取答案，这属于自动性负强化，但这依赖于个体的能力。可见，上述这两种负强化所形成的行为在性质上有很大的不同，因此在设计负强化的干预计划时要注意干预的目标行为是什么。

 **综合讨论**

> 在《懂得爱——在亲密关系中成长》（麦基卓等人，2007）一书中，作者提到了这样一个故事。
>
> "两个6岁的小孩。他们跑到海滩，脱离大人的视线。我们偷偷瞄见小男孩用力推小女孩，使她跌倒。她起身拍掉身上的沙土，环顾四周，看看有没有大人。我们在她的视线之外，附近也没有别人，小女孩静静地走向草地，爬过大圆石和海边浮木，过了好几分钟，终于到达母亲的视线范围，于是停下脚步，开始号啕大哭，好像非常疼痛，有效地吸引了充满同情的母亲来到身边安慰她。"

> **问题**
> 1. 在这个故事中，女孩表现出的大哭行为以及母亲的安慰行为若今后在类似的情境中总是出现，行为的强化规律是什么？
> 2. 作者提到，"敏感的小孩常常会以受伤的感觉控制别人的行为"。这句话指出了什么行为规律？为什么会发生这样的情况？

三、负强化与正强化

在正强化这一章，我们已经介绍了强化的概念。所谓强化，指的是在行为发生之后出现的结果能够导致行为今后的出现频率提高的过程。而根据结果的不同，强化可分为正强化与负强化，不同点在于，导致行为发生频率提高的行为结果存在很大差别。正强化中的行为结果是个体获得了强化物，而负强化中的行为结果是厌恶刺激的移去、减少或者延缓出现。所谓"正"，指刺激的呈现；所谓"负"，则是刺激的移去、减少或延缓出现。但是不管行为出现之后的结果怎样，这两种强化对行为产生的影响是一致的，即行为都增加了。

在大多数情况下，人们的行为主要受到单一的强化规律——正强化或者负强化规律——控制。但有时候，支配行为的规律会变得有点复杂，可能既有正强化，也有负强化。比如，小强在考试之前非常用功，因为爸爸答应如果他考出好成绩，就给他买游戏机。但是他也很担心，如果考不出好成绩，就要被爸爸妈妈责骂。结果，当他取得好成绩时，爸爸给他买了新款游戏机，也没有责骂他，因此小强学习得更加用功了。在这个例子中，游戏机作为奖励物对小强考得好这一点进行了奖励，这是一种正强化，小强也因为获得了好成绩而没有受到责骂，这是一种负强化。

在日常生活中，由于行为对象不同，同一事件中可能既有正强化，又有负强化。比如在下面这一例子中，可以看到在同一事件中，支配不同行为主体的行为规律是不同的。

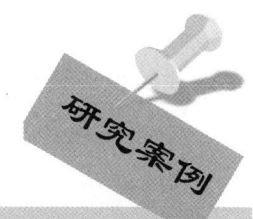
研究案例

> 妈妈带孩子逛商店,到了糖果柜台前,孩子要妈妈买糖果,妈妈一开始不同意。然后小孩开始哭闹,发起脾气,甚至在地上打滚。妈妈很无奈,只好给孩子买了糖果。孩子在拿到糖果之后,哭闹、发脾气的行为就停止了。

该事件中的孩子在想要糖果但妈妈不同意的情况下,直接采取了哭闹这样发脾气的行为,结果妈妈妥协了,给他买了糖果,所以哭闹的行为达到了目的。今后,当这个孩子提出某个要求而妈妈不同意时,他更有可能选择哭闹等发脾气的行为来让妈妈妥协。这是一个正强化的过程。但对于妈妈来说,孩子哭闹的情况是一种厌恶刺激,这一刺激让她的心情变得很糟糕,此时妈妈最希望的就是让孩子快点停止哭闹,而购买糖果满足孩子的要求明显达到了这个目的。因此,今后当妈妈不同意孩子的要求而孩子哭闹时,妈妈更有可能采取满足孩子要求的行为。这一过程是一个负强化过程,厌恶刺激则是孩子哭闹的行为。

从上述分析中可以看到,负强化和正强化一样,也是形成并维持行为的一种规律。在问题行为评估过程中,需要判断个体的问题行为是否由负强化功能维持。但作为一种技术,就需要考虑如何在行为发生之后减少甚至消除厌恶刺激,或者让它延缓出现。

四、负强化物

在正强化过程中,个体的行为受到了正强化物的加强,强化是通过给予正强化物来完成的。而在负强化过程中,强化是通过厌恶刺激的消除、减少或者延缓出现来完成的。这里的厌恶刺激常常被称为<u>负强化物</u>(negative reinforcers)。但实际上,负强化物真正的含义应该是这些厌恶刺激的消除、减少或者延缓出现,只有在行为之后出现这样的结果,负强化的过程才有可能发生。

理解负强化物时,要注意与第八章中关于惩罚时使用的厌恶刺激进行区分。在负强化中，厌恶刺激通常出现在行为发生之前，并且在行为出现之后消失或减少。而在惩罚过程中，厌恶刺激在行为发生之后才出现。

与正强化物的分类相似，负强化物的强化作用可以来源于人类天生对刺激的反应，比如对痛的感觉；也可以来源于学习。如果负强化物的强化作用不需要经学习而获得，这一类负强化物就可以称为无条件负强化物（unconditioned negative reinforcers）。通常，这些刺激本身会令人感到非常难受，如电击、噪声、刺眼的灯光、难闻的气味、特别高或低的温度以及来自身体的各种压力等。事实上，来自身体任何一个部位的不舒服感觉或者痛感都可能引发个体的一些行为，任何能够减轻这些不舒服感觉或者痛感的行为都有可能被加强。而其他一些习得的刺激可以称为条件负强化物（conditioned negative reinforcers）。具体来说，这些刺激本是一种中性刺激，由于常常与无条件负强化物或者其他条件负强化物一起出现，具有了厌恶性，它们的消除也就具有了负强化作用。比如，父母高声喊孩子的名字这一行为本身并没有什么特定的含义，但如果父母的这种做法常常在孩子长时间玩游戏、不做作业的情况下出现，而且如果孩子不停止玩游戏，不马上做作业，而父母进一步管教孩子，那么父母高声喊孩子的名字就有可能成为一种条件负强化物。也就是说，父母高声喊孩子名字之后，孩子有可能马上停止玩游戏，并去做作业。

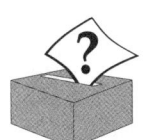
想一想

以下行为中涉及的刺激属于哪一类负强化物？
- 下雨天打伞。
- 看书看久了揉眼睛。
- 原先经常走的路上有一条大狗，于是绕路走。
- 王老师上课总要点名，所以学生每次都不敢逃课。

五、负强化中的逃避与回避过程

前面提到，在负强化过程中，个体行为之后的结果可能是某种刺激的移去、减少或者延缓出现等情况。对这几种情况做进一步分析，可以发现不同情况下的负强化过程有所不同，不同之处主要在于厌恶刺激是否真实存在（表 4.1）。

表4.1 负强化过程中的行为前提和行为结果

	行为前提	行为结果
厌恶刺激移去	厌恶刺激真实存在	厌恶刺激消失
厌恶刺激减少	厌恶刺激真实存在	厌恶刺激继续存在，但是数量减少或者强度降低
厌恶刺激延缓出现	厌恶刺激并非真实存在，但有信号预示它即将出现	厌恶刺激延缓出现或者没有出现

如果个体行为之后出现的结果是厌恶刺激的移去或者减少，那么在该种情境下，个体都真实地体验了厌恶刺激。但若是延缓了厌恶刺激的出现或者厌恶刺激再也不会到来，那么个体在这个过程中实际上并没有真实地体验到厌恶刺激的厌恶性。根据行为之前的厌恶刺激是否真实存在这一点，负强化的过程可以分为两种：一是逃避过程（escape），二是回避过程（avoidance）（见表 4.2）。

表4.2 逃避过程与回避过程的比较

逃避过程	回避过程
被动的过程	主动的过程
厌恶刺激存在	在行为之前，厌恶刺激不存在
厌恶刺激移去或者减少	在行为之后，厌恶刺激没有到来或者延迟到来

（一）逃避过程

当个体遇到厌恶刺激时，可以采取一定的行为进行逃避，如果该行为导致了厌恶刺激的减少或者移去，那么这种逃避行为就会增加。这一过程被称为逃避过程。在日常生活中，人们有很多逃避行为，比如，若遇到强光，人们就会眯起眼睛或者眨眼；若录音机或者电视机声音很响，人们就会将声音关小一些；若遇到一个正在发怒的人，人们就会避得远远的。

在逃避过程中，厌恶刺激是真实存在的，会给个体带来非常难受的感觉体验。因此，个体在承受厌恶刺激后，必然做出特定的行为，以便让该厌恶刺激停止。这一过程是一个被动的过程，行为直接指向如何逃避厌恶刺激。但是，如果在逃避过程中，厌恶刺激的出现总是与某些信号连在一起，比如，妈妈在发怒之前的说话声音总是升高，经过逃避，个体可以逐渐了解与厌恶刺激有关的信号是什么。一旦个体了解这些信号，他们就会在信号出现之后主动地做出特定的行为，来避免厌恶刺激的袭击。这就意味着个体从被动地逃避转向了主动地回避。

（二）回避过程

在回避过程中，个体实际上并没有真正地体验到厌恶刺激。但以往的经验告诉个体，如果不做出某个行为，某种令他感到厌恶的刺激就会到来。因此，为了延缓或者防止这种厌恶刺激的到来，个体会做出特定的行为，该行为的发生可以延缓或者阻止某种厌恶刺激的出现。因此，回避的过程是个体主动做出回应的过程，回避行为所针对的是预防厌恶刺激而不是结束它。

但是，为什么个体能够在没有真实的厌恶刺激存在的情况下，得出必须做出某个特定行为才能防止厌恶刺激到来的判断？这通常与个体以往的经验有关。一般来说，个体之所以能够做出回避行为，通常是因为有过类似的逃避经验，或者观察到别人有过类似的经历。过去的经验或者别人的经历能够让个体对当前情境中的各种因素做出分析和判断。若情境中存在一些预示某种厌恶刺激即将到来的信号，那么当个体收到这些信号之后，就能对未来的厌恶刺激做出预测，从而促使个体做出某种行为。

比如，如果孩子玩游戏玩了很久，父母警告性的语言"作业做了吗？"就可能成为一种信号。有时，连父母生气的面孔都可能成为一种信号。此时，如果孩子不停止游戏，就可能遭到父母的严厉批评。为了不让父母批评，孩子必须停止游戏去做作业。但是如果孩子对父母生气的面孔或者警告性语言没有丝毫认识，就不可能做出停止游戏去做作业这一回避行为。也就是说，如果要让回避行为发生,必须让个体对预示厌恶刺激到来的信号有足够的认识,即这些信号要成为某种辨别性刺激,个体才有可能出现回避行为。

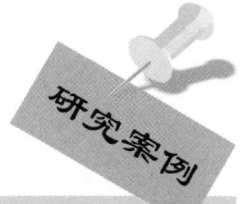

> 将一只大鼠放进一个实验用的盒子,盒子中间用一个障碍物隔开,大鼠可以从障碍物上跃过,即从盒子这边跳到另一边。在盒子的底部有一个电动栅格,这个栅格可以对盒子的两边分别给予电击。如果只在盒子的右边施行电击,那么右边的大鼠就会跳到左边;如果只在左边给予电击,左边的大鼠就会跳到右边。这种动作就是逃避行为。而且大鼠很快就学会了这一逃避行为,只要一施行电击,它就快速地从一边跳到另一边。
>
> **思考**
> - 如果在每次电击的 5 秒前都向大鼠发出一个声音(大鼠的听觉比较发达),大鼠将学会什么行为?是逃避行为还是回避行为?
> - 如果大鼠不管怎么跳,都会遭受电击,大鼠又会怎么样呢?

虽然一般来说,回避反应建立在逃避反应的基础上,但并不一定要有这样一个逃避过程才有可能产生回避反应。对于人来说,有了语言文字这一有力的第二信号系统,行为规范和法律准则就可以对人的行为产生约束力,让人直接学会回避反应。

负强化的实施

在第一节中,我们已经了解了负强化的概念。但是在临床工作中,到底在什么情况下可以采用负强化的技术来改变个体的行为呢?如果采用这一技术,该注意什么问题?本节要解决的就是这两个问题。

一、负强化的实施过程

（一）确定目标行为以及行为发生的情境

如果运用负强化技术对当事人的行为进行矫正，那么所针对的目标行为一定是良好的行为。而且负强化过程中涉及厌恶刺激的使用，以逃避过程为例，一旦目标行为发生，厌恶刺激就需要撤除。也就是说，厌恶刺激要出现在行为发生之前。因此，在制订矫正计划时，要注意分析目标行为是否适合用负强化技术进行训练。除了负强化技术针对的是良好行为外，还有一个要考虑的因素是在良好行为发生之前可否设置个体厌恶的情境。

实施负强化之前的厌恶情境可以通过人为设计来进行设置。在这种情境中，厌恶刺激通常不是生活环境中自然存在的，而是人为施加的。比如，在吕静（1992）介绍的美国临床医生吉尔和沃尔夫使用负强化训练一名重度智力落后儿童的大小便习惯的案例中，训练人员用了一条四五米长的布带，一端绑在儿童的腰部，另一端绑在厕所里。在第一阶段，训练者仔细观察这名儿童，耐心地等待儿童出现想上厕所的意愿；一旦发现儿童有如厕意愿，就立即松开布带并给予奖励物。在第二阶段，儿童要自己走向厕所，才松开布带，给予奖励。在第三阶段，等儿童走进厕所，坐在马桶上，才松开布带。在第四阶段，等儿童完成大小便，穿好裤子，才松开布带。在上述案例中，训练者通过在儿童腰部绑布带来人为地设计了厌恶刺激，通过解开布带制造了撤销厌恶刺激这一负强化物，从而对儿童大小便的习惯进行了强化，并最终取得了较好的效果。

但是，在另外一些情境中，干预者并不一定需要特别设计厌恶刺激，而是可以很自然地直接利用原有生活环境中存在的厌恶刺激。这一类个体的不良行为通常有错误的强化历史，他们的不良行为与逃避或者回避生活中自然存在的厌恶刺激有密切关系。换句话说，这些个体已经形成了某些行为习惯来逃避或者回避这些厌恶刺激。对问题行为的功能评估可以帮助干预者了解是否存在这一情况。

比如，一些学生在做难度高的作业时比做难度低的作业时更容易出现发呆等注意力不集中的行为；当父母要求孩子停止玩耍去弹琴时，孩子更有可能表现出没有听到、打岔等行为。在这里，难度高的作业和弹琴对个体来说都是一种厌恶刺激，发呆等注意力不集中的行为、装作没有听到或者打岔的行为都可以起到暂时停止厌恶刺激或者延缓厌恶刺激到来的作用。又如，在日常生活中，人们有时甚至会通过一些破坏性行为、自我伤害性行为或攻击性行为来逃避或者回避令人感到厌恶的刺激。尤其是语言能力较差的孩子，他们会通过尖叫或哭喊等行为拒绝父母或者教师提出的作业要求。在这些事件中，我们可以发现，个体已经学会了一些错误的行为，以逃避或者回避厌恶刺激，即行为具有了负强化的功能。虽然这些行为能够暂时让个体应付环境中存在的厌恶刺激，但是从未来的发展来说，这些行为无助于个体自身能力的获得，因此需要纠正。

对于这些受到了错误的负强化的行为，干预者可以重新设计一个负强化过程，通过让个体学习更加功能化的有效行为来消除厌恶刺激，从而使得功能性行为增加。比如，对于语言有障碍的儿童，当父母或者教师提出要求时，如果他不愿意完成，可以教他通过某种手势或者说"不"来拒绝别人，而不是采用尖叫或者哭闹的方式拒绝。个体所学会的"不"的手势或者言语不仅可用于该情境，也可用于其他日常生活情境。不过，如果个体的能力水平无法表现出新的功能性行为，就需要结合其他技术，如模仿或者行为养成技术等，来教个体新的行为。因此，行为评估过程需要判断问题行为是否由负强化功能维持，分析可否通过训练新的良好行为来代替问题行为，达到撤销或减少厌恶刺激的目的。对于这类问题行为的干预，关键点在于确定可以代替问题行为的良好行为。

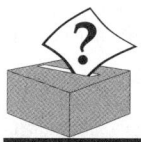 想一想

在下述情况下，可否用负强化技术进行训练？
● 因口吃而拒绝与人说话和交往。
● 拒绝吃某些食物，例如，只吃荤菜，不吃素菜。

（二）确定负强化的实施过程以及目标行为应达到的水平

在确定了目标行为以及行为发生的厌恶刺激情境之后，干预者需要考虑应如何实施负强化。负强化包括逃避和回避两个过程，因此在制订矫正计划时，要考虑首先选用哪一个程序。选用何种程序，可以考虑以下情况。

a. 原来的问题行为是否受负强化功能维持，若这一厌恶刺激在自然生活中常常存在，干预计划的重心之一将是指导或者教会个体用新的良好行为应对这一厌恶刺激，这必然是一个逃避过程。

b. 如果原来的问题行为并不受负强化功能维持，或者只是从当前需要干预的良好行为出发，可以考虑人工设计厌恶情境，或者通过逃避过程让他学会新行为，比如前文提到的为了让儿童学会上厕所而采取系布带的方法。这种方式大多运用于年幼的、认知水平有限的儿童，他们需要实际体验厌恶刺激，感受到行为与厌恶刺激变化之间的关系，从而学会这一行为。不过，即使采取逃避过程，干预者还是要确定伴随真实的厌恶刺激的警告信号可以是什么，以促使负强化从逃避过程转向回避过程。但如果可以使用更为积极的干预方法，如正强化技术，则不建议使用这一负强化技术。

c. 对于已经有一定生活经验（尤其是厌恶刺激的经验）的、对语言等符号有一定理解能力的个体，可以考虑运用一些动作、图片或者语言作为信号，让个体意识到如果不采取某种行为，那么后续会有哪种厌恶刺激到来。比如，走到即将有不良行为出现苗头的孩子的座位旁，轻敲其桌子、喊其名字或者指点贴在其桌上的标志性图片等。若孩子因此重新认真地参与到学习活动中，这一过程就是回避的过程。在这类案例中，干预者要思考的是何种警告信号对个体有用且是可以在自然情境中使用的，同时要考虑在什么情况下出现了这一警告信号。如果在警告信号出现之后，个体并没有出现良好的行为，那么是否要进入逃避过程，即呈现厌恶刺激，让个体经历一个真实的厌恶刺激，再促使其行为改变。

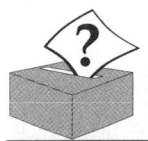 **想一想**

在巴甫洛夫的经典条件反射中,铃声是怎么成为食物的信号的?在前面的实验中,声音这一中性刺激如何成为大鼠躲避电击的条件负强化物?

另外,在行为矫正计划制订的过程中,还要确定目标行为经过矫正需要达到怎样的水平,以便在实施过程中对当事人行为的变化做出更好的评价。

(三)负强化的具体实施

矫正计划制订好之后,就可以具体实施了。在实施过程中,应该注意以下几点。

1. 在良好行为发生之后应马上出现刺激的改变

负强化要求在个体的良好行为出现之后马上达到个体所预期的结果,即厌恶刺激的移去、减少或者延缓到来。如果采取的是逃避过程,那么应该在行为出现之后马上减少或者消除厌恶刺激;如果采取的是回避过程,那么应该给予警告信号或者与厌恶刺激有关的信号,并在个体出现良好行为后停止呈现厌恶刺激。

与正强化一样,在良好行为发生之后,厌恶刺激若马上移去、减少或者停止呈现,将有助于个体快速建立良好行为与厌恶刺激变化这一结果之间的联系。等个体对这种联系建立起某种认识之后,个体就更有可能表现出良好行为。

2. 负强化应注意适量

要让个体做出某些行为去逃避或者回避一些刺激,个体对该刺激的厌恶必须达到某种程度,行为之后该刺激的移去、减少或者不再到来才会对个体产生吸引力。换句话说,良好行为发生前后的厌恶刺激只有出现足够明显的变化,负强化才有可能发生,良好行为才有可能形成和维持。

还要注意,在给予厌恶刺激时,不要给个体造成不必要的人身和心理伤害，否则容易使个体产生过多的逃避或者回避行为。

3. 实施过程应有一致性

所谓一致性，指的是在矫正过程中，目标行为出现之后所给予的结果要有一致性。在负强化实施过程中，目标行为的每一次出现都应产生厌恶刺激移去、减少或者延缓出现的结果。这样才有利于个体建立起目标行为与厌恶刺激改变之间的联系。负强化与正强化一样，都是一种连续的强化。

但是如果个体的行为可以持续存在了，而且这种厌恶刺激可能是日常生活环境中自然存在的刺激，那么连续的强化可以开始转为间歇的强化。在日常生活中，在很多行为出现之后，并不是马上或者每次都能出现厌恶刺激的移去、减少或者延缓到来的。比如，如果感到头痛，我们知道止痛药可以帮助我们消解疼痛，但有时也会遇到即使吃药也无济于事的情况。然而以后如果遇到头痛，我们还是会选择吃一些止痛药。因此，如果个体的行为经常发生，就可以转为间歇强化。

4. 负强化应出现在所确定的目标行为之后

当个体表现出其他非目标行为之后，不应该给予负强化。这就意味着在实施干预计划之前，参与这一计划的人员都应该对强化的目标行为有清晰的认识。

在负强化的实施过程中，如果在厌恶刺激出现之后或者预示厌恶刺激的信号或警告信号出现之后，个体并没有表现出期望的目标行为，干预者可以尝试采用一些方法进行引导，让个体表现出期望的良好行为，之后再给予负强化。

事实上，对很多干预对象来说，在已经形成某种不良的行为习惯之后，让他主动地表现出某个期望的良好行为是一件比较困难的事情，因此干预者要在干预实施之前对可能的引导措施有所考虑。

5. 在选择逃避和回避过程时，应优先选用回避过程

由于逃避过程中的厌恶刺激是真实存在的，个体会实际地体验到厌恶刺激的厌恶性，而且由于厌恶刺激或多或少都会对个体的心理产生负面影响，因此在采用负强化进行干预时，应该优先选用回避过程。

不过，选用回避过程要有一定的条件。要让个体在厌恶刺激到来之前就

表现出良好行为,必然要让个体对预示厌恶刺激的信号有所认识。如果个体没有建立厌恶刺激与信号之间的某种联系,要采用回避过程是非常困难的。对于有一定语言能力的个体,采用语言警告、表情、姿势或动作等方式都可以给个体一些提醒,比如当某个学生的注意力不集中时,教师可以采取注视、走到其身边或喊他名字等方式给予提醒。但是对于语言能力或者智力严重落后的个体,采用口头提醒等方式可能收效甚微,除非学生对教师说话时生气的语气有所理解。对于这一类学生来说,教师生气的面部表情或者表示生气的卡通表情符可能更适合做提示符号。

如果个体完全没有信号的概念,可能还需要通过一定的逃避过程来帮助个体形成厌恶刺激与信号之间的关系。干预者需要考虑,在逃避过程中,应采用什么样的信号与厌恶刺激相结合,而且信号应如何出现在厌恶刺激之前。

6. 当出现良好行为时,应结合正强化一起使用

不管是负强化还是正强化,它们都是强化。个体良好的目标行为出现之后,除了厌恶刺激出现变化之外,若能及时地给予正强化,目标行为的形成和维持就会更加容易。这样的强化方式让个体对良好行为的结果更具深刻的印象,表现出良好行为的动机会更强。而且,在负强化技术中需要使用厌恶刺激,因此这是一种相对消极的干预措施,结合正强化技术的使用在一定程度上可改善其消极性。

知识拓展

对孤独症儿童逃避身体接触行为的干预案例

鲍尔斯和托沃特(Powers & Thorwarth, 1985)用负强化技术对一名学龄前孤独症儿童逃避身体接触的行为进行了干预。

杰森是一名 30 个月大的男孩,被诊断患有孤独症。他缺乏与他人的言语交流,会躲避与他人的视线接触,喜欢独处,讨厌与他人有身体接触。他还存在一些自我刺激行为,比如快速转圈、摇摆和看手指等,这些行为都是需要干预的。研究者认为,容忍他人身体接触是对其他行为施加干预的前提,因此首先对他逃避他人身体接触的行为进行了干预。对杰森的干预每周进行 3 次,每次从上午 9:30 到 11:30。

杰森独处时常常表现出自我刺激行为,一有成人(妈妈偶尔例外)靠近,他就会

大哭，站起来，然后走到房间里的另一个比较僻静的地方，坐下来，停止哭泣，继续摇摆身体。当被成人抱着的时候，他会尖叫直到被放开，接着就会走到比较僻静的地方，摇摆身体。这个现象不管是在家里还是在干预中心都常常出现。

对杰森容忍他人身体接触的行为的操作性定义在两个阶段有所不同。在第一个阶段是"当被抱着坐在训练者腿上时，他能够有更少的激烈哭泣"。如果他能做到至少保持1秒的安静，就转入第二个阶段，此时操作性定义是"当被抱着坐在训练者的腿上时，他没有哭泣和身体抗拒"。

干预的过程是：当杰森早晨到达干预中心，由训练者将他带入小隔间。训练者坐在地毯上，并将杰森放在他的大腿上。训练者的胳膊以类似拥抱的姿势环住杰森的胸部。如果他没有拒绝拥抱，就抱得松一些；如果杰森试图挣开，就紧紧地抱住。如果他没有激烈地哭泣持续2秒，就抱得松一些，并允许他在房间里逛30秒。在放松的这段时间，训练者不启动任何交流。然后再将他抱过来，重复前面的过程。这样的过程每天持续90分钟。

干预还引入了塑造的程序。当杰森在训练者腿上安静地坐满1分钟时，就要求他更久地保持安静，以获得30秒的放松时间。最开始，要求杰森保持安静1分钟，然后逐渐延长安静时间。如果杰森连续3次都达到要求，可将要求保持安静的时间延长到90秒；连续3次达到要求后，再次延长到2分钟；然后每次延长1分钟，直到连续安静9分钟，才能有30秒的放松时间。如果延长到下一标准，但是杰森没有成功，则回到前一个已成功的标准；如果杰森连续成功了2次，就再次延长到下一个标准。若要再延长标准，则至少要有2次连续成功。

同时，训练者还采取了另外的程序。杰森的母亲说，食物能够让杰森安静。当杰森坐在训练者的腿上时，训练者每分钟给他1次食物（如小饼干、薯片等）。但如果杰森的哭泣是激烈的、不被允许的，就不给予食物。给杰森提供食物的时间间隔要缓慢地增加，直到每15分钟1次。

在基线期连续3天的观察中，杰森安静地坐在训练者腿上的时间常常为0。在干预的第一天，杰森的安静时间就增加了65%，9天的训练之后能够达到100%的安静。在第4—5周的追踪发现，杰森坐在别人腿上不哭的行为得到了很好的保持。

问题

在此案例中，负强化技术是如何实施的？

案例讨论

一名 9 岁的失明儿童不会讲话,每当周围有人高声说话时,他就会去打那个人,其目的是让对方不要大声说话。

问题

如何采用负强化技术改变这名儿童的打人行为?

二、负强化的误用

在实际生活中,常常出现负强化的误用,主要的误用表现在以下方面。

(一)负强化的目标行为不是良好行为

这是日常生活中非常普遍的一种误用。人们往往会不自觉地将负强化的原理运用在非期望行为上,而且有些行为非常严重,比如厌食症患者拒绝进食的行为。通常,对于这些个体来说,体重增加、身体发胖是非常严重的厌恶刺激,而减少饮食可以控制自己的体重,严重者甚至会完全拒绝进食。在这些个体身上,拒绝进食这一行为能够不让体重增加的厌恶刺激出现,因此会持续拒绝进食。另一个例子是吸毒者的吸毒行为。提到毒品,我们常有一个疑问:为什么毒瘾这么难戒?对于吸毒者来说,中断毒品之后所出现的戒断综合征是一种非常强烈的厌恶刺激,吸食毒品可以解除个体身体上的不适感或者防止这种不适感到来。上述负强化针对的都是非常严重的问题行为。

有时,负强化所针对的行为可能没有如此严重。比如,有些个体总是再三地犯同样的错误,而且在发现自己出错后总是快速认错,向别人道歉。他们的认错和道歉往往让他们很少受到严厉的批评或者责罚。从负强化的角度来说,快速地认错和道歉使得严厉的批评或者责罚不再到来,因此个体养成了赶快认错和道歉的习惯,但这一习惯并没有真正让他们认识到自己的错误,才会再三地犯同样的错误。

在日常生活中,个体有时会通过撒谎的方式逃避或者回避父母及教师的批评与责罚。比如，有些学生害怕自己的考试成绩差，招来父母的责骂，所以在父母问起有没有考试时，他们会声称没有考试，或通过涂改考卷成绩、模仿父母的签名来躲避责罚。当教师要求学生交作业而学生没有做作业时，学生就会对教师说自己的作业本忘带了或留在家里了，等等。若不想上学，想留在家里，就假装自己生病了。

对于上述情况，干预者要注意负强化针对的良好行为不仅仅是口头语言上的表示，而是应该注重个体具体的行动表现。如果一味地轻信个体的讨饶或者谎言，而不对他实施惩罚，则可能强化个体讨饶却不改行为的习惯，或者让个体形成撒谎的行为。

在学校里，有些学生还会采取一些不良行为（比如尖叫）来逃避或者回避学习任务，下面案例中的小希就是如此。

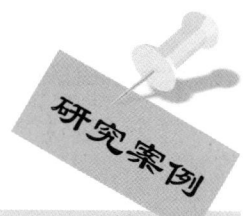

研究案例

小希已经11岁了，由于学习困难，因此在教室里上课对他来说一直是一种煎熬。进入初中后，课程越来越难，特别是数学方面，他常常听不懂。因此当教师让学生做作业的时候，他感到特别受不了，于是会开始尖叫。突如其来的尖叫总能把同学和教师吓一大跳，教师每次都特别生气，批评他，然后请他去办公室或者教导处。

对于这些行为，教师要能够加以辨别。研究者（Cipani，1995）认为，通过回答下述三个问题，可以帮助我们确定学生是否在用负强化的方式维持问题行为。如果对这三个问题的回答都是肯定的，就可以确定学生在用问题行为达到逃避学习任务或者作业的目的。

- 学生的行为导致学习要求降低或者学习活动结束了吗？
- 学生是否在做作业或者回答问题时遇到了困难？
- 这类行为是否在学生学业有困难的科目中最常发生，而在成绩好的科目中最不常发生？

（二）厌恶刺激的误用导致个体形成过多的逃避或回避行为

这种误用实际上与错误地使用惩罚有关。有关惩罚的内容，我们将在第八章进行详细介绍。教师或者家长如果错误地使用厌恶刺激，过多地对孩子进行惩罚，孩子就可能对这些厌恶刺激产生过度的回避或者逃避反应，并泛化到其他与厌恶刺激有关或者相似的物体和情境上，甚至让个体形成胆怯或内向的性格。

很多研究者发现，父母过多地使用惩罚与孩子心理的健康发展具有密切的关系。对特殊人群（如社交恐怖症、神经症、自杀等人群）的人格特征与父母教养方式的关系研究发现，父母若在生活中过多地采取惩罚，过多地拒绝和否认孩子，孩子的心理将难以获得健康的发展。路英智和张勤锋（2000）的研究结果认为，父母采取过多的惩罚会让孩子变得胆怯，小心翼翼，在社交中过分担心自己的言行，唯恐自己遭到别人的指责，因此在生活中总是避免社交，以免露丑，或者过分注重自己的言行举止和心理状态，总是刻意表现自己以取得外界的认可。由于担忧过多，孩子反而在社交中显得紧张、笨拙。

又比如，临床上所谈到的恐怖症患者最容易出现的行为就是通过各种各样的行为逃避或者回避自己害怕的事物。以学校心理学中常被提及的学校恐怖症为例，我们可以发现，这些学生学会了用消极的逃避或者回避行为应对学校带来的压力。一些学生常常在早晨上学时表现出身体上的不舒服，比如头痛、胃痛或者肚子痛，但当家长同意他们不去学校之后，这些痛感或者其他不舒服的感觉就会消失。

还有一类个体也很容易出现错误的逃避或者回避行为。这些个体的父母或者教师（通常是父母）对孩子抱有很高的期望，这种期望往往超出了孩子可以承受的水平，因此即使孩子再努力，也总是难以达到父母或者教师的要求和期望，即使表现得不错，也会遭到批评，因而具有很多失败的经历以及与"别人家的孩子"比较的经历。这一类个体的逃避或者回避行为在新任务或困难任务面前表现得更加明显。他们往往宁肯什么也不做，也不愿意让别人看到自己到底行还是不行，因此在他人眼里会显得非常懒惰。

案例讨论

一名 5 岁的小女孩个性比较内向，幼儿园教师认为她比较聪明，但是每当教师说完故事提问或者让孩子们重复一遍时，这个女孩总是拒绝。

问题

为什么这个小女孩总是拒绝回答问题？可能的负强化物是什么？

本章小结及关键概念

本章对负强化的概念以及实施过程进行了详细介绍，对负强化过程中可能出现的问题进行了分析。

负强化

负强化指的是一个行为发生之后，行为结果导致了某种刺激的移去、减少或者延缓出现，于是今后该行为的出现频率将会提高。负强化包括社会性负强化和自动性负强化。通过由其他人的行动帮助自己去除厌恶刺激这一形式形成行为的过程属于负强化中的社会性强化，而通过自身行为产生自然结果达到的负强化是自动性负强化。

在负强化过程中，强化是通过厌恶刺激的消除、减少或者延缓出现等完成的。这里的厌恶刺激常被称为负强化物，但负强化物真正的含义是这些厌恶刺激的消除、减少或者延缓出现。负强化物包括无条件负强化物和条件负强化物。如果强化作用不需要个体以往进行过学习，这一类负强化物就是无条件负强化物；如果负强化作用是习得的，就称为条件负强化物。

负强化的过程包括逃避过程和回避过程。在逃避过程中，个体真实地体验到了厌恶刺激的作用，而采取的行为导致厌恶刺激的减少或者移去；在回避过程中，个体实际上并没有真正体验到厌恶刺激，而是提前做出了某些行为使得厌恶刺激没有到来。

负强化的实施

负强化在具体的实施过程中至少需要完成以下步骤：确定目标行为及行为发生的情境，确定负强化的实施过程及目标行为应达到的水平，根据矫正计划实施负强化。

在实施负强化的过程中要注意：在目标行为发生之后，应马上出现刺激的改变；负强化应注意适量；实施过程应有一致性；负强化应出现在所确定的目标行为之后；在选择逃避和回避过程时，应优先选用回避过程；当出现良好行为时，应结合正强化一起使用。

实施过程中常见的误用包括负强化的目标行为不是良好行为，以及厌恶刺激的误用导致个体形成过多的逃避或者回避行为。

思 考 题

1. 什么是负强化、社会性负强化以及自动性负强化？举例说明。
2. 什么是负强化的逃避过程和回避过程？两者有什么区别？
3. 在实施负强化的过程中，要注意什么问题？
4. 举生活中一个行为受到负强化的实例，分析该行为形成的过程。
5. 举生活中一个不良行为的例子，设计一个利用负强化技术进行干预的方案，与小组成员讨论在这一干预计划的制订和实施中要注意的问题。

第五章

间歇强化

学习目标

- ◆ 强化的时间模式
- ◆ 间歇强化的概念、优点及类型
- ◆ 间歇强化的实施过程及误用

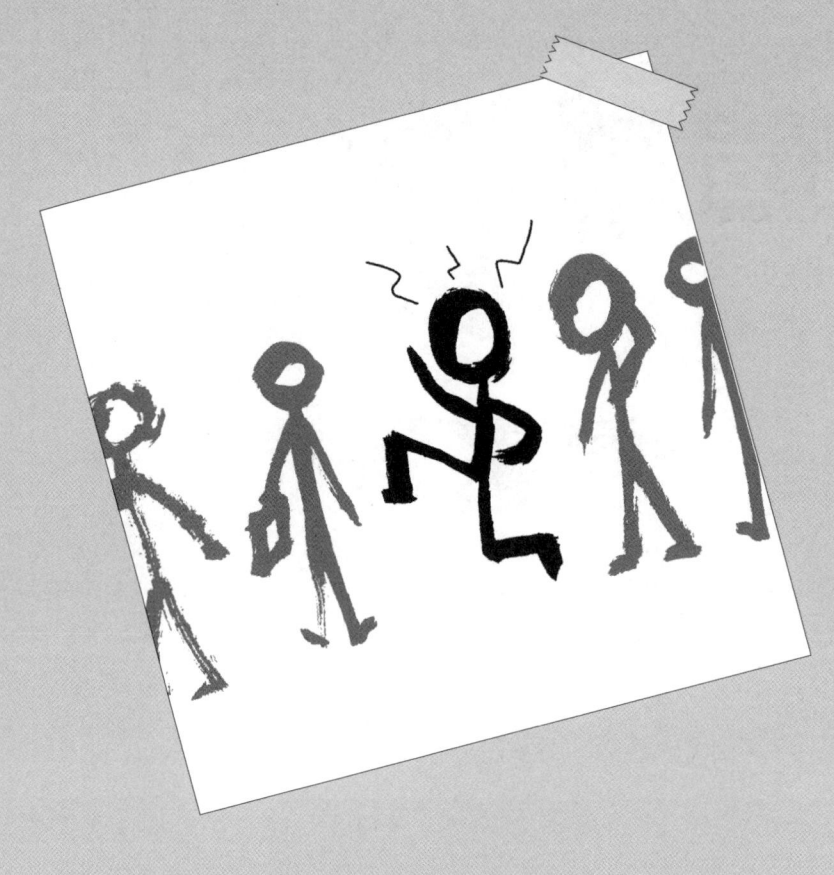

在第三章和第四章中,我们已经介绍了正强化与负强化技术,这两种技术都是通过对行为进行连续强化的方式来维持良好行为的。本章所介绍的间歇强化技术在强化的时间模式上与上述两种方法存在很大差异。

▎间歇强化的概念

一、强化的时间模式

强化的时间模式也称强化的程式（schedule of reinforcement），指的是行为发生之后强化安排的一种原则。从时间安排上说，连续强化（continuous reinforcement）和消退（extinction）是强化时间模式的两端。连续强化意味着每当行为发生，都给予强化（100%的强化）。消退则是每一次都不给予强化（零强化，将在第九章进行介绍）。在这两端之间的就是间歇强化（intermittent reinforcement）。在行为矫正领域，连续的强化往往用于行为形成的最初阶段。在行为建立之后，往往使用间歇强化的方式来维持。

二、间歇强化的定义

所谓间歇强化，指的是一种偶然地、间歇地或不是每一次都对所发生的行为进行强化的方法。这种方法对于行为的维持具有重要作用。在实际工作中，不管干预者最初采用的是何种行为改变的技术，在干预计划结束之后，都需要考虑一个问题，即如何让行为维持下去。此时往往需要考虑采用间歇强化的方式，让个体已经形成的良好行为保持下去，继而使之成为个体的行为习惯。

事实上，在日常生活中，人们的行为主要是通过间歇强化的形式维持的，偶然的强化比连续强化更加普遍，主要有以下两种表现形式（吕静，1992）。

1. **某些行为的发生并不意味着每次都能得到强化**

在日常生活中，有很多行为并不是发生了就能得到强化的，比如努力学习并不意味着在考试中一定能取得好成绩，买彩票并不一定能中奖，或者跟别人有礼貌地打招呼并不一定能得到礼貌的回应。但即使如此，学生会继续努力学习，买彩票的人会再去买彩票，习惯见面问好的人还会礼貌地与人打招呼。因为上述情况并非总会发生。日常生活中的很多行为会因为行为之后自然出现的活动或刺激而维持。

2. **某些行为必须先持续一段时间，才能得到强化**

在日常生活中，很多行为需要坚持一段时间才能获得想要的结果。刚刚学琴的孩子需要练习很多遍才能将一首曲子弹得动听、悦耳；去鱼塘钓鱼的人在甩下鱼钩之后要静静地等待鱼上钩，有时甚至很久都等不来鱼上钩；冬天手冷的时候可以通过搓手来取暖，但只有连续地搓一段时间，手才会暖和。

可见，并不是只要行为发生就能马上获得强化，有时需要坚持一段时间才能获得强化。不过，间歇强化这种延迟强化的特征有助于个体更好地养成自我控制力，帮助他们从外在强化的个体发展成自我强化的个体。

三、间歇强化的优点

由于间歇强化不是每一次都对行为进行强化，因此在维持行为方面有独特的优势，这些优势表现在以下层面。

1. 间歇强化更容易操作

连续强化要求干预者个体在每次出现目标行为之后都进行强化，但在实际生活中，要做到这一点非常困难。要对每一次发生的行为都进行强化，必然意味着每当行为发生，都能被其他人注意到，这在日常的生活中是很难做到的——我们不可能随时随地关注其他人的行为，也就不可能每次都对其他人所出现的行为进行强化。从这一点来说，间歇强化比连续强化容易操作。

2. 间歇强化更经济

对于尚未形成的行为，连续强化的方式可以帮助个体更快地形成该行为，但是对于已经形成的行为，没有必要每一次都进行强化，连续的强化不是一种经济的做法。

3. 间歇强化更能克服强化物的饱厌现象

在连续强化中，每当行为发生都给予强化物，很容易导致个体出现对强化物的饱厌现象，虽然这种饱厌现象可以通过一些方式来延迟出现，比如，每一次给予少量强化物或强化物品种的多样化等。但是经过多次连续给予，特别是如果所给予的强化物是可吃型强化物，那么饱厌现象仍旧很容易出现。

但在间歇强化中，由于不是每一次都给予强化物，相同数量的行为只能获得比连续强化更少的强化物，因此个体对强化物的兴趣下降得较慢，能够一直维持在一个较高的水平，不太容易出现对强化物的饱厌现象。

4. 间歇强化所维持的行为保持得更巩固

如果每当个体做出某行为时都能获得强化物，那么若不再给予强化物，行为就容易出现消退。但是如果个体的行为在持续一段时间或者发生了一定次数之后才能获得一定数量的强化物，那么这种强化方式所维持的行为就更具有持久性。当个体面对没有强化物的结果时，他们通常更容易相信自己下次一定能获得强化或者再坚持一段时间就能够获得强化物。比如，沉迷赌博的人每次输钱时都相信自己下一次会赢。行为的这一强化特征也有利于个体将外部的强化转化为内部的动机，让个体从由外部强化的人发展为自我强化的人。

▼ 间歇强化的实施

一、间歇强化的类型

对行为进行间歇强化可以直接或者间接地围绕行为的比例（ratio）以及时距（interval）进行，尤其是行为的比例（Lattal, Neef, 1996）。比例强化要求在强化之前，个体的行为必须发生一定的次数，而时距强化则要求行为在获得强化之前需要经过一段时间。另外，还可以根据所要求的个体行为次数或者时距是不变的还是可变的，将强化程序划分为固定强化和可变强化。由此，可将间歇强化分为四种：固定比例强化、可变比例强化、固定时距强化和可变时距强化（表5.1）。

表5.1　间歇强化的类型

种类	比例或时距固定	比例或时距可变
比例强化	固定比例强化	可变比例强化
时距强化	固定时距强化	可变时距强化

（一）固定比例强化

固定比例强化（fixed ratio schedule of reinforcement，简称 FR 程序）指的是，只有行为者做出的反应达到所要求的次数，该行为才能得到强化。比如，每做 4 次才可以获得强化物，可记作 FR_4。斯金纳将这种对行为次数的要求称作反应组块。也就是说，个体只有完成了一个反应组块才能获得强化物，而不是所要求次数的最后一次（Cooper et al., 2007）。

这种固定比例强化常用于企业和工厂管理，比如计件工资制——工人一个月做满多少件产品就可以拿多少薪水，或者快递员每派送多少个包裹就可以获得多少报酬。又如，在学生背单词时规定每记住 10 个单词就可以休息 5 分钟，这也是一种固定比例强化。

研究案例

> 小刚非常调皮，不愿意学习，常常忘记做作业，会在课堂上做出各种怪动作，到处乱走，干扰其他同学学习。教师、家长和小刚经过讨论，共同商定由教师每天给他写一张便条带回家，汇报小刚在学校里的表现。如果他每周能得到 3 张以上的表扬条，妈妈就允许他租一张电子游戏卡。

一般来说，固定比例强化的模式可以使个体产生高比例行为，而且个体越快速地产生行为反应，就能越快速地获得强化物。比如，如果在工厂实施计件工资制，且每次在所要求的计件完成之后就兑现工资，那么工人会很有积极性，因为谁做得快，谁就可以更快地达到规定的计件数。在相同的时间内做得越快的人所获得的报酬也就越多。

但是，在固定比例强化模式中，有可能会出现一种情况：在上一次强化结束之后，行为会出现停顿现象（postreinforcement pause）。也就是说，在获得强化之后的一段时间内，个体可能不会出现所要求的行为反应（Cooper, Heron, Heward, 2007）。比如，如果每天要求学生背完 20 个英语单词才能看电视 15 分钟，那么在背完 20 个单词获得强化之后，学生很少会再去背单词。而且，强化之后行为停顿时间的长短与固定比例强化所要求的行为次数多少有密切关系。一般来说，所要求的行为次数越多，强化之后产生的停顿时间越久；所要求的行为次数越少，停顿时间越短。当停顿结束之后，强化所要求的行为反应的出现率会快速增加，而且每次行为之间的间隔时间很短。

（二）可变比例强化

可变比例强化（variable ratio schedule of reinforcement，简称 VR 程序）指的是个体每次强化所要求的行为反应次数是可变的，不是固定的，是不可预测的。但是一般来说，强化所要求的行为反应次数的可变只是相对而言，在总体上会围绕某一平均数发生变化。如果平均数是 20 次，那么可以记作 VR_{20}。也就是说，每次给予强化物所要求的行为发生次数围绕 20 次发生变化（如 15 次、21 次、18 次、24 次、23 次、19 次等）。

在课堂教学中，教师可以通过这一可变比例强化模式更好地管理小学生的课堂发言行为。对于很多小学生来说，能在课堂上回答教师的问题是一件非常开心的事情。教师需要考虑如何照顾到班级中每个学生的需要，让每个学生都觉得自己有同样的机会来回答教师的提问。教师可以采取可变比例的程序，如让学生平均举 5 次手就可以站起来回答问题。这样，尽管学生并不是每次举手都能获得发言的机会，但是在教师提问之后，仍旧会积极开动脑筋，举手要求发言。

与固定比例强化相比，可变比例强化通常能使个体产生快速的行为反应，而且行为与行为之间很少有停顿现象。另外，可变比例强化所维持的行为更加一致和稳定。由于每一次强化要求的行为反应次数变动范围都比固定比例强化大，个体每次强化所要求的行为次数不同，个体并不知道下一次强化所要求的行为次数是多少，因此个体的行为更不容易消退。个体也就不会像固定比例强化程序那样在每次强化之后出现行为停顿现象。

（三）固定时距强化

固定时距强化也称为固定时间间隔强化（fixed interval schedule of reinforcement，简称 FI 程序），指的是需要强化的行为在前一次强化之后，经过了某段固定的时间再次发生，就给予强化。很明显，该强化程序的特点就是必须在一定的时间间隔后对所期望的良好行为进行强化，而且时间间隔是固定的。比如，在前一次行为反应之后经过 5 分钟再次发生才进行强化，并可记作 FI_5 分钟。

严格来说，固定时距强化不仅要求强化与强化之间必须经过一段固定的时间间隔，而且在固定的时间间隔之后，个体要产生期望中的行为，才能获得强化；在前次强化之后进入下一个固定时距强化的循环，这个循环一直继续，直到矫正计划结束。但在实施时，在时间间隔到了之后，个体不一定会产生期望中的行为，或者维持个体问题行为的功能来自身体的内在需求，比如长时间的安静型学习活动导致个体的兴奋水平下降，使他需要动觉刺激。在这种情况下，干预者可以更多地采取非后效固定时距强化的方式进行干预，即在固定时间间隔后提供的强化物与行为没有直接联系。比如，兴奋水平比较高的儿童可能会在相对安静的学习活动中出现突然站起来、离开座位在教室里走动、双手摸与学习无关的物品或敲击学具等物品，这类行为之所以不断出现，原因可能是他可以通过这些动作获得动觉刺激等感觉刺激。所以在干预时，可以根据儿童兴奋水平的变化情况设置适当时长的时间间隔，每隔几分钟就可以通过叫他站起来或走动一下（如走到黑板的位置）等方式主动让他获得动觉刺激等感觉刺激，从而减少无关行为的干扰。

在日常生活中，严格按照固定时距进行强化的例子非常少见，但是在某些场合发生的事情非常接近于固定时距强化。比如，每天的报纸和信件几乎是在固定的时间被分发的，因此个体在拿到报纸和信件之后，如果要再次拿到报纸和信件，必须等待一段时间。又如发工资，很多人都知道，自己的工资是在每个月的哪一天发；也知道如果拿到了这一个月的工资，还要经过多久才能拿到下一个月的工资。这些例子都是在生活中使用固定时距强化的例子。

固定时距强化的程序也是一种让行为维持下去的有效方法。但这一程序会使行为出现类似固定比例强化的效应，即在强化产生之后，个体的行为会出现减少或者降低的情况（吕静，1992）。具体来说，通常是在每个固定时间间隔的开始，行为会出现强化后停顿的现象，然后行为发生的次数逐渐增加，越接近强化的时间，行为越明显，直至达到最高水平。这种随着间隔时间的临近，行为逐渐增加的过程可称为 固定时距图（FI Scallop）（Cooper et al.，2007）。

在固定时距强化程序中，行为在强化之后的停顿以及行为随着时间间隔快要结束而逐渐增加的现象也很容易在日常生活中观察到。比如，每学期开学的时候常常是学生最放松的时候，越临近期中、期末考试的时间，学生认真做作业、努力学习的表现越明显。对于大学生来说，如果教师布置了一份论文作业，要求在2周内完成，大多数学生很少马上冲进图书馆查阅相关资料，但是越接近交作业的时间，学生将时间花在论文上的行为就会越多。当然，在一般的固定时距强化中，干预者不会给行为提出一个最终的期限，不同于大学生完成论文这一事例中的最终提交期限。

但是为什么在固定时距强化中，个体在上一次强化之后会出现行为的停顿，而随着接近强化的时间，行为又急剧增加，到达一个顶点呢？这主要是因为当个体适应了固定时距强化的节奏之后，对下一次强化需要多长时间才能到来有了清晰的认识，也知道在强化结束之后，即使出现所期望的行为，也不会得到强化。因此，从固定时距强化的每一个时间间隔开始，由于行为不会获得强化，因而出现了消退，导致行为停顿。这一现象与固定比例强化程序的情况类似。但与固定比例强化程序不同的是，在固定时距强化中，行为会出现明显的"时间间隔开始时短而后逐渐延长、在强化到来之前达到最大值"的变化；而在固定比例强化中，虽然行为在强化之后会出现停顿，但是不会出现这种缓慢增加最后达到顶点的变化，行为发生的速度基本维持在某个水平，比如工人每天做多少产品是相对固定的。

（四）可变时距强化

可变时距强化也称可变时间间隔强化（variable interval schedule of reinforcement，简称 VI 程序），指的是从一次强化到下一次强化之前，时间间隔是不固定的、可变的。对于行为的发出者来说，两次强化之间的时间间隔是随机的或者接近随机的。但对于行为干预者来说，时间间隔则是围绕一个平均数发生变化的。比如，如果上一次强化与下一次强化之间的时间间隔平均为 10 分钟，那么可记作 VI_{10} 分钟，但实际上，每一次强化与上次强化之间的时间间隔可能是 8 分钟、12 分钟、9 分钟、13 分钟、7 分钟、11 分钟。

日常生活中也有应用可变时距强化的例子。比如，以人们等公交车为例，在公交车的起始站，由于每一班公交车的发车时间都是固定的，每一个等车的人都可以清楚地知道自己还要等多久，公交车才会发车。这是一个类似固定时距强化的例子。但是从公交车线路的第二站开始到末尾站,由于路况的不同和车速的不同,上一班车与下一班车之间的时间间隔很难保证是固定的,这有点类似于可变时距强化。虽然人们每次等车的时间有所不同,但是每个等车的人都会对等待的时间进行估计:自己大概要等多久。

与固定时距强化相比,可变时距强化所维持的行为更持久、更稳定。而且,可变时距强化所维持的行为在两次强化之间没有任何停顿,这一点与可变比例强化相同。

二、间歇强化的实施过程

在使用间歇强化的过程中,要注意以下问题。

(一)根据行为的性质和特点选择适当的间歇强化程序

1. 间歇强化程序对行为的要求

前面已经提到过,间歇强化所针对的行为通常是个体已经固定了的或者已经具有较高发生率的行为。研究(Sulzer-Azaroff et al., 1991)认为,如果行为干预的目标是增加个体的行为或者使某个行为固定下来,那么此时采取的强化程序应该是连续强化。也就是说,当个体还处于行为学习的阶段时,使用高频率的强化甚至连续强化是比较好的策略;但是当个体已经表现出该行为技能或者行为模式已经固定下来时,强化模式应该转变为间歇强化,并且要让个体生活中的自然结果维持个体的行为。

在制订间歇强化计划时,要根据行为的性质和特点相应地选择间歇强化的程序。一般来说,一旦确定了目标行为,人们很容易发现到底应选择比例强化还是时距强化。但不管是比例强化还是时距强化,都有两种程序:一是固定程序,二是可变程序。而且不管是固定比例强化,还是固定时距强化,行为都会出现强化之后停顿的现象。因此,在选择间歇强化程序的过程中,要仔细考虑到底是用固定程序还是可变程序。

通常,对于所要强化的行为,如果重视的是行为的结果,那么不管是固定程序还是可变程序,都可以被采用。但如果强调的是行为的过程,那么通常希望个体的行为能够一直保持某种状态,此时的固定程序就不是一个最佳选择了。因为在固定程序中,强化之后会出现行为的减退,不可能让行为总是保持在某种状态。比如在大学里,如果教师想通过点名的方式让修读课程的大学生不旷课,最好不要采取每两周点名一次这样的固定时距程序,否则当大学生习惯了这一点名方式之后,他们就可以猜到下一次会在什么时候点名。如果学生本来对该门课程不感兴趣或者学习不够用心、努力,就可能出现教师不点名学生就旷课的情况。因此,若要让学生每次都按时来上课,那么可变时距的点名方式比固定时距的点名方式要好。

 想一想

针对以下行为,如果采用间歇强化,可以采用什么程序?
- 每天自己整理床铺。
- 做作业时注意力集中,没有发呆、聊天等无关行为。
- 按时交作业。

2. 采用比例强化时要注意的内容

如果采用比例强化,在制订计划时就要仔细地确定每次强化所要求的行为次数。对于个体来说,该行为次数是个体通过努力可以达到的。在固定程序中,这一行为次数是固定的,但也仅仅是在一段时间内相对固定而已。当个体的行为能力提高时,对行为次数的要求也可以相应地提高。

比如,小刚是一个注意力很不集中的孩子,妈妈希望他养成写字时不玩玩具的习惯。开始时,规定每写3个字就可以摸一下玩具。当小刚基本上能够做到写3个字不分心的时候,妈妈进而要求他写5个字才能摸一下玩具。在这个过程中,妈妈采取的是固定比例强化程序,但是对小刚的要求则从在一段时间内写3个字提高到5个字,此时也可以说是结合使用了塑造技术。

如果采取的是可变比例强化的程序,制订计划时要仔细确认强化时所要求的行为次数的平均值,然后可以进一步根据这一平均值确认每一次强化的行为次数,即要求确定每次强化所要求的行为次数变动范围。在可变比例强

化程序中，每一次强化所要求的行为发生次数是可变的，但是行为发生的平均次数则是相对固定的。而且，当个体的行为表现越来越好的时候，这个行为发生次数的平均值以及变动范围也可以相应地提高。

3. 采用时距强化时要注意的内容

如果采用的是时距强化，在制订计划时要考虑前一次强化与下一次强化之间的时间间隔在多少为宜。在固定时距的强化程序中，这一时间间隔是固定的，但也仅仅是在一段时间内的相对固定。当个体的行为越来越稳定时，这个时间间隔也可以逐渐延长。

生活中也有这样的例子。比如，对学生来说，考试是一种很好的监督学生学习状况的手段，每一次考试的时间相当于强化的时间，而考试与考试之间的时间间隔就是强化与强化之间的时间间隔。这个时间间隔可以根据学生的年龄、自控能力等调整。在小学和中学阶段，除了期中和期末考试之外，每周或者每月的测验都有助于监控学生的学习情况。但是到了大学，基本只有期末考试了，在整个学期主要靠学生的自我监督。

如果选择的是可变时距强化程序，在制订计划时要仔细确认强化与强化之间时间间隔的平均值，然后可以进一步根据这一平均值确认每一次强化所需要的时间间隔，即确定每次强化要求的时间间隔的变动范围。在可变时距的强化程序中，对于被强化的个体来说，强化与强化之间的时间间隔是可变的；而对制订计划的人来说，时间间隔的平均值是相对固定的。当个体的行为水平越来越高时，也可以根据个体的行为表现对时间间隔的平均值和变动范围进行相应的调整。

在采用时距强化的程序对个体行为进行强化时，为了让行为及时出现，可以在规定的时间间隔到了之后对行为再次提出时间的要求。比如，如果是5分钟的固定时间间隔，那么个体在5分钟到了时，应表现出所期望的行为。但个体有时并不一定能马上表现出所期望的行为，此时可以再设置一个额外的时间要求，如在5分钟到了之后，个体一定要在30秒内表现出所期望的行为。如果该行为没有在30秒内表现出来，就取消个体获得强化物的资格。在时距强化程序中增加这样一个对行为在多少时间内必须表现出来的要求，不会改变时距强化中行为的特点，但是可以防止一个问题，即时间间隔到了之后，个体拖延很久才表现出所期望的行为。

4. 时距强化与比例强化的综合应用

在实际工作中，采用间歇强化的程序来维持个体的行为，不是指只能采用时距强化或只能采用比例强化。比例强化可以与时距强化程序结合使用。下面介绍三种结合方式（Cooper，Heron，Heward，2007）。

- 替代程序（alternate schedule）。如果在一定时间内个体的行为达到一定的次数，就给予强化，但是如果个体没有在规定的时间内完成足够的行为次数，那么在规定时间过后，只要个体出现了所期望的行为，也可给予强化。比如，规定学生要在 3 分钟内正确地完成 20 道口算题，如果学生完成 20 道题目且没有超过 3 分钟，就给予强化；但是如果学生无法在 3 分钟内完成 20 道口算题，那么在 3 分钟之后，学生再正确做出一道口算题也可获得强化。这种比例强化与时距强化的结合，可以在个体完不成行为次数要求的时候，鼓励他们进一步努力表现出所期望的行为。

- 协同程序（concurrent schedule）。如果强化目标是两个或者两个以上行为，可以采用不同的强化程序对不同的行为同时进行强化。比如，对于父母来说，蓝蓝在放学回家之后认真做作业和练习钢琴都是他们所期望的行为。父母可以规定，如果在 5 天之内，蓝蓝有 3 天在放学回家之后马上做作业或者有 2 天马上练习钢琴，都可以获得强化。这样，蓝蓝可以对自己回家之后的行为进行选择，而不管是选择做作业还是练钢琴，都是父母所期望的。

- 联合程序（conjunctive schedule）。可以规定个体不仅要达到行为次数的要求，同时要达到时间间隔的要求，只有满足这两方面要求，才能获得强化。比如，学生做题目不仅要做 25 道题目，同时必须至少做 5 分钟，只要其中一个要求未得到满足，个体就不能获得强化。

（二）选择恰当的强化物

虽然间歇强化是一种偶然给予强化物的程序，但是强化物是否恰当，同样非常重要。在制订行为矫正计划的过程中，非常重要的一项任务就是选择恰当的强化物。有关强化物的种类以及如何选择强化物，可以参照第三章中的有关内容。

值得一提的是，在间歇强化中，强化物最好是个体日常生活中自然存在的刺激。比如，如果希望个体常常看书，那么他在看书之后的心情很高兴或者所看的书让他很喜欢，会促使他今后看书的行为常常出现。这就是之前所强调的，由自我内在进行强化所维持的行为比外在强化维持的行为更持久。这就意味着，在选择强化物的过程中，要有意识地通过给予不同的强化物来促使行为由外在强化驱动转向内在自我强化驱动。

（三）根据个体行为的变化调整行为次数或时间间隔

在对当事人的行为进行间歇强化的过程中，干预者要对行为的变化进行有效的记录和监控。当个体的行为越来越稳定时，可以缓慢增加间歇强化所要求的行为次数或者强化之间的时间间隔。这也是在行为干预过程中常采用的程序，即程序稀化（schedule thinning）。比如，当学生能够在5分钟内做完20道口算题的时候，可以增加题目的数量，比如要求在5分钟内做完25道。

但是在这一稀化过程中，干预者要预防的一点是，因为行为次数或者间隔时间的增加，原来行为的改善可能消失了。因此，在制订计划和实施间歇强化的过程中，要对如何提高行为次数和间隔时间进行认真的考虑，注意要求的提高应适应行为发展的变化。否则，如果急剧提高要求，个体的行为反而会退化。间歇强化程序稀化的过程实际上也是逐渐退出严格的行为矫正程序的过程，有助于将行为迁移到日常生活环境中。

三、间歇强化的误用

在行为矫正的临床工作中，干预者会对是比例强化还是时距强化，是可变程序还是固定程序进行精心的考虑。但在日常生活中，人们可能会因为考虑不周或者无意识地使用间歇强化而导致误用。主要有以下几种误用情况。

（一）间歇强化的目标是不良行为

在行为矫正工作中，间歇强化的目标行为是良好行为。但是在日常生活中，常常会出现间歇强化的目标是不良行为的情况。导致这一误用的原因之一是对消退法的错误使用。

比如，在孩子的养育过程中，面对孩子的哭闹行为，不同家庭成员的态度不一致。孩子一哭，有的家庭成员就马上去抱或者立即满足孩子要求，这很容易使孩子的哭闹行为持续下去。又如，如果孩子哭的时间很短，父母还能坚持对之不理睬；但是如果哭闹超过15分钟，父母往往会不耐烦，只好满足孩子的要求。父母的这种态度很容易让孩子形成一种想法，即哭闹的时间越长，越容易获得强化物，这反而促使个体的不良行为持续存在，不容易改变。

（二）错误地使用程序导致新的问题行为

前面已经提到过，在实施间歇强化的过程中，很重要的一点是根据行为的性质和特点来选择恰当的程序。不管是比例强化还是时距强化，固定程序所维持的行为都有一个特征，即在强化出现之后，行为会出现停顿。如果在行为干预过程中针对的行为是要求个体一贯地表现出来的行为，那么选择固定程序很容易导致个体形成新的问题行为。

比如，对于还没有养成良好的做作业习惯的孩子，有些父母会在孩子做作业时采取隔一段时间就进入房间检查一下，来确认孩子是否在认真做作业。如果父母选择的是固定时间间隔的模式，比如，每隔15分钟进去检查一下，那么等孩子习惯了这种检查方式，当父母进入房间检查的时候，孩子都会表现出非常认真做作业的样子。但是父母有时候可能会被孩子的这种表象所欺骗。因为如果孩子没有真正认识到认真做作业的重要性，只是害怕被父母看到自己没有认真做作业而受批评，那么孩子有可能在这一段时间内并没有在好好做作业，只是在父母来检查时表现出认真做作业的样子。

又如，大学生获得某门课程学分的前提通常是通过该门课程的考试。如果上该门课的教师在平时对学生上课、做作业的行为没有要求，就会出现学生在考试之前开夜车、突击背书但平时常常旷课、不努力学习的情况。这也是错误地使用固定时距强化的一种表现。

（三）没有及时根据个体的行为变化来调整强化的次数或间隔时距

在实施间歇强化程序的过程中，要及时根据个体行为的变化调整强化所要求的行为次数或者时间间隔。即使是固定比例强化或者固定时距强化，所谓的比例固定或者时距固定都是一段时间内的固定，即相对固定。可变比例强化或者可变时距强化也是在一段时间内平均行为发生次数或者平均间隔时距的相对固定。但是在实际工作中，我们可能会看到，当个体的行为水平提高的时候，强化所要求的行为次数或者间隔时距没有得到及时调整，就很容易导致行为停留在某个不适当的水平，难以得到进一步提高。

案例讨论

一名9岁的孤独症男孩就读于某普通学校的特殊班。教师认为，他的认知功能较好，能够比较好地完成教师或者父母布置的作业。但他有一个很不好的习惯：不管做什么事情，比如吃饭或者做计算题，只吃几口饭或者只做了三四道题，就一定要旁边的人奖励五角星，有时甚至吃一口饭就要贴一个五角星。所以，不管是吃饭还是做作业，他总要花很长时间。

问题

1. 该儿童为什么会形成这种只吃几口饭或者只做几道题就要求别人奖励五角星的行为习惯？
2. 如果要改变该儿童的行为，可以采取什么样的行为矫正程序？

本章小结及关键概念

本章详细地介绍了间歇强化的概念及其具体类型，并对实施过程中要注意的问题以及常见的误用情况进行了介绍。

间歇强化

强化有三种不同的时间程式，包括连续强化、消退和间歇强化。间歇强化指的是一种偶然地或间歇地、不是每一次都对目标行为进行强化的方法，它更容易操作，更经济，更容易克服强化物的饱厌现象，而且行为保持得更巩固。它有四种操作形式，分别是固定比例强化、可变比例强化、固定时距强化和可变时距强化。

固定比例强化指的是只有行为者做出的反应达到所要求的次数，该行为才能得到强化。

可变比例强化指的是个体每次强化所要求的行为反应次数是可变的，不是固定的，在不可预测地发生变化。

固定时距强化也称为固定时间间隔强化，指的是需要强化的行为在前一次强化之后，经过某段固定的时间再次发生，就给予强化。

可变时距强化也称为时间间隔强化，指的是从一次强化到下一次强化发生之前，两者之间的时间间隔是不固定的、可变的。

在固定比例强化和固定时距强化模式中会出现行为在前一次强化结束之后发生停顿的现象。

间歇强化的实施

间歇强化的实施要注意根据行为选择适当的间歇强化程序、选择恰当的强化物以及根据个体行为的变化调整行为次数或时间间隔。在间歇强化过程中，比例强化程序可以与时距强化程序一起使用，具体形式有替代程序、协同程序和联合程序。

替代程序规定，如果在一定的时间内个体的行为达到一定的次数就给予强化；但是如果个体没有在规定的时间内完成足够的次数，那么在规定时间过后，当个体再次出现所期望的行为时，也可给予强化。

协同程序中的强化目标通常是两个或者两个以上行为，可以采用不同的强化程序对不同的行为同时进行强化。

联合程序规定，个体不仅要达到行为次数的要求，还要达到时间间隔的要求，只有满足这两方面要求，才能获得强化。

在对当事人的行为进行间歇强化的过程中，干预者要对行为的变化进行有效的记录和监控。当个体的行为越来越稳定时，可以采取程序稀化过程，将间歇强化所要求的行为次数或者强化之间的时间间隔缓慢增加。

间歇强化在日常生活中常出现三种误用：一是间歇强化的目标是不良行为；二是错误地使用程序导致新的问题行为；三是没有及时根据个体的行为变化调整强化的次数或间隔时距。

思 考 题

1. 什么是间歇强化？请你用日常生活中的例子说明间歇强化是怎样的？
2. 请说明用于维持行为的间歇强化的四种类型。
3. 在间歇强化的实施过程中，要注意什么问题？
4. 举例说明如何根据行为的性质和特点来设计间歇强化程序？

第六章

行为养成技术

学习目标

- ◆ 塑造的概念、实施过程和误用情形
- ◆ 渐隐的概念、实施过程和误用情形
- ◆ 链锁的概念、实施过程和误用情形

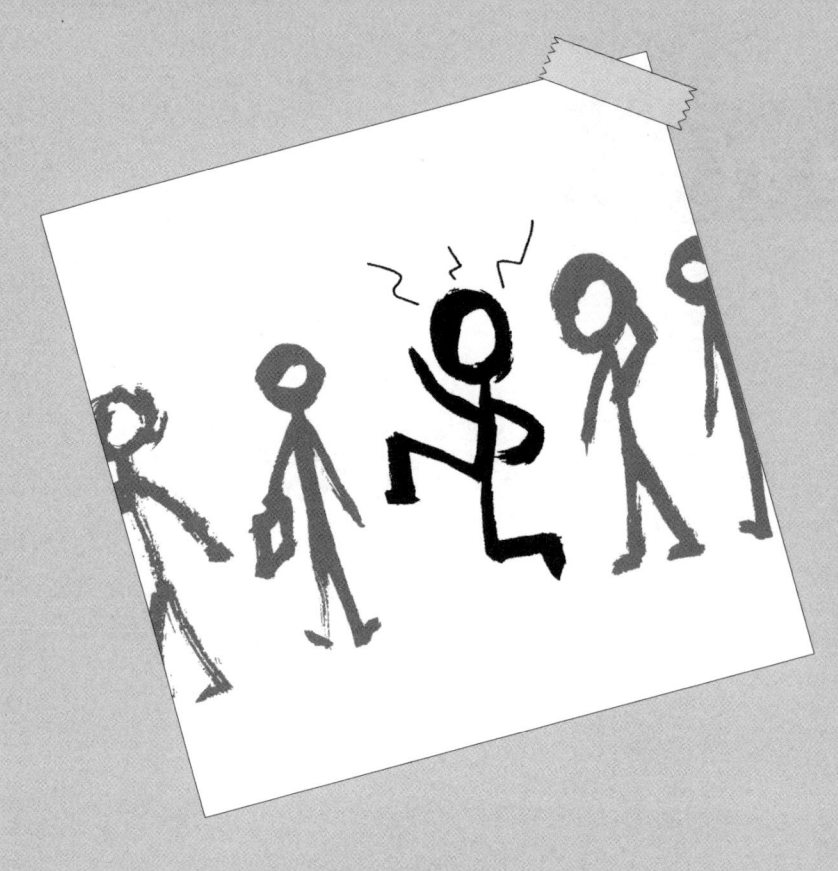

前面几章介绍了正强化、负强化以及间歇强化技术,这些技术主要用于如何加强和维持个体已有的行为,但是如果所期望的行为在个体身上从未出现过,干预者就需要用一些特殊的方法来帮助个体掌握。本章将详细介绍三种用于发展个体新行为的技术:塑造、渐隐与链锁。

▼ 塑造

一、塑造的概念

所谓塑造（shaping），指的是通过对连续趋近于目标行为的行为进行系统的、有区别的强化，并最终帮助个体学会新的目标行为的过程；这个过程是个体从不会到一步步学会某个新行为的过程（伍新春 等，2005）。在日常生活中，塑造常常被有意或无意地用来培养和发展个体的新行为。

比如，儿童咿咿呀呀学会说正确字词的过程就是一个塑造过程。咿呀学语的孩子在刚刚学习说话的时候，发音总是含混不清的，但是父母总会将孩子所发出的声音与某些语言的语音联系起来，并为之感到兴奋，不断鼓励孩子继续发出这些音，甚至模仿孩子的发音。当孩子发出这些声音的机会增加的时候，父母会对这些声音加以引导，让孩子所发的声音更加接近正确的语音；当孩子能够发出这些声音的时候，父母又会感到高兴和兴奋。慢慢地，孩子就能够说出正确的字词了。

从这一过程可以看到，塑造一个新行为好比雕塑家完成一件雕塑作品的过程，最初只有一个模糊的、大概的产品，然后一点点在陶坯上打磨，最终才呈现了雕塑家独特的设计。雕塑家的每一次打磨都会让手中的陶坯更接近最终作品。

塑造即是如此，让个体从不会到逐渐学会一种新的行为，需要对个体原有的行为进行仔细打磨，而这就是对不断趋近目标行为的行为进行有技巧的强化。在塑造的过程中，有两个非常关键的内容：一是目标行为的逐渐趋近，二是对不断变化的行为的区别强化。

（一）逐渐趋近

在塑造过程中，个体总是通过某种方式对与最终的目标行为非常类似的行为进行区别强化。因此，个体形成新行为的过程是一个逐渐趋近（successive approximation）的过程。在塑造过程中，最初被强化的行为是与目标行为类似或存在某些关联的行为，或者是完成最终目标行为所必需的先前行为，这一行为也是个体的能力水平在目前条件下所能表现出来的行为。

当个体最初的行为变得逐渐频繁时，强化的目标就可转到更接近最终目标行为的行为。因此，在塑造过程中，所强化的行为是不断变化的，它们逐渐趋近于最终的目标行为，每一个行为都比先前的行为更加接近最终的目标行为。

（二）区别强化

所谓区别强化指的是要对个体具有相同品质的行为进行强化，但是对不具有这些品质的行为不进行强化（Cooper et al.，2007）。例如，对于孩子微笑着向人示意以及用适当的称谓称呼别人等礼貌行为给予表扬，对于没有表现出礼貌品质的行为不给予强化，甚至给予批评，这就是一种区别强化。

在塑造过程中，强化的目标是一组行为，包括阶段性目标行为与最终的目标行为，它们在某些方面都具有共同的品质或者联系。但是这些行为不会始终成为强化的目标，当某个阶段性目标行为成为强化的目标时，前一个阶段性目标行为就不会再获得强化物，而是被消退。也就是说，随着个体行为能力的提高，干预的目标要求也会相应地提高，但强化都只是针对现阶段的目标行为，而不是前一阶段的目标行为。

二、塑造的有效实施

如果采用塑造的方式帮助个体形成一个新的行为，可以按照下述步骤进行。

（一）确定目标行为

使用塑造技术，首先需要考虑的是最终要达到的目标行为是什么。一般来说，如果要采用塑造的方式帮助个体形成一个新的行为，那么这个行为通常是个体目前的能力水平无法完成的，而且不可能通过直接训练来完成。对于特殊儿童或者年幼儿童来说尤为如此，塑造行为往往是受他们的动作技能水平所限而无法直接完成的行为。这有点类似于小朋友爬台阶，对于年龄大的孩子来说，某个高度的台阶一步就可以迈上去，但对于年幼的孩子来说，再怎么训练也做不到一步踏上台阶，于是需要将这个台阶高度分解为多个更矮的高度。目标行为就类似于大一点的儿童可以一步踏上而年幼的孩子需要分步才能踏上的台阶。

（二）确定起始行为以及阶段性目标行为

确定了个体最终要达成的目标行为之后，最关键的是要确定干预训练的起始行为以及各个逐渐趋近于最终目标行为的行为。起始行为通常是个体在目前的条件下有可能发生的且与目标行为具有相似特征或者某种联系的行为。确定起始行为之后，就可以对起始行为与目标行为进行具体分析，从而确定各个阶段性目标行为。库珀（Cooper et al., 2007）认为，可以通过以下方式分析阶段性目标行为。

- 询问该领域的资深工作人员，确定趋近最终的目标行为的各个阶段性目标行为。
- 已经发表及出版的专业文献可以帮助我们获得有关该目标行为的信息。
- 通过录制和观看完成该目标行为的录像来分析目标行为。
- 仔细分析自己完成该目标行为的过程，辨别该目标行为的各个细节。

第四章介绍了鲍尔斯和托沃特（Powers & Thorwarth, 1985）运用负强化技术干预一名30个月大的孤独症儿童杰森拒绝他人身体接触的行为。在这个案例中，研究者同时运用了塑造技术，从时间变化的角度设计了塑造程序。杰森要达到的目标行为是连续1分钟安静地坐在训练者的腿上，然后是连续90秒、2分钟、3分钟……最后直到连续9分钟安静地坐着。这一程序逐渐让杰森从完全无法安静地坐在训练者腿上到能够安静地坚持9分钟，从而达到了训练的目的。

表6.1列举了一个为害怕上学的儿童制订的塑造程序。对该儿童来说，像其他同学那样进教室读书是他尚未掌握的新行为，而且无法直接对之进行训练，因此采取的是渐进的塑造技术。

表6.1　塑造程序示例

a. 打电话或者写信给教师和同学。
b. 到学校找教师或者同学谈话。
c. 到辅导室帮忙整理书籍。
d. 到辅导室自习2小时。
e. 到辅导室自习4小时，其中，2小时看语文书，2小时看其他的书。
f. 到班里上两节课。
g. 到班里上半天课。
h. 和普通同学一样上课。

注：a为起始目标，h为最终目标。

（三）确定各个阶段性目标行为的成功水平

塑造的过程是一个区别强化的过程，当个体达到某个阶段性目标行为时，干预者对该阶段的目标行为就不再进行强化了，而是转向对下一个阶段性目标行为进行强化。这就意味着，在干预计划的制订过程中，要确定各个阶段性目标行为的成功标准，即当行为正确到什么程度、速度有多快、可以持续多长时间或者频率达到什么程度时，该阶段的目标就达到了。在正式实施干预计划时，一旦个体达到预定的成功水平，干预者就可转入对下一个阶段性目标行为的训练。确定各个阶段性目标行为的成功水平有利于干预者在实施过程中对个体行为的变化进行更有效的监控。要注意的是，在使用塑造训练良好行为的过程中，只有最终的目标行为才是干预者期望的行为，各个阶段性目标行为都仅仅是逐渐趋近于最终的目标行为的行为，并不是干预者真正期望的，有时甚至是不正确的行为。比如，在教孩子发出正确的字词音的过程中，阶段性目标行为都是接近正确音的错误音，如果过度强化这些不准确的音，反而可能让儿童停留在错误音的阶段。因此，在设置每个阶段性目标行为的成功水平时，通常不会设置要求百分之百达成的标准。另外，对下一个阶段性目标行为的学习和练习也是对前一个阶段性目标行为的复习。

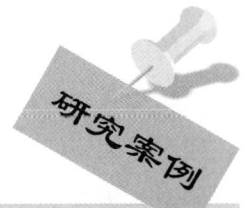

> 小红已经6岁了，脑瘫使得她的手部肌肉力量有限，抓握能力较弱，虽然能够抓住笔，但是仍旧难以按照要求完成书写或者画画任务。目前，她已经能够将两点用比较平滑的线连起来了。教师希望小红能够学会画圆。
>
> **思考**
> 如果采用塑造技术，那么起始目标行为和阶段性目标行为应该是什么？

（四）选择适当的强化物

前面提过，塑造的过程其实是对不断趋近的目标行为进行区别强化，对各阶段性目标行为的强化—消退过程最终使个体形成了目标行为。因此，在制订干预计划的过程中，选择恰当的强化物是一个非常重要的任务，可以参照第三章中介绍的强化物选择方法。不过，在选择用于塑造程序的强化物时，更要注意强化物的饱厌问题。

（五）根据计划对不同的阶段性目标行为实施区别强化

在实际干预中，要根据预定步骤通过不断强化来逐渐趋近最终的目标行为。在任何一个阶段，每当个体出现目标行为时，都应该立即进行强化，直到个体达到该行为的成功水平，然后不再对该行为进行强化，而是转为对下一个阶段性目标行为进行强化。只有在个体表现出下一个阶段性目标行为时，才能给予强化，这一过程持续进行，直到个体掌握了最终的目标行为。

在塑造行为的过程中，要把握好进程，契合个体的实际情况，这关系到能否成功地塑造目标行为。通常，在个体还没有掌握上一个阶段性目标行为时，不要急于转为训练下一个阶段性目标行为。这就要求干预者能够监控干预过程中个体行为的变化，以便及时确定可否转入下一个阶段性目标行为。实施者要清楚每个阶段性目标行为（包括阶段性目标行为以及最终的目标行为）的成功标准是什么，并据此推进塑造的进程。

在对某一阶段的目标行为进行训练的过程中，干预者可能会遇到个体不表现出所期望的目标行为的情况。特别是能力有限的年幼儿童以及特殊儿童，他们通常需要干预者通过一定的方式对目标行为进行引导。有三种方式可以促使个体表现出要塑造的目标行为（Cooper et al.，2007）。

- 用语言对个体的行为进行指导。比如，如果要塑造的行为是用握手来与他人友好地打招呼，教师可以在需要的情境中用语言加以指导，例如"贝贝，伸出手""贝贝，轻轻地握手"。
- 采用身体引导的方式进行指导。如果儿童不知道如何伸出手，教师可以握住他的手伸出去，等儿童伸出手或者握住手之后再给予强化。
- 采用身体示范或模仿的方法进行指导。教师也可以通过自己的实际示范让儿童知道伸出手是怎样一个动作，并让儿童进行模仿，等儿童模仿出来该动作之后就进行强化。

知识拓展

将塑造和刺激控制技术用于儿童自我进食行为的训练案例

路易塞利（Luiselli，1991）对一名患有劳氏综合征的儿童进行了自我进食行为的训练。劳氏综合征是一种发展性障碍，患有这种疾病的儿童必须在食物中添加特殊的辅助营养物，才能维持身体健康和正常的新陈代谢功能。路易塞利训练的艾伦是一个10岁男孩。他的母亲和教师都反映他从来不自己吃饭，且拒绝自己尝试吃的任何动作（如拒绝拿勺子），并且常常将放在他面前的东西（如盘子、碗或碟子）推开或者扔掉。每次吃饭都要母亲或者教师喂，拒绝让其他人喂食，但是他可以吃完盘子里的所有食物。

路易塞利对该儿童的训练采用了塑造和刺激控制程序。他先将艾伦的进食行为分解为更小的步骤，共有六步：

A. 抓住勺子；

B. 用勺子在盘子里舀起食物；

C. 将勺子放进嘴里；

D. 将勺子里的食物倒进嘴里；
E. 将勺子从嘴里拿出来；
F. 将勺子放回盘子里。

训练过程共分为六个阶段，每一阶段都在前一阶段的基础上逐渐提高要求。训练时，艾伦在每一阶段的成功表现都得到了强化。这六个阶段具体如下：

阶段	标准	教师的反应	要求艾伦的反应
A	c_1	给艾伦一勺食物，在与他眼睛水平的位置	抓住勺子，将勺子放进嘴里，将食物倒进嘴里，退出勺子，将勺子给教师
B	c_1	给艾伦一勺食物，在从眼睛到桌子距离一半远的位置	抓住勺子，将勺子放进嘴里，将食物倒进嘴里，退出勺子，将勺子给教师
C	c_1	给艾伦一勺食物，勺子靠在桌子上	抓住勺子，将勺子放进嘴里，将食物倒进嘴里，退出勺子，将勺子放在桌子上
D	c_1	给艾伦一勺食物，勺子靠在桌子上的圆形标记处（盘子大小）	抓住勺子，将勺子放进嘴里，将食物倒进嘴里，退出勺子，将勺子放在圆形标记处
E	c_2	给艾伦一勺食物，在空盘子里，空盘子放在圆形标记处	抓住勺子，将勺子放进嘴里，将食物倒进嘴里，退出勺子，将勺子放在盘子里
F	c_3	将勺子放在装了午餐的盘子里	抓住勺子，舀食物，将勺子放进嘴里，将食物倒进嘴里，退出勺子，将勺子放在盘子里

在这六个阶段中，从 C 阶段开始，对艾伦的行为反应逐渐提高了要求。在每一阶段，教师提供的刺激条件也是经过设计的，从最初的给予一勺食物直到将勺子放回装了食物的盘子里。每一阶段对获得强化的标准也有所不同：c_1 指的是艾伦在 6 次中达到 4 次就可以获得强化，c_2 是在 6 次达到 5 次，c_3 是 100% 达到。

对艾伦的训练持续了 2 个多月，每天训练 20 次。结果，他从最开始的不拿勺子到最后能在每次训练中 100% 地完成进食的整个过程。之后在第 3、4 和 12 个月的追踪评估中也发现，艾伦的自我进食行为得到了很好的保持。

三、塑造的误用

在日常生活中，塑造也常常被误用，主要表现为以下情况。

（一）塑造养成了个体的不良行为

在行为矫正中，采用塑造技术是为了培养个体的良好行为。但是在日常生活中，人们也常常无意识地塑造了个体的不良行为，这在儿童尤其是特殊儿童身上特别常见。这类孩子常常采用一些不恰当的行为来达到满足其要求的目的，而父母或者教师可能因错误地使用塑造，反而令他们养成了不良的行为习惯。

例如，有些孩子常常通过大声叫喊来获得父母的关注。这类孩子的大声叫喊行为可能经过这样一个过程。当父母忙着做自己的事情时，孩子轻声地说话不能引起父母的注意。为了获得父母的注意，孩子会提高自己说话的音量，父母会因为不耐烦而注意孩子。如果父母习惯了孩子用此种音量说话，有时会不再给予注意，此时孩子说话的音量就会继续提高。在这个过程中，父母实际上错误地对孩子不断提高音量的行为进行了塑造。

错误地使用塑造甚至会使个体形成某些伤害性行为，特别是在障碍儿童身上。有一个智力落后的儿童很喜欢吃山楂片，每当想吃山楂片的时候，他就会发出某种声音来引起教师的注意。如果教师满足了他的要求，该儿童就会停止发出声音。但是如果没有引起教师的注意，该儿童就会开始使劲地敲桌子，教师只好过来满足他的要求。但是教师也认为，满足他吃山楂片的要求不是一件好事，有时会任由该儿童敲桌子而不给他吃山楂片。这时，该儿童就会开始咬自己的手。教师怕他伤害自己的身体，就只好满足他的要求。这样，该儿童就养成了只要教师不满足他的要求就咬手的习惯。

（二）塑造的进程过快或者过慢

在塑造过程中，干预目标从前一个目标行为过渡到下一个目标行为，速度既不能太快，也不能太慢，否则会犯此方面错误。

塑造的速度太快常会导致个体没有足够的机会练习所训练的行为，使得个体在还没有建立前一个行为的时候又被迫学习新的行为，反而导致行为的消退。塑造的进程过快一部分与父母或者教师的焦急心态有关。他们对孩子学好一个新的行为抱有很大的期望，因此在个体出现了期望中的行为但还没有牢固掌握时就提出了新的行为要求，使得孩子积累了太多失败经验，反而导致最终行为的形成以失败告终。

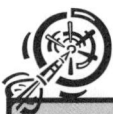 **重点难点**

> 塑造的整个过程通常是系统而缓慢的，从最初强化的行为到最终的目标行为，中间有多个趋近于最终的目标行为的行为，需要不断地被强化和消退。因此，一般来说，通过塑造来形成新行为需要较长的时间。这是塑造的特点。

塑造的进程过慢会造成个体的行为始终停留在某个阶段，因此难以学会最终的新行为。在塑造过程中，干预者需要不断地对阶段性目标行为实施强化—消退程序，因此总是对更接近最终目标行为的行为进行区别强化。如果个体已经学会了某一个阶段性目标行为，但是干预者仍旧对该目标行为进行不断地强化，这就不是一种经济的做法。另一方面，长时间的强化会使得该目标行为过于牢固，反而使得下一个阶段性目标行为更难达成。比如，在儿童学习语言的过程中，通过让儿童发出近似音来学习口语是教师和父母常常选择的一种方式。但是，如果对近似音进行过度强化，反而会导致儿童学会错误的发音方式。

▲▼ 渐隐

一、渐隐的概念

所谓渐隐（fading），指的是逐渐变化控制反应的刺激，促使个体仍能对部分变化了的或者全新的刺激产生相同的反应。在一般情况下，最终刺激通常是日常生活和学习中的自然刺激。刺激渐隐的方法常被人们用来帮助个体学会新的行为。

比如，为了帮助儿童学会写字，尤其是毛笔字，教师和家长常会提供一些特殊的练习本供儿童"描红"。这些练习本的特殊之处在于，它们为儿童提供了可以描画的不同的虚线体汉字、字母或者数字，虚线由密到疏，很适合儿童临摹。这种提供不同的虚线体让儿童学会写字的过程类似于我们要介绍的渐隐技术。

又如，需要教儿童在纸上画一个圆，如果儿童一点也不会画，那么教师可以按照这样的步骤来教：第一步，教师画一个圆，让儿童沿着教师所画的圆描画；第二步，教师画一个虚线较密的圆，让儿童将这些虚线连成圆；第三步，教师画一个虚线较疏的圆，儿童将这些虚线连成圆；第四步，教师在白纸上画出上下左右四个点，让儿童连成一个圆；第五步，要求儿童在纸上自己画一个圆。在这个过程中，教师始终在要求儿童画圆，但是所提供的刺激条件不同。这一过程实际上也采用了渐隐的技术。

从上面的概念以及例子中可以看到：在渐隐过程中，个体总是被要求对部分变化了的或全新的刺激做出反应（伍新春 等，2005）。也就是说，在个体行为反应不变的情况下，刺激一直在发生变化，直至变化为期望的适当刺激。通常，这个刺激是在自然环境条件下许可的。若此时的个体仍能对该刺激做出相同的反应，也就习得了行为。

二、渐隐与塑造

渐隐程序与塑造有一些类似的地方，这两种方法都通过一步步对渐进性目标的训练来帮助个体学会新的行为。但是渐隐和塑造之间存在本质的区别（表6.2）。

表6.2　塑造与渐隐的异同

	塑造	渐隐
共同点	连续强化	连续强化
不同点	a. 刺激条件不变 b. 目标行为不断变化	a. 刺激条件不断变化 b. 目标行为不变

在塑造程序中，干预者要根据个体行为掌握的情况，不断提高对个体行为的要求，最终使个体学会新的行为。在这个过程中，对于干预者来说，提供给个体的刺激条件是稳定的，不管每一阶段训练的目标行为如何改变，行为发生的刺激条件都是不变的。

渐隐程序要求个体表现出的行为在各个阶段都是相同的，但是所提供的刺激条件在每个阶段是不同的。从起始阶段开始，干预者缓慢地改变所提供的刺激条件，并对在这些刺激条件下引发的特定行为进行强化，最终使刺激变为所需要的生活中自然呈现的刺激。因此，渐隐程序是对控制行为的刺激进行逐渐变化的程序。在这个过程中，个体的行为是始终不变的；而塑造是对个体的目标行为进行逐渐变化的程序。在这个过程中，控制行为的刺激始终保持不变。

由于渐隐程序从一开始就强调最终的正确行为模式，因此能够比较好地避免错误行为的发生，让个体少走弯路，也有利于节约时间。而且，由于始终对个体的正确行为提出要求并进行强化，一般来说，个体更容易在接受训练时保持愉快的心情。

三、渐隐的有效实施

如果采用渐隐程序帮助个体学习新的行为，可以采用以下步骤。

（一）确定目标行为

在制订干预计划的过程中，首先要确定具体的目标行为，要用清晰简洁的语言将这个目标行为表述出来。在渐隐程序中，所针对的目标行为是个体需要在一定条件下才可能表现出来的行为；如果没有这些条件，按照个体当前的能力水平是难以表现出来的，也很难通过直接训练形成。在运用渐隐程序训练的过程中，不管刺激条件如何发生变化，这个目标行为始终不变。

（二）确定目标刺激、起始刺激和阶段性刺激

确定以什么刺激作为控制行为的条件是渐隐干预计划制订过程中最关键的一环。一般来说，刺激的物理特征，比如颜色、大小、位置和强度等的变化常被用于渐隐程序（Cooper et al., 2007）。比如，训练孤独症儿童恰当地回答"你叫什么名字？"这一问题，干预者可以通过在提问之后跟随不同音量的名字来让儿童学会对此问题进行正确的回答。在这个例子中，干预者采用音量作为刺激变化的维度，从教师大声地说出名字变化到不说名字，从而帮助儿童学会正确地回答（表6.3）。

除了刺激的物理特征之外，教师为帮助儿童学习而提供的各种辅助也可

以作为渐隐程序中变化的刺激,如教师的言语辅助、身体指导和额外的特殊教学材料等。这些额外的辅助可以通过渐隐的程序系统地、缓慢地进行撤除,从而帮助能力有限的儿童学会所要求的内容。比如,教儿童学习竖式计算时,如果儿童无法记住解题的步骤,可以利用渐隐程序来不同程度地呈现解题步骤,让儿童学会如何解计算题(表6.4)。

表6.3　训练儿童恰当地回答特定问题的示例

a. 你叫什么名字?(教师提问之后大声地说"王强")
b. 你叫什么名字?(教师提问之后用中等音量说"王强")
c. 你叫什么名字?(教师提问之后用轻一点的声音说"王强")
d. 你叫什么名字?(教师提问之后用很轻的声音说"王强")
e. 你叫什么名字?(教师提问之后做出说"王强"的口形,但不发出声音)
f. 你叫什么名字?(正常的提问形式)

表6.4　呈现竖式计算的解题步骤的示例

第一阶段呈现的解题步骤
a. 先抄写第一个十位数
b. 抄写计算符号,如加号
c. 抄写第二个十位数
d. 在下面画一道横线
e. 先做个位数的加法,将数字写在横线下、个位数的位置
f. 再做十位数的加法,将数字写在横线下、十位数的位置

第二阶段呈现的解题步骤
a. 将计算题中的数字和计算符号按位置抄写好
b. 在下面画一道横线
c. 按顺序做好计算,并将答案写在相应的位置上

第三阶段呈现的解题步骤
a. 先抄写题目
b. 计算答案

第四阶段呈现的解题步骤
只写出第三阶段所写步骤的序号,但没有内容
a.
b.

最后的阶段完全没有解题步骤

在确定了将什么刺激作为控制行为的条件之后，干预者要确定个体最终需学会的是在什么目标刺激条件下做出行为反应，即最终的目标刺激是什么。通常，目标刺激是个体在日常生活情境中出现目标行为时经常见到的刺激。

确定目标刺激之后，干预者可以根据个体目前的能力水平确定起始刺激。在这个起始刺激条件下，个体基本能够产生所要求的目标行为。接着，干预者需要分析起始刺激与目标刺激之间的差距，并根据个体的具体情况确定渐进步骤，即确定从起始刺激到目标刺激的各个阶段性刺激。各个阶段性刺激按一定的维度缓慢变化，并逐渐趋近于目标刺激。在分解阶段性刺激的过程中，渐隐步骤既不能太快，也不能太慢。

知识拓展

划分阶段性刺激的四种方法

1. 从最多到最少的渐隐

划分阶段性刺激可以按照从最多到最少的原则进行。在训练的开始阶段，干预者提供最多的指导性刺激，如手把手地进行身体指导，然后逐渐减少身体辅助。通常，从最多到最少的渐隐可以从身体指导到言语指导，最后到完全自然的刺激。

2. 身体指导的部位缓慢变化

如果干预者需要采用身体指导来帮助个体学习新行为，就可以通过改变干预者与个体目标部位之间的距离来逐渐撤销对个体的身体辅助。比如，如果帮助一个儿童拉拉链，那么顺序可以是：干预者的手在儿童的手背上，干预者的手在儿童的手腕上，干预者的手在儿童的手肘上，干预者的手在儿童的肩上，最后到没有任何身体接触。

3. 从最少到最多的渐隐

从最少到最多的原则指的是，在矫正的最初阶段只提供最少的辅助，如果个体在尝试之后没有做出正确的行为，干预者再增加辅助。在使用这一策略时，对个体在刺激呈现之后的多长时间内必须做出反应有明确的限制，如果个体没有在这段时间内表现出所期望的行为，那么干预者要增加辅助（如言语指导）；如果个体仍旧没有在规定时间内做出正确的反应，个体可以继续增加辅助（如动作演示）；如果个体仍旧没有做出正确的反应，就要进行直接的身体引导了。不过，这一逐渐增加辅助的方式主要是

> 为了探测个体可以在何种条件下做出要求的行为，继而以此为基础水平进行训练，接下来还是需要逐渐减少辅助，最终让个体独立地做出要求的行为。
>
> **4. 延迟时间**
>
> 延迟时间程序采用自然刺激呈现与辅助性刺激呈现之间的时间间隔作为刺激变化的维度，以引导个体学习新行为。辅助性刺激通常是为了辅助个体学会该行为而增加的额外刺激，如言语指导和动作演示等。延迟时间可以采取断续型时间延迟，也可以采取渐进型时间延迟。
>
> - 断续型时间延迟法。在最初阶段，促进个体行为表现的辅助性刺激与自然刺激是同时呈现的，之间没有时间延迟。在呈现自然刺激之后，可以采用一个固定时间的延迟，比如在3秒之后再呈现辅助性刺激。等个体能够表现出正确的行为了，延迟的时间可以继续增加。
> - 渐进型时间延迟法。在最初阶段，促进个体行为表现的辅助性刺激与自然刺激同时呈现，之间没有时间延迟。随后，干预者可以缓慢地、系统地增加延迟的时间，一般采取每次增加1秒的方式。
>
> （Wolery et al., 1984）

（三）确定各个阶段性目标行为的成功水平

跟塑造类似，渐隐的过程也是一个不断进行区别强化的过程。通过对各个阶段性刺激条件下的目标行为进行强化—消退，个体在最终的目标刺激条件下也能表现出期望的行为。在制订干预计划的过程中，干预者要确定各个阶段性刺激条件以及目标刺激条件下个体目标行为的成功标准，即在某种刺激条件下，当行为的发生次数或者质量到达什么水平时，该阶段的干预目标就算达到了。

（四）确定强化物

由于渐隐程序是一个区别强化的程序，因此强化物对于渐隐程序能否成功地帮助个体学会新的行为具有重要作用。前面所介绍的强化物选择方法（如访谈和调查等方法）都可以用来确定渐隐程序中的强化物。

（五）按计划进行区别强化

在制订完计划之后，干预者可以根据预定的刺激变化的步骤对个体所出现的行为反应进行区别强化。在初始阶段，当个体在某个刺激条件下出现目标行为时，应该立即给予强化，直到个体达到该刺激条件下的成功水平。当个体达到这一阶段的要求之后，干预者应该转而对下一个阶段性刺激条件下的目标行为进行强化。通过这一不断的强化—消退的过程，直到个体在最终的目标刺激条件下也能表现出所要求的行为反应。

在实施渐隐的过程中，要把握好渐隐的进程。只有当上一个阶段性刺激条件下的目标行为达到某一成功水平时，才可以进入下一个阶段的训练。否则，因为没有足够次数的重复，个体刚刚获得的行为很容易发生消退。但是渐隐的速度不能太慢，否则个体会过多地依赖实施者所给予的额外辅助，反而给行为的习得带来不利影响，且不够经济。当个体在最终的目标刺激条件下也能够完成该目标行为，并达到预定的成功水平的时候，就可以引入间歇强化程序，逐渐减少强化物，使该行为成为个体的一种行为习惯（表6.5）。

表6.5 渐隐程序实例

咪咪3岁了，9月份刚进入幼儿园小班学习，但是咪咪每天上幼儿园的时候都会因为不愿意与妈妈分离而哭闹不止，妈妈以及家里的其他亲人只能每天陪她上学。下面是运用渐隐的方法设计的矫正程序。

目标行为：孩子坐在教室里上课。

刺激变化如下：

a. 母亲在窗外、儿童可以看到的地方
b. 母亲在窗外、儿童可以看到的地方，但偶尔短时间离开
c. 母亲在窗外、儿童可以看到的地方，但经常短时间离开
d. 母亲在窗外、儿童可以看到的地方，但偶尔较长时间离开
e. 母亲在窗外、儿童可以看到的地方，但经常较长时间离开
f. 母亲在窗外、儿童可以看到的地方，但偶尔长时间离开
g. 母亲在窗外、儿童可以看到的地方，但经常长时间离开
h. 母亲上午离开，到下午上课时才出现在窗外、儿童可以看到的地方
i. 母亲下午部分时间出现在窗外、儿童可以看到的地方
j. 母亲下午仅短时间出现在窗外、儿童可以看到的地方
k. 母亲不再出现

知识拓展

运用渐隐程序干预儿童逃避液体食物的行为

严重挑食特别是对液体食物有逃避行为是发展障碍儿童常常出现的一种问题。这类儿童常常拒绝进食某些食物或饮料。研究者常常采用渐隐技术让儿童习惯液体食物。路易塞利等人（Luiselli et al., 2005）曾运用渐隐的方式对一个名叫安琪的 4 岁孤独症女孩拒绝液体食物的行为进行干预。

安琪无法理解口语，她主要通过手势、指点图片等方式与人交流，她没有接受过排便训练，缺乏独立的自我照料技能，但是可以跟随一些内容指令并模仿一些动作。她常常通过与成人的视线接触或者拉他们的衣服来启动与成人的交流。她非常喜欢成人的表扬和肯定，也喜欢毛茸茸的动物。

安琪非常挑食，刚转介来的时候，她只能吃一些饼干、薯片、爆米花和水果汁，她也喝医生推荐的一种增加营养的液体饮料小安素（Pediasure），但是她只喝 50% 小安素兑 50% 牛奶，如果父母增加牛奶的比例或者让她单喝牛奶，她就拒绝。

对安琪的干预采用了渐隐的程序，即逐渐增加牛奶与小安素勾兑的比例，牛奶增加量约为 6.25%（一大汤勺）。起点是 50% 的小安素兑 50% 的牛奶；然后将牛奶的比例增加到 56.25%、62.5%、68.75%、75.0%、81.25%、87.5% 和 93.75%。当安琪能够连续两三次喝掉 90% 或者更多的牛奶混合小安素的饮料时，就转向下一阶段。

经过这一过程，安琪最终学会了喝没有混合小安素的牛奶。

案例讨论

一名 8 岁男孩有中度智力落后。他每天上学时必须在校门口见到班级里的一名女孩；如果见不到，就会在校门口哭闹，直到教师带女孩到校门口才罢休。

问题

如何运用渐隐技术改变这名男孩一定要在校门口见到那个女孩才进教室的行为？

四、渐隐的误用

干预者在渐隐过程中一直对个体的正确行为模式进行强化，个体不太会出现错误的行为。但是在日常生活中，人们常会无意识地使用渐隐的程序来使个体养成一些不良行为，有时甚至是非常严重的自我伤害行为。

例如，小庄常常撞自己的额头。对这一行为进行分析发现，该行为是为了引起父母的注意。而且据父母反映，小庄刚出现该行为的时候，是在床上用头撞被子或者枕头。当时父母非常紧张，马上跑过来看他，问他怎么了。但是慢慢地，父母就习惯了，而且被子和枕头软软的，不会对孩子造成什么伤害。于是小庄转而用头撞桌子，额头总被撞红，这下，父母又感到很紧张。但是在多次批评仍无效果之后，父母就没那么紧张了，有时也就不再注意他了。小庄继而出现了撞墙壁、撞地的行为。

在小庄的例子中，小庄通过不断升级的行为来寻求父母的关注。在这个过程中，撞头这一不良行为始终未变，但是行为所针对的刺激条件，即撞向哪里和所撞刺激的柔软程度在不断地发生变化，这是对渐隐的一种误用。

链锁

一、链锁的概念

如果个体所要学习的新行为比较复杂，且由多个环节组成，就需要运用链锁的方法对行为进行训练。

（一）行为链的含义

行为链（behavior chain）也可称作刺激—反应链（stimulus-response chain），是由一组行为所组成的特定系列，该系列中的每个行为都有特定的辨别性刺激，也可以说是由多个辨别性刺激和反应组成的系列。所谓辨别性刺激（discriminative stimulus，简称 S^D）是影响某一特定行为发生的先前刺激。

在这个行为链中，每个辨别性刺激都可以引发特定的反应，形成一个刺激—反应环节。而每一个反应又可成为下一个反应的辨别性刺激，最终形成一连串刺激—反应环节。因此，辨别性刺激既是刺激，又是反应，犹如自行车的链条，环环相扣。而且，一些研究者（Reynolds, 1975; Skinner, 1953）

认为，个体所出现的每一个反应除了可以成为下一个反应的辨别性刺激，还具有强化功能，是对之前所出现的刺激的强化，因此成了一种条件强化物。而行为链中最终的行为所具有的强化效果是维持个体根据刺激变化调整自己行为的根本原因。

下面所列举的是教师教学生烹制笋烤肉这道菜时对如何准备笋这一环节进行分析后确定的行为链。

a. 剥笋壳（从上到下切一刀，沿切口用手将壳剥掉）。
b. 将笋在自来水里洗干净。
c. 将笋切成约 3 厘米长的段。
d. 每一段笋对半切开。
e. 将对半切开的笋再对半切开。

在这个行为链中，每一步的动作不仅是后一个动作的辨别性刺激，也是对之前动作的强化。而最后将笋按要求全部切好则会对之前所有动作产生强化作用。

（二）链锁的含义

链锁就是通过训练上述行为链或者刺激—反应链来建立目标行为的方法。在训练过程中，干预者按照行为链中各个行为的出现顺序，逐一进行训练，最终让个体习得整个行为链。在日常生活和学习中，链锁通常用于训练个体如何按步骤完成一个任务。

同前面所提到的塑造一样，链锁也是一种帮助个体建立新行为的方法。但链锁针对的行为是复杂行为，是由一系列更简单的行为组成的系列；而塑造针对单个简单行为，其过程是逐渐调整目标行为，让个体的行为从起始行为发展到最终目标行为。因此，塑造最终形成的行为完全不同于前面的起始行为和阶段性目标行为，而链锁过程训练的任何一个刺激—反应环节都将成为最终目标行为的一个组成部分（表 6.6）。

表6.6　链锁与塑造的异同

	链锁	塑造
共同点	连续强化	连续强化
不同点	a. 复杂行为，由多个刺激——反应环节组成的行为链 b. 每一个阶段训练的行为都是最终目标行为的组成部分	a. 简单行为，只有一个刺激——反应环节 b. 起始行为和阶段性目标行为与最终目标行为不同，不是最终目标行为的组成部分

链锁的方法可以帮助个体，特别是能力发展落后的个体，习得生活中重要的功能性技能。在学校里，教师可以将学习任务或作业分解为长度不同的行为链，并通过链锁的方式对每一小步进行训练，最终帮助学生学会如何完成某项学习任务或者作业。

二、链锁的三种实施方式

在采用链锁对行为进行训练时，可以采取以下三种方式。

（一）全部任务呈现法

全部任务呈现法（total-task presentation 或者 whole-task presentation），也称为整体任务链锁（total-task chaining）。这种行为训练方式要求学习者在每次训练中都学习行为链中的每个行为，而且从行为链的开端一直进行到末尾，并重复练习全部环节，直到个体完全掌握整个行为链。该训练方法的实质是将复杂的行为链作为一个单元进行训练。

在训练过程中，如果个体不能独立完成行为链的某个环节，干预者可以提供辅助，直到学习者掌握行为链中的所有环节。

（二）逆向链锁

逆向链锁（backward chaining）指的是在训练过程中按照行为链的逆向顺序进行训练的方法，即先训练行为链的最后一步；再训练倒数第二步，并将之与最后一步结合起来进行训练；再训练倒数第三步……直到行为链的第一步，最终掌握整个行为链。例如，训练学生叠被子时，可以先留最后一步让学生完成，当学生学会之后，再留倒数第二步与最后一步……直到学生能够从头开始将被子叠好。

（三）顺向链锁

在顺向链锁（forward chaining）中，所训练的第一个行为就是行为链中的第一步，最后训练的则是行为链中的最后一步。也就是说，训练的顺序就是行为的顺序。按照这一顺序，先教行为链的第一步；然后教第二步，并与第一步结合起来进行训练；再教第三步……直到行为链的最后一步，最终掌握整个行为链。例如，在准备笋烤肉这道菜的笋时，可以按照顺向链锁的方式进行训练：第一步先教学生剥笋壳，第二步让学生将剥好的笋洗干净……最后一步是将笋对半再对半切好。

三、链锁的有效实施

如果运用链锁训练个体进行某个复杂的行为，可以采用下列步骤。

（一）确定目标行为

在制订行为矫正计划时，首先要确定什么是目标行为。在链锁中，这个行为一般是复杂行为，即由多个刺激—反应环节组成的行为，而且这个行为是个体目前无法完成的、需要分步训练的行为。链锁的方法常常用于训练的目标行为包括刷牙、洗脸、穿衣、扫地和烧菜等生活自理劳动技能，也可用于一些学业和社交行为技能，如列竖式计算、问好等。

（二）对目标行为进行任务分析，确定行为链

在确定目标行为之后，就可以对这个行为进行任务分析了。所谓任务分析（task analysis）就是将复杂的行为技能分解成细小的、可以教的单元。也就是对组成目标行为的行为链进行分解，确定行为链中的各个细小环节或者步骤。对某一技能进行任务分析，可以通过以下方式完成。

- 通过观察其他人完成任务的过程来确定行为序列。干预者可以仔细地观

察其他人完成该行为的过程，并写下完成这一行为所必需的重要步骤。记住这一流程，并根据这一流程进行演示，在演示的过程中，注意辨别组成行为技能的各辨别性刺激和反应是什么，最终确定该行为的行为链。

- **与可以完成这一任务的个体或者能手进行讨论，确定序列。** 与已经具备该行为技能的个体进行讨论，分析他们在完成该行为的过程中所需要的步骤，并最终确定该行为的行为链。
- **对自己完成该行为的过程进行观察，确定序列。** 干预者可以通过自己演示完成该行为，并对整个过程进行仔细观察和分析，最终确定完成该行为所需的行为序列。

进行任务分析时，要确保所分解的行为链中的每一步都足够简单，使个体没有多大困难就可以学会。而且，在确定行为链的各个步骤时，上一步与下一步之间最好有明确的界限，才能使得对上一个刺激的反应成为下一个反应的辨别性刺激（表6.7）。

表6.7 链锁步骤的分解示例

对象：轻度智力落后学生
行为技能：不进位的十位数竖式加法计算
任务分析途径：
- 教师自己用竖式演算计算题，记录整个过程所需要的各个步骤
- 与已经掌握竖式计算方法的学生讨论他们完成竖式计算的过程，并记录完成过程所需要的各个步骤

分解步骤：
a. 将第一个十位数抄在算式下面
b. 将第二个十位数抄在第一个十位数下面，个位与个位对齐，十位与十位对齐
c. 在第二个十位数的左边写上"+"
d. 在"+"和第二个十位数下面画一条横线
e. 计算个位加个位的值，将该值写在横线下的个位数位置
f. 计算十位加十位的值，将该值写在横线下的十位数位置

在分解行为链时要注意：对于某些复杂的行为来说，如果全部分解成简单的单一行为，那么行为链会比较长。此时，可以让其中一些行为组成几个

小的行为链，即一个大的行为链中还有一个或者几个小的行为链，可以先对小的行为链进行训练，等掌握了小的行为链之后，再与其他行为或者其他行为链联系起来。比如在学做笋烤肉的例子中，剥笋壳这一环节所指的行为实际上不是单一的行为，而是一个小的行为链，它需要学生先用刀在笋壳上自上而下地划一刀，然后再用手将笋壳从下到上剥干净。

（三）选择链锁实施方式

确定行为链之后，干预者需要选择采用何种链锁方法对行为进行训练。前面已经介绍了链锁的三种实施方式，每一种方法都有自己的特点。目前没有研究证明某一种方法肯定优于其他两种。但是，根据一些经验，一般来说，当行为链比较简单、比较短或者个体比较熟悉行为链中各个环节所需要的简单行为时，三种呈现方式都可以采用，其训练效果不会有很大差异。但是，当行为链比较长、比较复杂，特别是个体仍旧没有掌握行为链中某些环节所要求的行为而需要特别训练时，三种链锁的训练效果可能会产生一些差别。

具体来说，全部任务呈现法比较适用于以下情况：行为链比较简单、长度比较短；个体比较熟悉行为链中各个环节所要求的行为，只是需要学习行为出现的序列；个体能够模仿行为链中各个环节所要求的行为；个体具有的障碍程度相对较轻（Cooper et al.，2007）。由于全部任务呈现法能够比较好地发挥个体的主动性和独立性，且在每一次训练过程中，个体都能从头做到尾，因此个体很容易掌握整个行为链，而且不太费时。

逆向链锁和顺向链锁一般适用于比较复杂、长度比较长的行为链。所谓行为链比较长，通常指的是个体完成任务需要的步骤超过三四步。如果个体的能力相对有限，尤其是智力障碍学生，当完成任务的步骤过多或者组成行为链的单个行为数量过多时，他们就很难记住各个行为以及行为出现的序列，尤其是在个体很难掌握某些步骤要求的行为的情况下，无法采取全部任务呈现法，于是需要运用逆向链锁或者顺向链锁进行分步骤训练。不过，到底选择逆向链锁还是顺向链锁，不同研究者的观点有所不同。有一些研究者认为，逆向链锁比较有效，因为它最符合强化原理，每一次训练都能有一个成功的结尾。但是，对于智力障碍儿童来说，在使用逆向链锁时需要进行更多的考虑。因为采用逆向链锁对行为进行训练时，所依照的行为序列刚好与自然情境中的行为序列相反，所以当个体将在训练情境中掌握的行为迁移到自然情境中时，会出现一些困难。因此，在训练智力障碍儿童的日常行为习惯时，会更加倾向于推荐顺向链锁。

（四）确定强化物

在运用链锁对个体的行为技能进行训练时，不管选择哪一种链锁实施方式，都需要运用强化物对个体的良好行为进行强化。因此，可以根据前文提到的强化物选择方法来确定强化物。

（五）根据确定的链锁实施方式对个体进行行为训练

在确定了行为的训练计划后，就可以根据确定的链锁实施方式对个体进行行为链的训练了。不管采取何种链锁实施方式，在进行链锁训练之前，干预者最好先实施一次预备性示范练习，将整个反应序列完整地示范一遍；同时还要运用语言对个体进行详细的描述和解释，并提出每个环节动作的要求。在示范练习之后，为了确保个体有所了解，可以让个体模仿一遍；若有不清楚的地方，干预者可以再次进行示范；若发现原有任务分析所分解的行为步骤不够细，则需重新进行任务分析。

开始运用链锁对个体行为进行训练时，要根据所确定的链锁实施方式按照正确的顺序进行训练。在训练刚开始的时候，要对个体的正确反应给予积极的强化，同时要给予适当的言语指导和身体帮助；在每一步的训练中，对个体的行为动作提出明确的要求。但是，在个体成功地完成了该步骤的动作之后，应尽快减少言语指导和身体帮助，否则个体会形成对外界支持的依赖。如果个体常常需要他人的关注，那么过多的言语指导和身体帮助反而会强化他们的错误行为，他们会通过等待其他人指正其错误行为的方式来获得关注。

在运用链锁对行为进行训练的过程中，要注意链锁的速度不能太快，也不能太慢。在进行下一步训练之前，要确保在前面的步骤中，个体的表现已经达到了成功或者熟练的水平（可以在制订干预计划时确定各个步骤的行为应达到的熟练程度）。如果重复练习的次数不够，那么该行为也会消退。在运用顺向或者逆向链锁进行训练时，如果某一个环节的行为训练得不够牢固，就会使得这一步之前所有环节的行为都减弱，并导致行为链的连接脆弱。

有时也会遇到这样的情况，即干预者在对某一环节的行为进行了反复指导和训练之后，个体仍旧无法完成。这就意味着这一环节的行为对于个体来说非常困难，需要干预者对这一环节的行为进行进一步的深入分析。如果该环节的行为也是一个复杂行为，那么可能需要再次应用链锁的方式对这一环节进行分析。如果这是一个简单的行为，干预者可以运用塑造或者渐隐的方法来帮助个体习得该行为。比如，在准备笋烤肉所需要的笋时，手指精细动作能力有限的儿童常常无法完成剥笋这一步的动作，如不会用刀在笋壳上从上到下划一刀，于是可以考虑采用渐隐的方法来训练孩子的这一行为：

- 先用手握住孩子的手，让孩子自己拿刀划；
- 然后用手握住孩子的手腕，让孩子自己拿刀划；
- 用手握住孩子的臂部，让孩子自己拿刀划；
- 用言语指导孩子自己拿刀划；
- 没有指导，孩子独立完成该动作。

在整个训练过程中，对于个体的正确行为表现应该给予适当的强化，特别是在训练初期。但是，随着个体的行为越发熟练，这种强化可以逐渐减少，可转为间歇强化或者减少给予强化物。在训练过程中，干预者要根据所需行为链的长短来调整强化的量。当行为链较长且比较复杂或者个体是能力发展非常有限的儿童时，尤其需要对强化物进行调整。适当增加强化物的给予量有助于个体有更好的积极性和主动性去练习动作技能。

四、链锁的误用

在行为矫正领域，链锁可以帮助我们成功地发展个体的各项行为技能。但是在日常生活中也会出现误用的情况，使个体形成错误的或者不适当的行为链，反而养成了不良的行为习惯。

如果对贪吃、咬手指甲或者吸烟等行为进行分析，我们也可以发现，这些行为都存在一个不适当的行为链。以贪吃为例，贪吃的人通常吃饭速度很快，若对其吃饭过程中的行为进行分解，行为链可以是：

- 眼睛看到菜，马上夹菜；
- 将菜放进嘴巴；
- 在咀嚼的同时夹菜；
- 在咀嚼完上一口菜的同时，把下一口菜放进嘴巴。

从这个行为链可以看出，在第三步与第四步中，行为链出现了问题，"将菜放进嘴巴"的行为成了下一个行为"夹菜"的辨别性刺激，周围人看到的就是他在不断夹菜并放进嘴巴。因此，如果要矫正这样的贪吃行为，必须打破这一行为链，为"夹菜"这个行为重新建立辨别性刺激，比如要求个体在咀嚼完并吞咽了上一口饭菜之后，才伸出筷子去夹下一口饭菜，即吃完前面的饭菜要成为下一次夹饭菜这一行为的辨别性刺激。

对于喜欢在饭后吸烟的人，用餐完毕、放下筷子这个生活中自然的刺激错误地成了吸烟这一行为的辨别性刺激。该行为链是：

- 就餐完毕，放下筷子；
- 拿出烟盒和打火机；
- 从烟盒中拿出香烟；
- 拿出打火机点烟；
- 吸烟。

前面已经提到链锁有一个很重要的特征：每一个行为都是下一个行为的辨别性刺激，同时也是对上一个行为的强化。对于喜欢在饭后吸烟的人来说，就餐完毕时放下筷子的动作就是一个辨别性刺激：一放下筷子，个体就会习惯性地拿出烟盒与打火机；继而拿出香烟并点烟；最后吸烟。而最后一步吸烟对前面各环节的动作都具有很好的强化作用。如果要改变这一行为习惯，就必须打破这一行为链，建立新的适当的行为链，如就餐完毕并放下筷子，起身，拿出音乐碟片并放进 CD 机播放音乐。

本章小结及关键概念

本章详细介绍了塑造、渐隐及链锁这三种行为养成技术的概念、实施过程以及常见的误用。

塑造

塑造指的是通过对连续趋近于目标行为的行为进行系统的有区别的强化，最终帮助个体学会新的目标行为的过程。这个过程是个体从不会到一步步学会某个新行为的过程。塑造的过程强调对目标行为的逐渐趋近和对不断变化的行为进行区别强化。

塑造的有效实施步骤包括：确定目标行为；确定起始行为以及各个阶段性目标行为；确定各个阶段性目标行为的成功水平；选择适当的强化物；根据计划对不同的阶段性目标实施进行区别强化。

常见的对塑造的误用表现在两个方面：一是针对个体的不良行为；二是塑造的进程过快或者过慢，使个体较难学习新行为。

渐隐

渐隐指的是逐渐变化控制行为的刺激，促使个体仍能对部分变化了的或者全新的刺激产生相同的反应。在渐隐程序中，不断变化的是刺激条件；而在塑造程序中，变化的是目标行为。

渐隐的有效实施步骤包括：确定目标行为；确定目标刺激、起始刺激和各个阶段性刺激；确定各个阶段性目标行为的成功水平；确定强化物；按计划进行区别强化。

对渐隐的误用主要表现在将渐隐技术错误地使用在不良行为上。

链锁

链锁就是通过训练行为链或者刺激—反应链来建立目标行为的方法。刺激—反应链即行为链,是由一组行为所组成的特定系列,该系列中的每个行为都有特定的辨别性刺激,也可以说是由多个辨别性刺激和反应组成的系列。

链锁主要有三种实施方式:全部任务呈现法、逆向链锁和顺向链锁。

链锁的有效实施步骤包括:确定目标行为;对行为进行任务分析,确定行为链;选择链锁的实施方式;确定强化物;根据确定的链锁实施方式对个体进行行为训练。

对链锁的误用主要表现为个体形成了错误的刺激—反应链,形成了不良的行为习惯。

思 考 题

1. 什么是塑造?
2. 以生活中的某个个体为对象,选择该个体不会的某一行为,设计一个塑造的行为训练计划,说明在这个过程中要注意什么问题。
3. 什么是渐隐?渐隐与塑造的区别在哪里?
4. 选择某项学习任务,根据你所针对的学生特点,设计一个渐隐的训练计划,说明设计的思路和意图。
5. 什么是行为链?什么是链锁?链锁的三种实施方式是什么?
6. 选择一个复杂行为(如用康乃馨插出一个球状造型),采用任务分析的方法对该行为链中各个环节的行为进行分析,说明在这个过程中要注意什么问题。

第七章

代币制与行为契约

学习目标

- ◆ 代币制的概念、优点和实施过程
- ◆ 行为契约的概念和实施过程

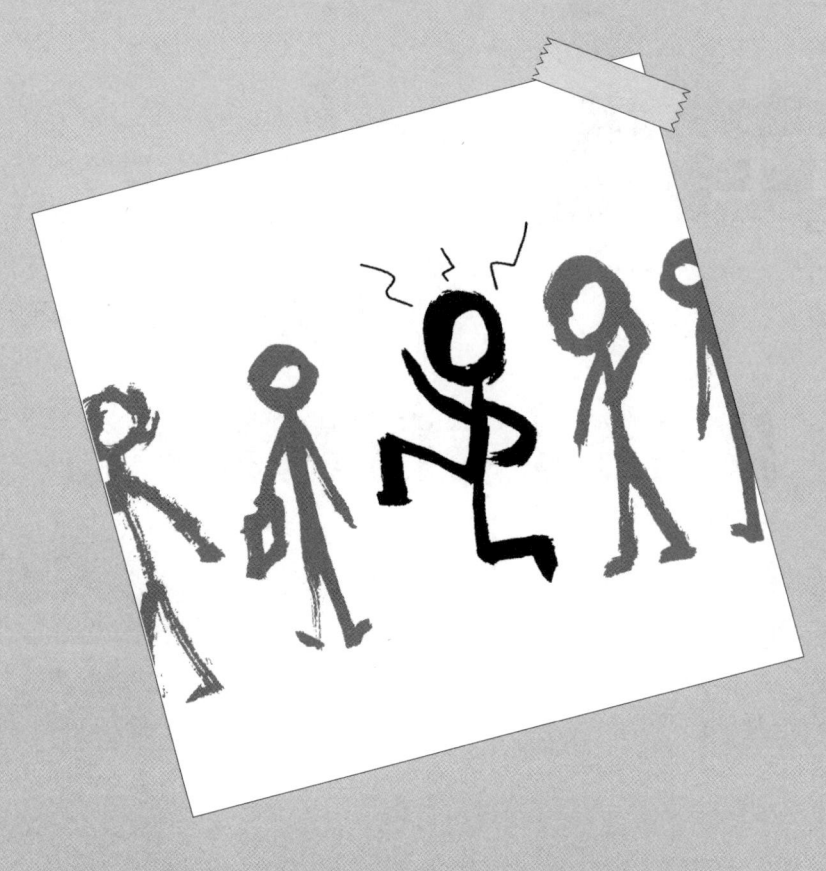

本章将介绍两种特殊的行为矫正技术：代币制和行为契约。这两种技术有一些共同特征，比如，有很多专业研究文献为它们的效果提供了支持；这两种技术可以与其他技术打包使用；可以针对多个良好行为，而且在使用过程中既具有操作性，又具有灵活性等（Cooper et al., 2007）。

▌代币制

一、代币制的概念

代币制这一行为矫正策略常常在教育情境以及临床治疗中被使用,且都具有较好的干预效果,即使是对普通的教育和治疗方法具有抵抗力的不良行为,也具有一定的效果(Kazdin et al., 1972; Kazdin, 1982; Corrigan, 1991)。

所谓代币制(token economy),指的是运用代币对个体行为进行强化的一套行为改变系统,这一系统通常由三部分组成(Cooper et al., 2007)。

- 一张目标行为的详细清单。
- 与目标行为有关的代币数清单(代币指的是可以积累起来交换其他强化物的物体)。
- 代币可以交换的支持性强化物清单(如喜欢的东西、活动或者其他奖励)。

在代币制这一程序中,最关键的是代币,它对行为具有很好的强化作用,但它又不同于食物、活动、微笑和表扬之类的强化物。由于代币背后拥有多种支持它的可交换的强化物,因此它可以起到广泛性条件强化物的作用,对多个行为产生强化作用。

但要注意的是,在理解代币制这个概念时,不能仅仅将之理解为"用代币对良好行为进行强化"。代币制针对的不仅是一个行为,而且是一组目标行为,每个目标行为都有对应的代币值,不同数目的代币又可以交换不同的强化物,它指的是一套行为改变系统。仅仅用代币对良好行为进行强化所用的技术是正强化。另外,代币制还可以将对不良行为的惩罚纳入行为改变系统中,即可以列出不良行为的清单以及每个不良行为需扣除的代币值。因此,代币制与用代币对良好行为进行强化具有很大的不同。

在学校教育中,代币制常被教师无意识地使用,以鼓励学生良好的行为。比如,在幼儿园和小学阶段,教师常用五角星或贴纸等奖励孩子的各种良好行为,当五角星或贴纸达到一定数量时,就可以交换糖果、额外的游戏时间、教师的表扬信和奖状等。对于大学生而言，每学期考试成绩合格之后所获得的学分也是一种代币，不同课程所对应的学分不同；当学分积累到一定值时，学生就可以获得毕业证书（也是一种代币），获得毕业证书之后，学生就有机会应聘较好的工作岗位。因此，为了获得毕业证书，学生必须修满一定的学分，而为了获得学分，学生必须通过课程的考试。

二、代币制的优点

代币制之所以被广泛应用于教育领域和临床工作中，主要是因为它具有以下优点。

（一）代币制对行为具有很好的强化效果

代币制采用代币对行为进行强化，能够对行为的形成和维持产生强有力的效果。代币之所以比一般的强化物具备更有效的强化效果，其原因主要有以下几点。

- 代币是一种广泛性条件强化物，可以用来交换多种强化物，对于行为的当事人具有更好的吸引力。
- 代币很容易在个体行为出现后马上实施，因此能够帮助个体很好地建立行为与代币之间的联系，增强个体对行为的自我约束。
- 行为的结果和进步更加显而易见。在代币制实施过程中，个体完全可以通过计算自己所获得的代币数对自己的行为进行评价。个体也可以通过比较自己与他人所获得的代币数的差距，清楚地知道自己的行为与他人的差距。另外，也可以通过所获得的代币数形象地看到自己的进步，更能激发他们的行为动机。

（二）代币可以延缓或避免强化过程中易出现的强化物饱厌现象

在对行为进行强化的过程中，个体很容易出现对强化物的饱厌现象，影响行为的强化效果。采用代币对个体行为进行强化，有助于延缓或者避免这种饱厌现象。由于支持代币的是其背后的一系列强化物，当代币积累到一定数量时，个体才可以根据规则兑换自己喜欢的强化物。在这个过程中，个体可以决定是否兑换以及兑换何种强化物，拥有一定的自主性或者选择权。因此，使用代币更能激发他们的主动性，也更有利于行为的维持。

（三）代币的价值及强化作用具有客观性

对于当事人来说，强化物的价值有时会因为发放者的情绪变化而大打折扣。但是在代币制中，行为与代币之间的价值交换是固定的，代币与强化物之间的价值交换也是固定的。因此，即使代币发放者的情绪发生变化，代币的强化作用也不容易受到影响，而具有一定的客观性。

（四）在教育领域，代币有利于教师更有效地控制自己的行为

教师常常因为学生的学业成绩不同而对学生的行为好坏做出不同的评价，而代币制的实施有利于教师更好地控制自己的行为，对学生的良好行为有更客观的辨别，一旦个体表现出良好的目标行为，就发放代币。

同时，代币也可以成为教师开展简单数学教学的工具。学生可以计算自己已经获得了多少代币，还需多少代币才能交换哪一种强化物；如果要获得这么多代币，必须表现出什么行为。在这样的计算过程中，数学可以与学生实际的生活经验联系起来。对于智力发展落后的学生来说，这非常有利于他们的数学学习。

（五）在代币制中可以引入惩罚程序

代币制并不是一种单纯的对行为进行强化的程序，它还可以与惩罚结合。在代币制中可以规定良好的行为可获得多少代币，同时也可以规定不良的行为需要剥夺多少代币。通过经历代币剥夺的过程，个体体会行为付出的代价，由此可清晰地建立起自己对自己的行为负责的概念。

三、代币制的有效实施过程

代币制的实施过程可以分解为以下几步。

（一）确定并详细地定义各个目标行为

在制订代币制的干预计划时，第一步是选择哪些行为需要强化。通常，代币制所针对的行为不是一个行为，而是一组行为，这组行为常常具有相同或者相关联的特征。对代币制中的目标行为的要求是：

- 可以测量和观察；
- 可以确定具体的成功标准；
- 个体已经具备所需要的技能，即个体目前完全有能力表现出这些行为（Myles et al.，1992）。

（二）选择可以对行为进行强化的代币

在制订代币制计划的过程中，确定代币是非常重要的一项内容。通常，代币是可以马上为个体发放的实物或者具有象征性的东西，比如贴纸、点数和可粘贴的五角星等。如果是实物，通常都比较轻便、细小，很容易携带，如贴纸和可粘贴的五角星。如果是象征性的东西，比如点数和计分符号等，除了能够在个体行为发生之后马上给予，还能够让个体清楚地看到，并且能够进行计数和计算出价值。在代币的选择中，要注意的事项具体包括以下方面。

1. 所选择的代币在使用过程中是安全的

被作为代币的物体不会对个体造成伤害。对于年幼的儿童或者存在严重障碍的儿童来说，安全的代币意味着这些物体不能被吞咽，也不会造成外伤。

2. 代币只有干预者才能控制

个体没有能力复制这些代币，只有干预者可以控制这些代币的发放，而且代币只有在这个系统中才具有价值，这样才对个体的行为具有约束力，否则代币容易失去其应有价值。因此，假如选用了某种个体可能复制的代币，干预者就需要考虑采用什么符号来避免个体复制，比如用不同颜色、签名或者记号等做出特殊的标记。

3. 代币可以保存一段时间

所选用的代币应该能够保存一段时间，因为代币通常需要经过一段时间的积累才可以进行交换。所以代币一般是很容易携带、储藏或者堆积的。如果可以用手反复多次触摸，对年幼儿童以及有障碍儿童来说，可能效果更佳且更具有吸引力。

4. 代币很容易被干预者拿到并发放

选择代币的一个基本要求是：在个体行为发生的时候，干预者很容易拿到代币，并能够及时地发放。

5. 制作代币不需要花费很多金钱和精力

如果制作代币需要花费很多金钱和精力，就会使干预的成本变高，导致代币制无法持续的风险加大。因此，在选择时要考虑这一因素。

6. 代币本身不是一个很有吸引力的东西

一般，代币对儿童来说是容易辨认的物品，因此要有一定的吸引力；但又不能过于吸引人，否则儿童会对代币产生比对学习活动或学具等更浓厚的兴趣。这样一来，在获得代币之后，儿童可能会玩代币或者在与其他人交流代币上花很多时间，这反而会分散儿童对代币制和良好行为本身的注意，从而削弱代币的强化作用。

（三）确定支持性强化物

支持性强化物就是个体可以用代币进行交换的东西，即存在于代币背后的、支持代币的各种强化物。研究者常常采用在日常生活中经常发生的活动和常见事物作为强化物，比如玩非常流行的游戏和做一些很有吸引力的工作等，但是一般不太赞成使用满足个体基本需要的强化物，如食物。要确定支持性强化物，可以采用第三章提到的访谈法和调查法等。

（四）制订代币交换系统

代币交换系统是制订代币制时最关键的一个内容。这个系统主要包含两部分内容。

1. 确定行为与代币之间的交换关系

这主要是指出什么行为可以获得一个或者多个代币。代币制中通常有多个行为同时作为干预的目标。但是每个行为可交换的代币数并不一定相同。

干预者可以根据行为的难易和重要程度对行为的价值进行确定。行为越难、越重要，价值越高。价值高的行为通常要求个体付出更多的努力，需要更长时间的坚持。

2. 确定代币与支持性强化物之间的交换关系

简单来说，就是要指出多少个代币可以交换什么强化物。要求代币数越多的强化物，其价值也越高。

在代币交换系统中，行为与代币的价值可以根据个体的具体情况而定。一般来说，在代币制刚刚实施的阶段，应该让个体相对容易获得代币，这样有助于提高他们的积极性。当行为出现次数逐渐增加时，个体所获得的代币数也会增加，能够交换的强化物会增多，这就很容易导致代币价值的下降。此时需要对行为与代币以及代币与强化物之间的关系进行重新约定。因此，在拟订代币交换系统的时候，需要预先拟订计划，确定个体在干预的不同阶段获得代币的难易程度。如果个体一直可以轻松地获得代币，容易破坏代币及强化物的价值。当然，这一交换系统也可以在实施过程中根据实际情况做具体调整。

（五）确定发放代币和交换强化物的程序

迈尔斯等人（Myles et al.，1992）认为，在代币制计划的制订中，要确定代币发放和兑换的原则，即按照什么程序发放代币以及代币如何交换强化物。一般来说，当个体的良好行为发生时，应该及时发放代币，而交换代币与强化物的时间通常被确定在实施者方便时。在学校实践中，教师可以根据学生的具体情况确定是在半日活动结束后（如中午）、一天的学习结束后还是一周的学习结束后交换代币与强化物。通常，儿童的年龄越大，交换代币与强化物的时间间隔就可以越长。另外，干预者也要认识到，一些儿童在交换强化物时可能会因过于兴奋而引起混乱，且要对此做好准备，并在进行交换之前跟儿童讲清楚规则，比如在交换时不能大叫，要依序兑换，不能抢夺别人手中的强化物，等等。如果常在兑换时出现问题，也可以引入相应的惩罚机制来管理强化物的兑换。

（六）决定是否使用反应代价以及反应代价的具体内容

前面提到，与正强化相比，代币制有一个明显的优点，即可以对个体的不良行为实施惩罚。因此，在制订代币交换系统时，可以考虑是否纳入惩罚机制，即当个体表现出不良行为时，是否采取反应代价，以使个体减少不良行为。如果决定采用这一方式，就要具体考虑可对哪些不良行为采用反应代价；若有不良行为出现，将分别被扣除几个代币，该如何扣除。有关反应代价的内容将在第八章中介绍。

可以预想到，如果实施反应代价，那么当个体因不良行为而被要求交出几个原本已经拥有的代币时，个体的情绪会受到影响，甚至出现拒绝或抗议等情况。因此，在制订计划时，也要考虑如果遇到这样的情况，该如何进行应对。

（七）实施代币制

实施代币制通常有三个阶段：一是代币制学习阶段；二是代币制实施阶段；三是代币制退出阶段（Cooper et al., 2007）。

开始实施代币制时，干预者和行为当事人都需要用一段时间来熟悉代币制，特别是当事人需要明白什么行为受到鼓励并可以获得代币，每个行为可以获得多少代币，以及什么行为会被剥夺多少个代币。熟悉时间的长短取决于当事人的能力水平。如果个体的智力发展受到较严重限制，所需要的时间就会相对较长；如果个体的功能水平较高或者只有轻度的落后，那么结合语言指导与行为示范，个体学会代币制的时间也较短。代币制的学习可以分三个步骤进行。

- 向行为当事人详细地介绍代币制的整个代币交换系统，让个体了解什么行为可以交换多少个代币，多少个代币可以交换什么强化物，以及什么行为会被剥夺多少个代币。
- 示范代币发放的过程。在个体表现出期望中的行为后，可根据代币交换系统的规定发放相应的代币，并结合社会强化物给予口头表扬。
- 示范代币交换的过程。要对个体详细说明代币可以交换的强化物。如果可以交换的物质性强化物都放在某个专门的地方,可以带当事人来到此处进行介绍。当当事人已经拥有一个代币的时候,可以向他介绍可以交换的强化物,并询问他是否交换。同时也需要向他说明,如果不交换,再获得一个代币或者几个代币可以交换什么强化物。通常,能力较弱的儿童可能需要几次才能了解代币交换系统中的具体内容。

在采用代币制对个体进行行为干预时,要遵循一些强化原则,例如,在行为发生之后要及时地给予强化,以帮助个体建立行为与代币之间的密切关系;发放和交换代币的程序应该简洁明了,而且应该一致地实施。这样有助于个体清楚地了解获得代币及交换代币的过程。在实施中也要注意,即使在代币制中引入了反应代价,在干预过程中,干预者也应首先关注采用代币养成来增加良好行为,而不是关注采用反应代价来减少不良行为。

在个体的良好行为通过代币制的方式得到了很大的提高之后,就要考虑代币制的退出了。实际上在刚刚开始的时候,应设计好代币退出的方式。代币退出的方式可以有以下几种。

- 一开始就将社会性强化物(如口头表扬、赞许的微笑)与代币结合,这样社会性强化物可以在代币退出之后维持行为。
- 获得相同数目代币所要求的行为次数逐渐增加。比如,原来做10道题目可以获得一个代币,现在提高要求——做20道题目才能获得一个代币。
- 代币制有效的时间逐渐缩短,比如在刚刚实施的一个月,代币制有效的时间为全天;但在一个月之后,代币制有效的时间是早晨8:00—11:30;到第三个月则缩短为早晨8:00—9:00。
- 调整支持性强化物的价值,系统地提高个体期望的强化物所需的代币数,对于个体不太期望的强化物,代币数仍旧维持在原来或者比较低的水平。这样,个体为了获得自己想要的强化物,必须获得足够多的代币,同时必须克制自己不要马上交换所获得的代币,这也有利于个体养成自我控制习惯。
- 对于实物性代币可以设计渐隐的程序逐渐退出。

知识拓展

对住院精神病人实施代币制的步骤

对象：住院精神病人

目标行为：人际交往和自我照顾技能

实施代币制的步骤：

a. 确定可以通过代币制程序提高的人际交往和自我照顾方面的技能，即分析并描述每一个可观察到的目标行为、记录行为发生的频率和对行为的严重程度进行评分等。

b. 确认每个目标技能所依赖的关系，即确认每个目标技能发生之后的代币数量。比如，病人H如果准时就餐，就可以获得4个代币，梳好头发可获得1个代币。如果有多人参与，每个个体因为某个行为所获得的代币可以有所不同，如病人G梳好头发可以获得3个代币，取决于个体该行为的具体表现水平。

c. 要设计一些代币交换规则。比如，每天用代币交换强化物的时间，以及每个强化物所对应的代币数。一般来说，每天用代币交换的强化物要有一个上限，这基于对病人身体健康的考虑。

d. 按照上述内容实施。

（Corrigan，1991）

四、代币制实施过程中要注意的问题

代币制在实施过程中常会遇到一些问题，尤其是在刚刚实施的阶段。由于训练者和当事人在此阶段都在学习和熟悉代币交换系统，因此常会出现一些容易挑战代币交换系统有效性的问题。

（一）代币管理的问题

在代币制实施过程中，代币管理是一个很重要的问题。干预者首先要防止当事人偷拿代币。其次要教当事人管理自己所获得的代币，比如将代币放在一个比较安全也很容易找到的地方；如果有多个当事人，还要教他们防止别人拿走自己的代币。

在代币管理中会遇到人手不够的问题。比如，对于班主任来说，由于每天要完成很多教学任务以及学生日常管理工作，所以如果要对全班实施代币制，就会在人手方面产生问题。因此，在实施计划时要对此问题有所准备。例如，可邀请学生作为代币的共同管理人来协助代币的发放、安排代币与强化物之间的交换等。如果学生无法参与代币的共同管理，教师就需要找其他工作人员来协助管理。但是，若有学生或者其他人员参与到代币的管理中，就需要对这些人员进行必要的培训，以使得代币制在实施过程中是一致的，对所有人来说是公正的。

（二）玩代币的问题

年幼儿童或者有严重障碍的儿童可能会在获得代币之后出现玩代币的现象。这种情况如果是在刚刚实施代币制的时候发生，可以给予当事人一定的时间来适应代币这种新颖的强化物，但是每次都要进行提醒和说明。如果此种情况没有得到改善，那么可以考虑引入反应代价，对玩代币这一行为进行惩罚（吕静，1992）。

（三）采用不正当的方式获得代币的问题

由于代币可以用来交换个体所期望的强化物，个体常常非常希望获得代币。因此，当他们无法获得足够的代币又非常想要强化物的时候，有可能出现采用不正当的方式获得代币的情况（吕静，1992；伍新春 等，2005）。具体来讲，可能会有以下问题。

1. 抢夺、偷拿代币

当其他儿童有代币而自己没有代币或者换取强化物的代币不够时，一些儿童可能会直接抢夺或者偷拿同伴或干预者手中的代币。对于这类行为，干预者应该采取严厉的措施加以制止，并可引入反应代价的方式对此进行惩罚。同时也可为不同行为当事人手中的代币设置额外的个性化记号，使得通过这种方式获得的代币无法用来交换强化物。

2. 仿冒代币

在前面讲到代币的设计时，已经强调过所使用的代币应该是独一无二的，只能在这个系统中使用。但是仍旧可能会出现仿冒的情况。对于这一问题，也可采用针对抢夺、偷拿代币问题的处理方式。

3. 从其他人手中购买或者预支代币

当手中的代币不足以交换所期望的强化物时，当事人也有可能用钱购买其他人手中的代币（若这个代币制实施的范围是一个集体，如一个班级），或者用其他物品（如铅笔等）与其他同学进行交换。有时，当事人也可能与干预者讨价还价，或者希望采取赊账的方式预支未来的代币。这些方式都有可能导致代币制失效，也很容易使个体养成另外一些不良行为。

（四）储藏代币的问题

也有一些个体虽然获得了很多代币，却将代币储藏起来，并不拿出来进行交换。这也不利于代币制的实施。因此，在必要的情况下，要鼓励个体将代币拿出来交换强化物。

（五）支持性强化物供不应求的问题

在代币制的实施过程中，有可能遇到参与代币制的个体人数较多，且在某个时间纷纷用代币交换某种支持性强化物的情况，此时可能出现支持性强化物供不应求的问题，以致支持性强化物只能分配给少数人，无法满足所有人的需求。为了公平地解决将少量的支持性强化物分配给谁的问题，干预者可以对该支持性强化物实行拍卖，即将支持性强化物兑换给出价最高的人。换言之，在代币制的实施中，支持性强化物与代币之间的交换关系不是绝对不可以变动的，可以根据具体的供求关系做一定的灵活调整。

知识拓展

运用代币制对史蒂夫不恰当行为的干预

勒布朗等人（LeBlanc et al., 2000）运用代币制对一名 26 岁男子的不恰当社交行为进行了干预。该名男子叫史蒂夫，中度智力落后，能够说简短的完整句，和母亲住在一起，白天会参加一些社区组织的娱乐活动。史蒂夫的口语有时比较难以理解，但是他常通过手势和面部表情进行有效的交流。史蒂夫在启动与别人的交流时，可以在一段时间内保持适当的行为。但在拥抱或者亲吻他人时会表现出不适当的行为——他很难与他人保持适当的身体距离，而且常表现出不适当的性行为。对史蒂夫的行为干预主要涉及三类不恰当的行为。其中，不恰当的社交行为包括：将自己的头或者脸放在离另一个人的头或者身体15厘米以内的距离；碰别人的脸、头或身体躯干部。不恰当的性行为指的是在衣服外面碰触生殖器部位（一般要持续2~3秒）。言语攻击行为包括骂脏话、对别人说有攻击性或者侮辱性的话，如"我恨你"。

干预过程采用的代币是写了史蒂夫名字的美元的影印件（尺寸进行了缩小）。在实施代币制之前，对史蒂夫进行了训练。开始时，如果他在干预者引导下表现出恰当的社交行为，如"握手"，那么马上会受到表扬并获得一个代币。同时，干预者告诉他，如果他表现出握手这个行为，就会获得一个代币。史蒂夫也被告知，代币可用来交换几种他喜欢的物品或者活动，比如他喜欢吃的食物、娱乐用品或者活动。之后，干预者给了他三次可以获得代币的机会，每一次都可以获得一个代币，接着对代币的交换进行了训练。干预者在不同的物品和活动上标明了不同的代币价格。在训练过程中，干预者通过询问史蒂夫一些问题来确认他是否理解代币制的实施过程，如"你可以获得什么""你可以用代币做什么""什么时候可以使用代币"。史蒂夫也被告知了反应代价的内容，"如果出现什么行为（上面提到的不恰当行为），就会像这样被拿走一个代币"，干预者同时拿走一个代币。

干预采取了对其他行为的区别强化程序，即如果史蒂夫没有在规定的时间间隔内表现出前面提到的不恰当行为，就可以获得一个代币，他可以将代币放在腰部的口袋里。同时他也被告知，一旦表现出不恰当行为，计时器将开始计时，而且他将失去一个代币。

在干预过程中，等成功地消除一类目标行为之后再开始对另外两类行为的干预，即引入了跨行为的多重基线设计。在每一类行为都得到干预之后，干预者引入了稀化程序，将强化的每个时间间隔从开始时的30秒逐渐增加到最后的10分钟。这一过程共分为九个阶段，每一阶段都要求史蒂夫的不恰当行为相比基线水平有90%的减少，达到这一标准才能进入下一个阶段。

经过评估，在基线期，史蒂夫的不恰当社交行为每分钟发生4.6次，言语攻击行为每分钟发生1.3次，不恰当的性行为每分钟发生3.1次。经过九个阶段的干预，他的不恰当社交行为减少了99%，言语攻击行为减少了97%，不恰当性行为减少了97%。每一类行为出现的次数几乎都下降为0，取得了很好的干预效果。

行为契约

一、行为契约的概念

行为契约（contingency contract 或者 behavioral contract）指的是一种利用行为合同进行干预的技术。这一特殊的行为合同对完成特定行为与获得和发放特定奖励物（比如，休息时间、喜欢的某种活动等）之间的关系进行了约定（Cooper et al.，2007）。有时，也可对特定的不良行为与惩罚物之间的关系进行约定。这一方法可以用于多种行为的矫正，比如养成生活作息习惯、良好的学习行为以及健康地进食以控制体重等，也有利于个体自我管理能力的提高。

从其应用范围来说，可以分为应用于学校环境的行为契约、应用于家庭的行为契约以及应用于临床干预的行为契约（伍新春 等，2005）。从合同形式来看，行为契约可以有两种形式：一是单向契约，二是双向契约。单向契约是对某个个体行为的单方面约定，而双向契约通常是在两人或多人间做出的行为约定。通常，双向契约实施得较多。不管是单向契约还是双向契约，绝大多数行为契约都包含三部分内容，即任务、强化物和任务完成记录（Cooper et al.，2007）。如果在契约中引入惩罚，还可以包括不良行为或者错误行为、惩罚物以及相应的惩罚记录。

（一）**任务**

行为契约的任务由四项内容组成，包括：行为的主体（完成任务和获得奖励的当事人）、个体需要完成的任务和行为、个体必须完成任务的时间以及完成任务必须达到的水平。

在这一部分，个体完成任务需要达到的水平被认为是整个行为契约中最关键且最重要的内容，因此契约往往要对这部分内容进行详细介绍。如果能将个体所需达到的水平一步步清楚地列举出来或者将个体所需完成的子任务清晰地写出来，将有助于在规定的时间内对个体的行为进行检核。假如有特殊考虑，也要在此部分写出来。

如果在行为契约中引入惩罚机制，在任务中就要增加对不良行为的具体说明，写入行为契约的不良行为与约定的良好行为通常是相对的。

(二) 强化物与惩罚物

如果行为契约只涉及对良好行为的约定，则只需要对强化物进行说明。一些研究者认为，此部分应该写得跟前面的任务部分一样完整和准确（Ruth, 1996）。这与我们日常工作中常犯的一个错误有关。我们往往能够将前面的任务写得很详细，但对于强化物是什么以及在什么时候怎么发放强化物则没有这么仔细地进行约定。在这一部分，要说明的内容包括以下方面。

- 由谁判断个体的任务已经完成以及由谁来控制强化物的发放。
- 强化物是什么。
- 完成任务的个体在什么时候可以获得该强化物。在任何一个行为契约中，个体成功完成任务之后能否及时获得强化物都是非常关键的。然而，在实际生活中，有很多强化物不可能在任务完成之后马上发放。有些强化物的发放往往有时间性，比如看芭蕾舞剧、听交响音乐会等。对于这样的强化物，更有必要在契约中做出发放时间的约定。
- 强化物的发放数量。契约中必须说明当个体成功地完成任务之后，可以获得的强化物的数量是多少。也可对特殊的奖励进行说明，比如，若当事人超额完成了预定的目标，该如何进行奖励。

如果在行为契约中引入惩罚机制，在此部分要增加对惩罚物的说明，内容包括以下方面。

- 由谁判断个体出现了不良行为以及由谁来实施惩罚？
- 惩罚物是什么？
- 在出现不良行为之后的什么时间给予惩罚物？
- 惩罚物的数量是多少？

(三) 任务完成记录

这一部分记录了个体完成任务的情况。它主要起两个作用：一是对个体完成任务以及发放强化物的情况进行记录，以便为所有可能查阅这一个干预情况的人和团体提供书面依据；二是在个体完成任务之后，可以采用一些特殊的标签符号（如笑脸和五角星等）对个体任务的成功完成给予标记。这种标记有利于个体对自己的行为进行监控，能够帮助个体约束自己，直到成功地完成任务并获得强化物。行为当事人在成功地完成任务并获得奖励之后，可将自己的感想写在此处。这种对自己行为的反思也有助于个体在未来更好地对自己的行为进行控制。

若行为契约引入了惩罚机制，此部分则包括对不良行为出现以及实施惩罚情况的记录；个体可对于自己的不良行为表现采用一些特殊标签（如哭脸标志）进行标记，以提醒自己对行为进行约束；个体也可记录对不良行为的一些感想或者反思。

二、行为契约的实施

从表面上看，用行为契约对个体行为进行控制的原理非常简单，就是"在行为之后跟随一个已经约定好的强化物"，这有点类似于前面介绍过的正强化的做法。但是，与正强化不同的是，正强化通常要求个体在目标行为出现之后就获得强化物；而在行为契约中，强化物的获得通常都是延后的；况且行为契约也不是用一个强化物对某个行为进行强化的程序。行为契约通常会对多个行为进行约定，可运用不同的程序和原则对多个行为进行干预。

在实际工作中，行为契约可以按照以下步骤实施。

（一）确定个体需要完成的任务

在行为契约的制订过程中，首先要对个体所要完成的任务进行约定，而任务的核心内容是个体需要完成的行为；通常这不是一个行为，而是一组行为。还需要对个体完成任务的时间以及必须达到的水平进行约定。

虽然教师、父母或者临床干预者可以根据个体所表现出的行为情况，直接帮助个体确定需要完成的任务。但是单方面的决定常常使个体处于被动的局面，不利于个体发挥主观能动性。因此，在实际工作中，可以通过召开正式的协商会议的方式来具体确定行为契约中的任务。

比如，如果是在家庭中使用的行为契约，那么参与这一讨论会的人员可以包括父母、孩子以及一个监督员（有时，孩子不信任父母，此时可能就需要一个中间人）。在讨论过程中，父母和孩子可以就希望完成的任务充分表达各自的意见。可以是口头形式的表达，由监督员对所提出的意见进行记录，然后协商确定；也可以是书面形式的，父母和孩子各自写出行为的具体内容，然后就所列出的具体事项进行协商。

如果是单向契约，那么协商的所有任务内容都是针对某个个体的；如果是双向契约，协商的所有任务内容是针对双方的。比如，家庭内的行为契约如果是指向孩子个体的单向契约，则协商的内容都是孩子应该做什么、在什么时间做以及完成的水平。如果是双向契约，则协商过程要分别对父母及孩子应该做什么、在什么时间做以及各自完成的水平进行讨论。

如果在行为契约中纳入了惩罚机制，那么在这一步骤的讨论中也应该对什么样的行为应该被惩罚进行协商。

（二）确定强化物和惩罚物

制订行为契约的第二步通常是确定强化物，如果引入惩罚机制，还包括确定惩罚物。这一步骤需要解决前面提过的四个问题。

- 由谁判断个体的任务已经完成以及由谁控制强化物的发放？
- 强化物是什么？
- 完成任务的个体在什么时候可以获得该强化物？
- 强化物的发放数量是多少？

如果是惩罚物，则是：

- 由谁判断个体出现了不良行为，以及由谁来实施惩罚？
- 惩罚物是什么？
- 出现不良行为之后，在什么时候给予惩罚物？
- 惩罚物的数量是多少？

对于这四部分内容，需要一个协商讨论的过程来约定。在实际操作中，在对行为契约的任务进行讨论之后，可进行此部分内容的协商。可以先协商与强化物相关的内容。

对强化物的调查可以利用强化物调查表（表7.1）对行为当事人所偏好的事物和活动进行调查。行为当事人可以在表中写出自己最喜欢的事物、活动或者其他特别的奖励物。比如，父母可让孩子按顺序说出或者写出自己最喜欢的是什么，然后根据孩子所回答的内容进行具体协商，最后确定大家都可接受的强化物，并对强化物如何发放以及发放的强化物数量等相关内容进行具体约定。也可以对额外事项进行约定，比如如果行为的表现远远超过了原来的预期，那么行为当事人将会得到什么样的额外强化。

如果在行为契约中纳入了惩罚机制，那么在讨论完强化物之后，应就惩罚物的内容进行协商。

表7.1　强化物调查表

姓名：

我最喜欢的事物、活动或者其他奖励物（依喜欢程度排序）。
a.＿＿＿＿＿＿＿＿＿＿＿＿＿＿＿＿＿＿＿＿＿＿＿＿＿＿＿＿＿＿＿＿＿＿
b.＿＿＿＿＿＿＿＿＿＿＿＿＿＿＿＿＿＿＿＿＿＿＿＿＿＿＿＿＿＿＿＿＿＿
c.＿＿＿＿＿＿＿＿＿＿＿＿＿＿＿＿＿＿＿＿＿＿＿＿＿＿＿＿＿＿＿＿＿＿
d.＿＿＿＿＿＿＿＿＿＿＿＿＿＿＿＿＿＿＿＿＿＿＿＿＿＿＿＿＿＿＿＿＿＿
e.＿＿＿＿＿＿＿＿＿＿＿＿＿＿＿＿＿＿＿＿＿＿＿＿＿＿＿＿＿＿＿＿＿＿
f.＿＿＿＿＿＿＿＿＿＿＿＿＿＿＿＿＿＿＿＿＿＿＿＿＿＿＿＿＿＿＿＿＿＿
g.＿＿＿＿＿＿＿＿＿＿＿＿＿＿＿＿＿＿＿＿＿＿＿＿＿＿＿＿＿＿＿＿＿＿
h.＿＿＿＿＿＿＿＿＿＿＿＿＿＿＿＿＿＿＿＿＿＿＿＿＿＿＿＿＿＿＿＿＿＿
i.＿＿＿＿＿＿＿＿＿＿＿＿＿＿＿＿＿＿＿＿＿＿＿＿＿＿＿＿＿＿＿＿＿＿
j.＿＿＿＿＿＿＿＿＿＿＿＿＿＿＿＿＿＿＿＿＿＿＿＿＿＿＿＿＿＿＿＿＿＿

（三）制定书面的行为契约

对上述内容进行协商确定之后，就可以进入行为契约制订过程中的最后一步了，即制定书面的行为契约。虽然在日常生活中也有一些契约是口头的，但是用书面形式将契约的内容表现出来，更有助于当事人进一步理解和把握行为的要求，明确契约中所约定的具体内容。更重要的是，书面形式的行为契约比口头契约更加慎重，也有利于各方对所约定的内容进行监督和检查。

在行为契约的制定过程中，要注意用恰当的语言将所协商的内容明确地表述出来。行为契约中的各项条款应该将行为的要求、强化物或者与惩罚物的相关内容写得清楚明确，且语言应是简洁明了的。如果行为当事人的阅读能力有限，则可用图画等方式将所约定的内容表现出来。

（四）实施行为契约

在制定行为契约之后，就可以按照约定的内容执行了。在契约执行过程中，应该对行为的履行情况进行详细记录，包括个体的具体行为表现以及强化与惩罚的历史，这有助于对行为契约的执行情况进行有力的监控；有利于各方对行为契约的有效性进行恰当的评价；也可以让当事人看到自己行为的改变，从而增强信心。

在执行过程中，可以通过公开契约的方式（如张贴契约），让更多的人知道，以寻求外界的监督。公开行为契约的内容实际上是行为当事人做出了公开的承诺，因此会在无形中使个体在具体行动中感受到外界的压力，周围人也可以适时地提醒当事人应该在什么时间表现出什么行为。契约的公开也有助于强化物或者惩罚物按照契约实施。这些都有利于增加行为契约的约束力。不过，是否公开契约应该根据行为当事人的个性特征以及契约中行为的特点谨慎处理。而且在公开之前，也需要得到契约当事人的同意。

在行为契约的执行过程中，一般都需要一个中间人或者监督员，这个中间人或者监督员常被称作契约管理员。在行为契约的制定过程中，契约管理员只是起到顾问或者咨询、协调的作用，但是在行为契约的执行过程中，需要承担监督并督促契约执行的责任。特别是在个体出现违反契约内容的情况时，契约管理员可以起到仲裁作用，督促契约的继续执行。

在契约的实施过程中，如果契约双方对条款的内容有异议，应根据具体情况具体分析的原则做出判断。若要修改契约，仍旧需要契约中的各方一起

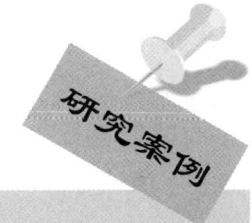

研究案例

M的行为契约

学生：_____ 日期：_____

今天，我同意遵守下述规则。

a. 在与老师和同学说话的时候，我将使用礼貌、尊敬的语言。

b. 与他们接触的时候，我不会伤害他们。

c. 我在用家具或者其他物品的时候不会敲打或损坏它们。

d. 当老师告诉我学习的时间到了时，我会马上开始学习。

我会遵守上述所有规则，即使在生气的时候也会遵守。

当我感到很生气的时候，我知道我可以：

- 要求休息
- 冷静地告诉老师有关我的问题
- 让自己放松

如果我遵循这些规则，每小时我都可以获得星星。

如果我在上午获得_____颗星星，我将在午饭之前获得_____。

如果我在下午获得_____颗星星，我将在放学的时候获得_____。

注意：如果我撞了或者踢了某个人，或者扔了什么东西，那半天我就无法获得星星。

_____ _____
　　　M（签名）　　　　　　　　　　教师（签名）

早晨和下午要获得的星星

早晨我要获得_____颗星星。　　下午我要获得_____颗星星。

（如果有三个×，我就得不到星星！）　（如果有三个×，我就得不到星星！）

　　　　上　午　　　　　　　　　　　　下　午

8：30—9：30　_____　　　11：30—12：30　_____

9：30—10：30　_____　　　12：30—13：30　_____

10：30—11：30　_____　　　13：30—14：30　_____

关于 M 的进展情况由教师写在本契约背面。

（Mruzek et al.，2007）

乐乐的行为契约

学生：_____ 日期：_____

在每天 2 小时的学习时间内，我会跟着老师学习各种知识，我会读书、写字和做练习。每天的活动安排如下：

活动内容	时间
说明活动计划	10 分钟
学习任务 1：读书 + 写生词	45 分钟
休息	10 分钟
学习任务 2：做练习	30 分钟
休息	5 分钟
学习任务 3：读课外读物	20 分钟

在这些学习活动中，我同意遵守以下规定。

a. 读书写字时，要保持坐姿的端正，我要做到：腿放平，不抖动，手放好，不晃动。

b. 读书写字时注意力集中，不做与学习无关的事情，我要做到：
- 不随便讲话（写字时不说话，老师讲话时不插话）
- 眼睛看书本（不看其他地方，不发呆）
- 耳朵听老师（老师说话时，认真听老师说话）

c. 读书或者写字时，我如果有特殊的要求或者问题，要在任务完成后提出。我要做到：
- 举手并在老师同意后提出；或者在老师问"现在乐乐有什么问题吗？"以后提出
- 提问时用"老师，我有一个问题""老师，我有一个要求"这样的句子说话

d. 学习任务完成后，老师会在评量表上对我的表现进行打分。如果我做到上述行为，并且符合下面的标准，我就可以获得相应的奖励，具体如下：

要求	奖励
在一个任务内，坐姿端正，手部无明显动作	2 枚彩色回形针
在一个任务内，坐姿端正，脚部无明显动作	2 枚彩色回形针
在读课文任务内，流利、专心、正确	2 枚彩色回形针

（续）

要求	奖励
在写字任务内，专心、认真、不自言自语、不随便说话	2 枚彩色回形针
在做练习任务内，专心、认真、不自言自语、不随便说话	2 枚彩色回形针
在读课外读物任务内，专心	2 枚彩色回形针
在老师讲课时，看着老师并且认真听	2 枚彩色回形针
提问时，以合适、正确、礼貌的用语在规定时间内提出	2 枚彩色回形针
在一个任务内，手部的明显动作不超过 5 次	1 枚彩色回形针
在一个任务内，腿部的明显动作不超过 5 次	1 枚彩色回形针
在一个任务内，自言自语、走神发呆的次数共不超过 5 次	1 枚彩色回形针
在一个任务内，不恰当的提问不超过 5 次	1 枚彩色回形针

e. 在每天所有任务结束时，我可以根据获得的彩色回形针盖章：
- 如果得到 20 枚或者以上，我可以获得"顶呱呱"章
- 如果得到 14～19 枚，我可以得到"棒"章
- 如果得到 8～13 枚，我要继续努力
- 如果得到低于 8 枚，我会得到一个"哭脸"章

每周五上午，董老师会进行一次总评定，看我得到了多少"顶呱呱"和"棒"章，如果得到 2 枚以上"顶呱呱"章或者 4 枚以上"棒"章，我就可以获得小礼品哦！

契约人签名：_____

日期：_____

坐下来对有异议的条款进行协商，最后确定修改的内容。

总之，在契约的执行过程中，一定要互相尊重，并通过协商的形式对相关内容进行约定，这有助于提高当事人对行为的自我约束力。

本章小结及关键概念

本章介绍了代币制和行为契约的概念，并对具体实施过程中的步骤以及所要注意的事项进行详细的解释。

代币制

代币制指的是运用代币对个体行为进行强化的一套行为改变系统。这一系统通常包括目标行为的详细清单、与目标行为有关的代币数以及支持代币的支持性强化物。代币指的是可以积累起来交换其他强化物的物体。

代币交换系统是代币制制订过程中最关键的内容。它的主要内容是行为与代币之间的交换关系以及代币与支持性强化物之间的交换关系。

代币制在实施过程中有其独特的优点。在具体实施时，可以按照以下步骤进行：确定并详细地定义各个目标行为；选择可以用来对行为进行强化的代币；确定支持性强化物；制定代币交换系统；确定发放代币及交换强化物的形式；决定是否使用反应代价以及反应代价的具体内容；实施代币制。

在实施代币制的过程中可能会出现一些问题，如不正当地获得代币、玩代币、强化物供不应求或储藏代币等问题。

行为契约

行为契约指的是一种利用行为合同进行干预的技术。这一特殊的行为合同对完成特定行为与获得和发放特定奖励物（比如休息的时间、某种喜欢的活动等）之间的关系进行了约定，也可对特定的不良行为与惩罚物之间的关系进行约定。行为契约有单向契约和双向契约两种形式。单向契约是对某个个体行为的单方面约定，而双向契约通常是在两人或多人间做出的行为约定。

行为契约包含三部分内容，即任务、强化物与惩罚物以及任务完成记录。其中，任务部分要对行为当事人、所要完成的任务和行为、完成任务的时间以及必须达到的水平进行约定。如果引入惩罚机制，行为契约还要对不良行为以及惩罚物进行约定。

思 考 题

1. 什么是代币制？代币制中的代币指的是什么？
2. 寻找生活中的实例，制定一份代币交换系统，确定良好行为与代币、代币与强化物以及不良行为与代币之间的关系。
3. 什么是行为契约？行为契约的制定和实施程序是怎样的？

第三编

用于减少或停止行为的行为矫正技术

在第二编中,我们介绍了各种可用于形成和增加良好行为的矫正技术。本编要介绍的各种技术用于减少或者停止个体的不良行为,包括惩罚、消退、区别强化与刺激控制以及厌恶疗法和系统脱敏法等基本技术。

第八章

惩　　罚

学习目标

◆ 惩罚的概念及类型

◆ 影响惩罚效果的因素及惩罚的实施过程

◆ 惩罚的副作用及误用

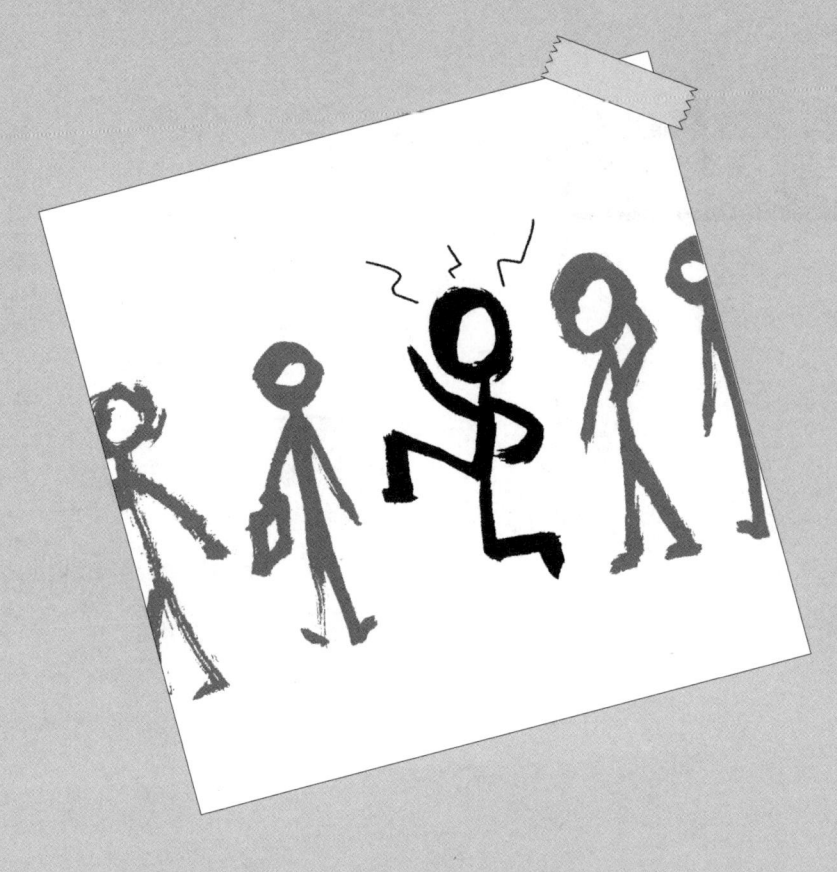

第八章要介绍运用厌恶刺激改变个体行为的方法,即惩罚。

惩罚的概念

> 一位老农拿着一把柴刀，使劲地砍路边的一棵歪枣树，口里念念有词："叫你不结枣！"很好笑，枣树能听懂他说话吗？
>
> 还有一次，看到母亲正在和一只母鸡生气，它不生蛋了，天天待在窝里孵蛋，把几个蛋的蛋黄都孵散了。母亲赶出了鸡窝里的那只母鸡，拎住了它的翅膀，说："把它浸到溪水里。"
>
> 正是大冬天，溪水上还结着冰呢，鸡不是要被冻死吗？母亲说："不会的，保证它五六天后能生蛋。"
>
> 在农村，有很多这样让人不可思议的事情。枣树被砍后，来年枝头真的结满了枣；母鸡被浸了水后，果然又开始生蛋了。还有些农民在小麦拔节的时候用木板把麦秆敲倒在地，这样的小麦往往长高了也不会倒伏。
>
> 世上的万物实在有些奇怪，竟然需要一些"惩罚"，是不是应了那句话："苦难是金"。
>
> （流沙，摘自2002年4月14日《广州日报》）

作者流沙在这篇文章中介绍了农村里的常见现象，并发出感叹："世界上的万物实在有些奇怪，竟然需要一些'惩罚'。"确实，心理学的一些研究也告诉我们，在一个人的成长过程中，需要一些劣性的刺激。这些令人不快或不舒服的外界刺激是个体成长过程中必需的、有益的刺激，比如寒冷、炎热、饥饿、劳累、困难和批评等。

一、惩罚的定义

流沙的文章中提到了两个非常有趣的现象：不结枣的枣树被砍之后真的在来年结满了枣；不生蛋的母鸡被浸了水之后，果然又开始生蛋了。在日常生活中，我们也常常遇到类似的情况，比如，孩子说脏话，被父母严厉斥责之后就很少说脏话了；学生忘记带作业本，被教师批评之后就记住每天要检查带没带作业本了。在这些例子中，个体的行为都因为所出现的后果而发生了改变，原有的行为减少或者消失了。这样的行为改变过程在行为矫正技术中被称为惩罚。

所谓**惩罚**（punishment），就是指行为者在一定情境或刺激下产生某一行为，行为结果导致了厌恶刺激的出现，或者损失了已经获得的正强化物，于是在以后类似的情境或刺激下，该行为的发生频率就会降低（吕静，1992）。简单来说，如果在个体行为之后跟随的是能够减少未来行为发生率的刺激变化，惩罚就发生了（Azrin et al., 1966）。

在理解惩罚这个概念时，一些人认为，只要出现某种厌恶刺激或者损失已经获得的正强化物，就是惩罚了。这也是人们通常对惩罚的理解。在日常生活中，人们常常用厌恶刺激惩罚个体的不良行为。比如，小王在课堂上不断地说与上课内容无关的话，教师对此进行了多次批评。下课后，教师还对小王说："下午放学之后，叫你爸妈到办公室来。"对于教师来说，对小王的批评以及让小王的父母到办公室来都是对小王的惩罚。但如果以此理解本章讲述的惩罚概念，就会造成误解。从行为矫正的角度讲，如果小王第二天仍在课堂上不断说话，那么教师的批评或者叫其父母来办公室都没有达到制止或者减少小王说话的目的，因此这些策略都不是真正的惩罚。如果小王的父母平时很忙碌、缺乏对他的关注，反而是一种强化。只有行为出现的结果导致了对个体行为的抑制，即行为出现了减少或者消失的情况，才是真正的行为矫正意义上的惩罚。

在惩罚过程中，导致个体行为减少或者消失的刺激或者事件就是**惩罚物**（punisher），也称**厌恶刺激**（aversive stimulus）或者厌恶活动。惩罚物主要有两种形式：一种是让个体承受某种厌恶刺激，另一种是撤除积极的强化物。前者称为**正惩罚**（positive punishment），后者称为**负惩罚**（negative punishment）。这里的"正""负"的含义与"正强化""负强化"中的"正""负"意义类似。所谓"正"，指刺激的呈现；所谓"负"，指刺激的撤除；"正""负"本身并不涉及"积极""消极"等情感色彩（表8.1）。

二、惩罚的类型

与正强化一样，我们可以从不同的角度对惩罚进行分类。对惩罚类型的全面了解有助于我们更有效地实施惩罚。

表8.1 关于行为矫正技术中"正"与"负"的概念

	正（刺激的呈现）	负（刺激的撤除）
正强化	正强化物呈现	
正惩罚	厌恶刺激呈现	
负强化		厌恶刺激撤除
负惩罚		正强化物撤除

（一）根据惩罚物的性质划分

根据惩罚物的性质划分，即是根据刺激的厌恶起源进行划分。跟正强化物一样，惩罚物也可以分为无条件惩罚物与条件惩罚物。

1. 无条件惩罚物

无条件惩罚物（unconditioned punisher）也称为原级惩罚物（primary punisher）或者非习得性惩罚物（unlearned punisher）。这一类刺激的惩罚功能不需要借助其他惩罚物来发挥，其厌恶性并非个体学习而来的，而是物种进化的结果，比如疼痛刺激、难闻的气味、难吃的食物、身体限制、高温和严寒等。这些无条件惩罚物的存在可以让人类以及其他物种具备逃避或者回避危险刺激的能力，更有可能少去从事那些导致伤害或者死亡的危险行为，这对人类以及物种的生存是非常有益的。

2. 条件惩罚物

条件惩罚物（conditioned punisher）又称为次级惩罚物（secondary punisher）或者习得性惩罚物（learned punisher）。对它们的厌恶是个体学习而来的。在这一类刺激之前的都是中性刺激，由于常常与无条件惩罚物或者其他条件惩罚物配对使用，因而具有了惩罚的功能。

比如，对于害怕打针的孩子来说，医生穿的白大褂或医院的红十字标志都可能成为条件惩罚物，引起个体的情绪反应；又如，在儿童的印象中，父母的警告常与零花钱减少和游戏时间剥夺等连在一起。因此，父母的警告也是一种条件惩罚物。

同泛化性条件强化物一样，泛化性条件惩罚物（generalized conditioned punisher）也是一种非常特殊的条件惩罚物。这类惩罚物原本是一种中性刺激，由于常与很多种形式的无条件惩罚物和条件惩罚物一起配对使用，因而成了条件惩罚物，且成为泛化性条件惩罚物，比如批评、指责、不同意的动作与表情（"不行"、摇头、摇手、生气的面孔等）对于很多人来说都是泛化性条件惩罚物。这些刺激的存在常常意味着失去其他强化物或者其他厌恶刺激的到来，因此可以在多种环境中发挥惩罚作用，具有情境独立性。

但是，由于条件惩罚物的惩罚作用是学习而来的，因此其惩罚作用往往与之后跟随的其他惩罚物的作用有关。一般来说，如果个体在出现不良行为之后总是只有条件惩罚物，不再跟随之前一直存在的其他惩罚物，特别是无条件惩罚物，其惩罚作用就会受到影响，甚至消失。比如，如果父母对孩子的不良行为总是只有口头上的批评，没有其他实质性的惩罚，孩子就有可能逐渐对父母的批评不以为意，其不良行为很难有改变。

研究案例

> 明朝有个人叫徐文长，他的叔叔每次来到他家里，都会对他横加指责。徐文长感到很不舒服，便心生一计。每次叔叔来，徐文长就溜到屋子后面对着叔叔骑来的驴子作揖，然后重重地鞭打驴子一顿。如此反复，驴子一见作揖就会惊跳起来。终于有一天，当叔叔临走骑上驴子时，徐文长对着叔叔深深地作了一个揖，结果驴子惊跳起来，将叔叔摔了下来。
>
> **思考**
>   a. 这里的条件惩罚物是什么？
>   b. 这个刺激是怎么成为条件惩罚物的？

（二）根据惩罚物的内容划分

从惩罚的定义可以知道，惩罚有两种实施形式：一种是厌恶刺激的呈现，即正惩罚；另一种是对正强化物的剥夺，即负惩罚。每一种实施形式根据具体的内容划分又可分为多种。

1. 正惩罚

刺激的呈现导致个体行为增加的就是正强化，导致行为减少的就是正惩罚。正惩罚主要包括以下几种。

（1）**对于身体施予厌恶刺激**

在个体表现出不良行为之后，对其身体施予某种厌恶刺激，可以阻止不良行为的发生或减少它在未来发生的可能性，简单来说就是体罚。但它又跟生活中的"体罚"有所不同，后者常会给个体带来严重的身体伤害和精神创伤。这一类厌恶刺激通常是感官性厌恶刺激，包括能激活痛觉感受器的疼痛刺激，或使其他感受器产生不舒适感的厌恶刺激。在行为矫正历史上，曾经使用过的厌恶刺激包括鞭打、电击、高温、寒冷、噪声、乱七八糟的颜色、难闻的气味和刺眼的强光等，不过类似鞭打和电击这样会给个体带来严重伤害的厌恶刺激基本已经不再使用了，尤其是在学校教育领域。

在行为矫正历史上，电击是临床工作中研究得比较多的一种体罚方式。杜克等人（Duker et al., 1996）总结了46个用电击矫正自我伤害行为的研究，这些研究结果说明，电击治疗方法是一种安全的、高效的矫正技术。其中实施得最为严格的是林沙伊德等人（Linscheid et al., 1990）做的研究，他们采用自我伤害行为抑制系统对个体的自我伤害行为进行了矫正。自我伤害行为抑制系统的装置包括戴在当事人头上的感应器、装在腿部或者臂部的电击发生器、9伏电池以及连接感应器与电击发生器的回路。当个体出现用头部撞击这类自我伤害行为时，感应器能探测到头部被撞击的力度，并将这些信号传输到电击发生器。当头部撞击的力度超过某一阈限时，电击发生器就会发出电击。研究结果表明，电击的使用能够很好地减少个体的自我伤害行为，有些个体的自我伤害行为甚至很快就完全消失了。但是出于伦理道德和法律方面的考虑，在日常的行为矫正中，电击这种方式使用得并不普遍。

在教育领域，人们还发展了一种相对温和的惩罚方式，这种方式可以称为**身体练习**（contingent exercise），主要指在个体做出不良行为之后，要求个体完成某种活动或做出某些动作。人们发现，这种方式对一些个体的自我刺激行为、刻板行为、破坏性行为、攻击性行为以及自我伤害行为很有效。在这方面，卢斯等人（Luce et al., 1980）的研究大概是被引用得最多的一个例子。他们利用身体练习这一方式对两个患严重障碍的男孩的攻击性行为进行了干预。其中一个男孩 B 常在学校里攻击其他同学。在矫正过程中，每当 B 撞了其他同学，他就被要求连续做 10 次站起来再坐下的动作。虽然在开始的时候，B 需要其他人用身体和语言引导才能站起来再坐下。但是每当他撞其他人时，离他最近的人就会发出指令："B，不要撞。站起来再坐下 10 次。"很快地，B 的撞人行为减少且几乎完全消失了。

在上述研究案例中，给身体施加的厌恶刺激都经过了严格的控制和考虑。但是在日常生活中，通常没有这么周全的控制和考虑，因此很容易出现错误使用的情况。比如，孩子做错事情时，父母用木棍或皮带等物暴打孩子；在大热天里，教师让学生长时间地站在操场上。这些都有可能被认为是惩罚，因为之前都存在错误行为。但是，如果实施者只是注重在不良行为之后给予"惩罚"措施，而不是关注个体行为的改变，或者惩罚者自己在实施惩罚时变得越来越愤怒，此时的惩罚措施就变成了发泄对个体不良行为的愤怒和不满等负面情绪的手段，甚至造成身体伤害或死亡等后果，就不是行为矫正所指的"惩罚"了。之所以要对个体身体施予厌恶刺激，其目的是让个体的不良行为减少，而不是让他获得教训。

（2）**谴责**

<u>谴责</u>（reprimands），通俗地说就是批评。它指的是在个体出现不良行为时，及时地给予强烈的否定的言语刺激或警告语句，以阻止或消除不良行为的出现。广义的谴责还包括具有谴责含义的瞪眼以及不赞同的面部表情或动作（如摇摇头等）。在日常生活中，相比体罚，谴责这种惩罚方式的使用更加普遍。人们常常用"不""不行""停""不可以"之类的语言对他人的行为给予否定或提醒，有时甚至仅是在喊他人名字时提高音量或增加警告语气，就能达到制止行为的效果。例如，当年幼的孩子用脏手拿食物时，妈妈只需要大声喊孩子的名字，并用生气、不赞同的眼神看孩子，并摇摇头，孩子就会将手缩回来，停下拿食物的行为。一些研究结果也显示，在某个不期望的行为之后立即给予"不"等否定性言语刺激，可以抑制个体未来的行为反应。

谴责与体罚不同的是，谴责主要通过人们所掌握的语言信号系统来对行

为产生作用。这种作用是通过学习（特别是语言学习）而发展来的，因此谴责是一种条件惩罚物。正因如此，谴责这一惩罚方式对行为的抑制效果基于一定的条件。也就是说，它并不是在任何时候都会对个体的行为产生抑制效果。如果在孩子出现不良行为之后，父母总是仅仅给予谴责或者警告，但没有给他造成其他实质性损失，如减少游戏时间或零花钱，并仍旧为孩子购买他喜欢的玩具等，父母就会发现，自己对孩子行为的批评或者警告常常无法制止或者减少孩子的不良行为，孩子可能反而变得越来越我行我素。

为什么在谴责之后一直没有伴随其他实质性的惩罚物，惩罚效果就会逐渐降低直至消失呢？从本质上来说，谴责只是一种惩罚的信号，它只能起到短暂的效果。如果没有伴随其他惩罚物，谴责的惩罚效果会随着时间的推移而逐渐下降。因此，在使用谴责的过程中，应常常伴随一些其他惩罚物。

一些研究者也对谴责应该如何实施才能更好地发挥惩罚效果进行了研究。比如，范霍滕等人（Van Houten et al., 1982）对将谴责用于减少课堂中的破坏性行为的效果进行了探索。他们认为：第一，谴责如果与眼神接触以及抓住学生的肩膀一起使用，比没有非言语信号只有谴责更有效果；第二，在使用谴责的时候，如果教师更靠近学生，而不是在教室的另外一边，那么效果会更好。还有一些研究者和教师也发现，如果在个体身边轻轻地批评他，对行为所产生的抑制效果反而比大声斥责好。

另外，由于谴责也代表了某种形式的关注，因此如果该个体所需要的是关注，那么谴责反而可能成为一种强化物，而不是惩罚物。例如，如果父母在日常生活中常常忙碌得没有时间与孩子说话或相处，只有在孩子成绩差或有教师告状的时候才批评孩子，那么孩子也有可能为了获得父母的关注而故意做错事，让教师向父母告状。

同体罚一样，行为矫正意义上的谴责不是单纯指在行为之后所给予的否定性或者警告性言语刺激，而是更加注重这种言语刺激之后的行为所出现的变化。只有让行为出现减少和停止的否定性或警告性刺激，才是行为矫正意义上的谴责。

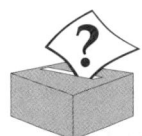 **想一想**

下面的话语是否称得上是谴责？为什么？
- 你怎么这么幼稚，这么不成熟？
- 你不乖，我不喜欢你了。
- 你真笨！怎么这么傻，连这个也不会！
- 你有毛病，你脑子出问题了。
- 你真是一个坏孩子！

（3）反应限制

当个体表现出问题行为时，马上采取措施对其身体进行限制，以阻止或者制止问题行为的出现，这种惩罚方式就是反应限制（response blocking）。反应限制可以有效地减少某些长期存在的自我伤害或自我刺激行为，主要用于有严重障碍的儿童。例如，一个严重智力落后的儿童常常出现用牙咬手的动作。当发现儿童出现这样的行为时，教师可以将他的两只手按在身体的两侧，并保证儿童不可能低头咬到手，慢慢地，儿童的咬手行为就会减少。

不过，一些研究者认为，反应限制之所以让个体的不良行为减少了，主要是因为行为的消退而不是惩罚。确定行为的减少到底是因为行为消退还是惩罚，关键在于分析对身体的限制是让个体无法通过不良行为获得以往的强化，还是由此让个体产生了厌恶感。若是前者，行为的减少就是因消退而产生的；反之，则是惩罚导致了行为的减少。第九章将对消退进行介绍。

 **知识拓展**

反应限制用于对咬手行为的干预研究

咬手行为在某些智力落后和孤独症儿童身上常常出现，其主要表现是个体反复地将手放入嘴巴，与唾液接触，有时还会用牙齿咬。咬手行为通常被认为是受自动化强化维持的行为，个体可通过该行为获得舌和牙齿等口腔器官的触觉刺激满足，将分泌的唾液涂到手上也可为个体带来强化。对于该行为，很多研究者试图通过戴手套等方式掩蔽由咬手行为带来的刺激满足，但也有研究者通过对其咬手动作进行反应限制等措施进行干预。

路易塞利（Luiselli，1998）对一名患多重障碍的15岁男孩的咬手行为运用反应限制和其他行为区别强化策略进行了干预。该男孩名叫里奇，被诊断患有严重的智力落后和痉挛性瘫痪。他不会讲话，没有受过排便训练，缺乏基本的生活自理能力。里奇常常将他的手指甚至腕关节放入嘴巴，然后吸吮、啃咬这些部位的皮肤。这些行为的发生频率非常高，以致这些部位的皮肤常常红肿，甚至受伤发炎。

路易塞利对里奇咬手行为的干预采取了两种策略，分别是对其他行为的区别强化和反应限制。对其他行为的区别强化技术具体是：教师对里奇的行为限定一个特殊的时间间隔，如果里奇在这个时间间隔里没有出现咬手行为，教师就会表扬他并给予食物奖励（如一小块饼干）。等里奇吃完，教师重新设定时间，进行再一次的训练。开始时，这个时间间隔为30秒。如果里奇在连续三个时间间隔内没有表现出咬手行为，则延长时间间隔，每次延长30秒。如果里奇在三次时间间隔里出现咬手行为，则缩短30秒。

反应限制的策略则是当里奇试图做出咬手行为时或者将手放入嘴巴时，教师或者助教可以：抓住他的手；如果手已经在嘴巴里，则停止该行为或者将手从他的嘴巴里拿出来；引导他将放入嘴的手放在腿上，同时抓住另一只手；将他的手放在腿上持续15秒。15秒结束之后，教师或者助教放开他的手。然后重新设定时间间隔。

引入这两种技术使得里奇在前学业活动以及圆圈活动阶段出现的咬手行为快速减少，干预取得了很好的效果。

（4）矫枉过正

矫枉过正（overcorrection）指的是在问题行为发生之后，要求个体完成大量与其问题行为直接有关的活动。这一种方法最早由福克斯等人（Foxx et al.，1972；Foxx et al.，1973）使用。他们运用这种方法对智力落后人士的破坏性行为以及适应不良行为进行了矫正。这种方法不仅能够抑制问题行为，同时能够练习积极的行为。

矫枉过正这一惩罚方式在具体实施过程中有两种形式：一是恢复性矫枉过正（restitution overcorrection）；二是积极练习（positive practice）。恢复性矫枉过正指的是在问题行为发生之后不仅要求个体修复自己的问题行为所造成的损害，将环境恢复到原来的状态，而且要做出更多的活动使环境恢复到比问题行为发生之前更好的状态。例如，如果孩子将玩具扔得到处都是，父母可以要求孩子将玩具收好，将房间恢复到原来的状态，而且要求将其他房间也收拾好。阿兹林等人（Azrin et al., 1974）运用这种方式对一名智力落后人士偷食品的行为进行了矫正，他不仅要求这名智力落后人士将食品物归原主，而且要求他自己购买新的食品，然后归还给受害者。这种矫枉过正的方式与单纯的矫正不同，后者只要个体将环境恢复到原来的状态就可以了，前者则不仅要求个体将环境恢复到原来的状态，而且要做得更多。

积极练习指的是在问题行为发生之后，要求个体不断地重复做一定时间或者一定量的正确行为，并且这些正确行为与问题行为不相容。比如，对于摔碎了盘子的儿童，可以让他用布轻柔、缓慢地擦洗一定数量的盘子。采取这种方式，不仅可以让个体减少问题行为的发生率，而且可以通过对正确行为的练习让个体掌握必要的生活和学习技能。在教育领域，教师也常常采用这种方法。例如，当学生出现书写错误时，教师会让学生把正确的单词抄写若干遍，以减少他们的书写错误，这种方式实际上就是积极练习的矫枉过正。

安德森等人（Anderson et al., 2011）曾对一名被诊断为孤独症的 7 岁男孩鲍勃的言语刻板行为进行干预。该男孩存在大量的刻板言语，他常常重复地发出在他喜欢的电视节目中出现过的一些声音。干预所针对的刻板言语行为指的是与情境无关的大笑、重复的声音与单词。研究者采取了多个干预技术对这一行为进行了干预，包括反应代价（让鲍勃听儿童音乐或者看喜欢的电影，如果他发出刻板的声音，就停止放音乐或者电影；刻板声音若持续 5 秒不出现，再播放音乐或者电影）、对其他行为的区别强化（若在规定的时间间隔里，鲍勃没有出现刻板的声音，则放 1 分钟电影，并给予他喜欢吃的食物，规定的时间间隔分别为 5 秒、10 秒和 5 分钟）、替代行为区别强化（让鲍勃玩乐高玩具，如果没有发出刻板声音，则让他看 1 分钟电影和给他喜欢吃的食物）和矫枉过正。矫枉过正的具体操作是：每当鲍勃发出刻板声音时，训练者就采用身体引导的方式让鲍勃用手做出一个"嘘"的手势，将食指快速地放到唇边，连续做 100 次。如果鲍勃在做这个动作的时候继续发出刻板声音，则鲍勃完成这个动作的次数不需要增加。研究者采用多重倒返设计的方式对不同的干预技术的效果进行了测量。结果显示，积极练习这一矫枉过正技术取得了最佳干预效果，不管是单独采用，还是与对替代行为的区别强化技术联合使用，鲍勃在干预期间发出刻板声音的次数都快速地得到了减少，并下降至0。

2. 负惩罚

通过刺激撤除的方式对个体进行惩罚就是负惩罚。负惩罚有两种形式：一是让个体从正强化的环境中离开，二是反应代价。下面将对这两种负惩罚进行具体介绍。

（1）隔离

隔离（time out）又称为强化暂停。具体来说，是指当个体表现出某种不良行为时，及时撤除他正在享用的正强化物以阻止或消除某种不良行为的出现，或者把个体转移到正强化物较少的情境中。例如，在幼儿园的教室里，教师正在让小朋友做游戏，但是小宝不断地伸手去揪前面的女孩的头发，教师让小宝出列，不允许他继续玩游戏，直到该游戏结束。结果，小宝在以后游戏时去揪女孩头发的行为减少了。

在隔离的操作过程中，有三个基本内容：一是个体必须正在享用某种正强化物，才可能有强化暂停；二是个体在行为发生之后要有某种强化物的损失；三是这种强化物的变化能够使行为出现减少或者消除。总之，这种负惩罚形式是通过将强化物剥夺一段时间来达到减少或者消除行为的目的的。

隔离技术在学校中常用于对学生问题行为的干预。哈里斯（Harris, 1985）将隔离技术分为三种，即排除式隔离（exclusionary time-out）、非排除式隔离（non-exclusionary time-out）和脱离式隔离（isolation time-out）。

- **排除式隔离**指的是将表现出不良行为的个体带离强化区域，但是不离开活动的房间或者区域，即通过带离的方式在一段时间内暂停对个体的强化，以停止或者减少个体的不良行为。比如，如果在活动时，儿童出现了不良行为，可将他带至房间的某个角落或者远离活动区域的某把椅子。
- **非排除式隔离**与排除式隔离有点类似，当个体表现出不良行为之后，将他带离强化区域一段时间或者拒绝给予强化一段时间，但该个体仍旧可以在旁边观看正在进行的活动。比如，幼儿园教师发现某个儿童在游戏期间揪别人的头发，可以让该儿童停止游戏，站在一旁观看，同时在游戏期间本可获得奖励物的机会也没有了。

- **脱离式隔离**指的是将表现出不良行为的个体带离强化环境到另外一个环境，在这个新的环境中没有任何对于个体来说具有强化作用的刺激，比如将个体带到另外一个房间待一段时间。学校是否采用这种方式处理学生的问题行为通常与问题行为的严重性、对教室内其他人员身体的危害性以及是否有其他更有效的策略有关。一般来说，如果学生在课堂上出现严重干扰教学秩序或者危害到他人身体安全的行为，则可以采取此种方式。但由于此种方式直接导致了学生课堂教学的中断，因此使用时有不少限制。

不过，不管是哪一种形式，如果实施隔离，那么隔离的时间、如何隔离、隔离时的安全以及另一环境中的强化物等因素要作为重点考虑的因素。否则，可能会出现行为不仅没有减少反而引发其他严重后果的情况。

科斯特维兹（Kostewicz，2010）对隔离技术的应用进行了综述，认为这种技术是一种非常有力的行为管理技术；不过，这种技术要发挥效果，必须在目标行为发生之后马上实施；但如果采用的是脱离式隔离以及排除式隔离，马上实施一般比较困难。因此，教师一般很少采用这两种隔离技术。另外，如果不能恰当地使用隔离，可能会出现一些负面效应，比如隔离时间过长导致儿童失去较多的学习时间，可能成为某种形式的虐待，以及出现其他副作用（比如，对于讨厌上课、做作业等的学生来说，脱离学习情境的做法反而成为一种强化物）。脱离式隔离以及排除式隔离更容易产生这些负面效应，而且这两种隔离方式通常需要对出现不良行为的个体进行身体引导，这反而可能强化他们的不良行为。除此之外，隔离虽然是一种惩罚技术，但要实施这种技术，必须满足两个必要条件：首先，当前的环境必须具有强化物；其次，移去这些强化物必须比离开这个环境更缺乏强化性。也就是说，在具有强化物的环境与没有强化物的环境之间有明显的差别。这意味着，在实施时，环境中应充满强化物。如果教师在学校里使用，首先要让学生有很多机会获得强化物。如果强化物不够丰富，一方面停止给予强化物就不太可能；另一方面剥夺强化物与否不会让学生有明显的感觉，也就很难达到改变个体不良行为的目的。

（2）反应代价

反应代价（response cost）指的是不良行为发生之后，个体要损失一定数目的强化物，从而使问题行为的发生率减少的一种惩罚方式。这种惩罚方式的关键在于要让个体为所表现出来的问题行为付出代价，比如失去金钱、代币、贴纸或失去某些活动（如游戏时间等）。前面提到的安德森等人（Anderson et al., 2011）对7岁孤独症男孩鲍勃的言语刻板行为的干预也应用了反应代价程序，其操作形式是：当该男孩鲍勃听儿童音乐或者看喜欢的电影时，如果他发出刻板的声音，就停止放音乐或者电影，刻板声音若持续5秒不发生则再播放音乐或者电影。在这个案例中，儿童音乐以及电影都是鲍勃喜欢的，当他出现刻板的声音时，干预者通过停止播放音乐和电影来让鲍勃损失一定的强化物，从而促使他的行为发生改变。

巴特利特等人（Bartlett et al., 2011）对一个名叫埃文的8岁孤独症男孩的吐唾沫行为进行了干预。埃文只能发少数单音节声音，常通过指点的方式告诉别人自己要什么。他的问题行为已经有较长时间了，包括自我伤害行为、身体攻击、物体攻击、逃走和吐唾沫等。在吐了唾沫之后，他会看着唾液从物体表面（如墙壁和椅子背）流下来，并将唾沫涂在手上。干预者开始为埃文提供他喜欢的玩具（如玩具手机）让他玩，但是这种做法并没有让埃文吐唾沫的行为有稳定的减少。因此，干预者引入了反应代价策略。根据教师的反映，玩具收音机是埃文很喜欢的玩具，他在教室里也有一定的机会接触这个玩具，而且听音乐并不影响他做作业。每当训练开始时，干预者先让埃文连续玩一段时间的玩具收音机。一旦他出现吐唾沫的行为，训练者就走到埃文面前，关掉收音机，并将收音机放到自己身后10秒。在此期间，训练者不对埃文给予任何注意。10秒之后，训练者将收音机打开，将它放在离埃文15厘米远的地板上，然后走到房间的另外一边。如果埃文在收音机被拿走10秒内仍旧出现吐唾沫的行为，拿走收音机的时间不会增加，仍为10秒。如果将收音机还给埃文，他还出现吐唾沫的行为，那么将再次没收收音机

10秒。通过这种方法，埃文吐唾沫的行为快速地下降到了 0 或者接近 0 的水平。在泛化和追踪期，埃文不吐唾沫的行为也得到了很好的保持。这个研究结果同拉普（Rapp，2009）的干预结果类似，对于自动化强化维持的吐唾沫行为，让个体连续地接触替代的刺激同时采用反应代价策略，可以取得较好的干预效果。

反应代价可以和代币制结合使用，具体可参见第七章有关代币制的部分。

知识拓展

中小学教育惩戒规则（试行）

2020 年 9 月 23 日教育部第 3 次部务会议审议通过了《中小学教育惩戒规则（试行）》，并自 2021 年 3 月 1 日起施行。

第一条　为落实立德树人根本任务，保障和规范学校、教师依法履行教育教学和管理职责，保护学生合法权益，促进学生健康成长、全面发展，根据教育法、教师法、未成年人保护法、预防未成年人犯罪法等法律法规和国家有关规定，制定本规则。

第二条　普通中小学校、中等职业学校（以下称学校）及其教师在教育教学和管理过程中对学生实施教育惩戒，适用本规则。

本规则所称教育惩戒，是指学校、教师基于教育目的，对违规违纪学生进行管理、训导或者以规定方式予以矫治，促使学生引以为戒、认识和改正错误的教育行为。

第三条　学校、教师应当遵循教育规律，依法履行职责，通过积极管教和教育惩戒的实施，及时纠正学生错误言行，培养学生的规则意识、责任意识。

教育行政部门应当支持、指导、监督学校及其教师依法依规实施教育惩戒。

第四条　实施教育惩戒应当符合教育规律，注重育人效果；遵循法治原则，做到客观公正；选择适当措施，与学生过错程度相适应。

第五条　学校应当结合本校学生特点，依法制定、完善校规校纪，明确学生行为规范，健全实施教育惩戒的具体情形和规则。

学校制定校规校纪，应当广泛征求教职工、学生和学生父母或者其他监护人（以下称家长）的意见；有条件的，可以组织有学生、家长及有关方面代表参加的听证。校规校纪应当提交家长委员会、教职工代表大会讨论，经校长办公会议审议通过后施行，并报主管教育部门备案。

教师可以组织学生、家长以民主讨论形式共同制定班规或者班级公约，报学校备案后施行。

第六条　学校应当利用入学教育、班会以及其他适当方式，向学生和家长宣传讲解校规校纪。未经公布的校规校纪不得施行。

学校可以根据情况建立校规校纪执行委员会等组织机构，吸收教师、学生及家长、社会有关方面代表参加，负责确定可适用的教育惩戒措施，监督教育惩戒的实施，开展相关宣传教育等。

第七条　学生有下列情形之一，学校及其教师应当予以制止并进行批评教育，确有必要的，可以实施教育惩戒：

（一）故意不完成教学任务要求或者不服从教育、管理的；

（二）扰乱课堂秩序、学校教育教学秩序的；

（三）吸烟、饮酒，或者言行失范违反学生守则的；

（四）实施有害自己或者他人身心健康的危险行为的；

（五）打骂同学、老师，欺凌同学或者侵害他人合法权益的；

（六）其他违反校规校纪的行为。

学生实施属于预防未成年人犯罪法规定的不良行为或者严重不良行为的，学校、教师应当予以制止并实施教育惩戒，加强管教；构成违法犯罪的，依法移送公安机关处理。

第八条　教师在课堂教学、日常管理中，对违规违纪情节较为轻微的学生，可以当场实施以下教育惩戒：

（一）点名批评；

（二）责令赔礼道歉、做口头或者书面检讨；

（三）适当增加额外的教学或者班级公益服务任务；

（四）一节课堂教学时间内的教室内站立；

（五）课后教导；

（六）学校校规校纪或者班规、班级公约规定的其他适当措施。

教师对学生实施前款措施后，可以以适当方式告知学生家长。

第九条　学生违反校规校纪，情节较重或者经当场教育惩戒拒不改正的，学校可以实施以下教育惩戒，并应当及时告知家长：

（一）由学校德育工作负责人予以训导；

（二）承担校内公益服务任务；

（三）安排接受专门的校规校纪、行为规则教育；

（四）暂停或者限制学生参加游览、校外集体活动以及其他外出集体活动；

（五）学校校规校纪规定的其他适当措施。

第十条　小学高年级、初中和高中阶段的学生违规违纪情节严重或者影响恶劣的，学校可以实施以下教育惩戒，并应当事先告知家长：

（一）给予不超过一周的停课或者停学，要求家长在家进行教育、管教；

（二）由法治副校长或者法治辅导员予以训诫；

（三）安排专门的课程或者教育场所，由社会工作者或者其他专业人员进行心理辅导、行为干预。

对违规违纪情节严重，或者经多次教育惩戒仍不改正的学生，学校可以给予警告、严重警告、记过或者留校察看的纪律处分。对高中阶段学生，还可以给予开除学籍的纪律处分。

对有严重不良行为的学生，学校可以按照法定程序，配合家长、有关部门将学生转入专门学校教育矫治。

第十一条 学生扰乱课堂或者教育教学秩序，影响他人或者可能对自己及他人造成伤害的，教师可以采取必要措施，将学生带离教室或者教学现场，并予以教育管理。

教师、学校发现学生携带、使用违规物品或者行为具有危险性的，应当采取必要措施予以制止；发现学生藏匿违法、危险物品的，应当责令学生交出并可以对可能藏匿物品的课桌、储物柜等进行检查。

教师、学校对学生的违规物品可以予以暂扣并妥善保管，在适当时候交还学生家长；属于违法、危险物品的，应当及时报告公安机关、应急管理部门等有关部门依法处理。

第十二条 教师在教育教学管理、实施教育惩戒过程中，不得有下列行为：

（一）以击打、刺扎等方式直接造成身体痛苦的体罚；

（二）超过正常限度的罚站、反复抄写，强制做不适的动作或者姿势，以及刻意孤立等间接伤害身体、心理的变相体罚；

（三）辱骂或者以歧视性、侮辱性的言行侵犯学生人格尊严；

（四）因个人或者少数人违规违纪行为而惩罚全体学生；

（五）因学业成绩而教育惩戒学生；

（六）因个人情绪、好恶实施或者选择性实施教育惩戒；

（七）指派学生对其他学生实施教育惩戒；

（八）其他侵害学生权利的。

第十三条 教师对学生实施教育惩戒后，应当注重与学生的沟通和帮扶，对改正错误的学生及时予以表扬、鼓励。

学校可以根据实际情况和需要，建立学生教育保护辅导工作机制，由学校分管负责人、德育工作机构负责人、教师以及法治副校长（辅导员）、法律以及心理、社会工作等方面的专业人员组成辅导小组，对有需要的学生进行专门的心理辅导、行为矫治。

第十四条　学校拟对学生实施本规则第十条所列教育惩戒和纪律处分的，应当听取学生的陈述和申辩。学生或者家长申请听证的，学校应当组织听证。

学生受到教育惩戒或者纪律处分后，能够诚恳认错、积极改正的，可以提前解除教育惩戒或者纪律处分。

第十五条　学校应当支持、监督教师正当履行职务。教师因实施教育惩戒与学生及其家长发生纠纷，学校应当及时进行处理，教师无过错的，不得因教师实施教育惩戒而给予处分或者其他不利处理。

教师违反本规则第十二条，情节轻微的，学校应当予以批评教育；情节严重的，应当暂停履行职责或者依法依规给予处分；给学生身心造成伤害，构成违法犯罪的，由公安机关依法处理。

第十六条　学校、教师应当重视家校协作，积极与家长沟通，使家长理解、支持和配合实施教育惩戒，形成合力。家长应当履行对子女的教育职责，尊重教师的教育权利，配合教师、学校对违规违纪学生进行管教。

家长对教师实施的教育惩戒有异议或者认为教师行为违反本规则第十二条规定的，可以向学校或者主管教育行政部门投诉、举报。学校、教育行政部门应当按照师德师风建设管理的有关要求，及时予以调查、处理。家长威胁、侮辱、伤害教师的，学校、教育行政部门应当依法保护教师人身安全、维护教师合法权益；情形严重的，应当及时向公安机关报告并配合公安机关、司法机关追究责任。

第十七条　学生及其家长对学校依据本规则第十条实施的教育惩戒或者给予的纪律处分不服的，可以在教育惩戒或者纪律处分做出后15个工作日内向学校提起申诉。

学校应当成立由学校相关负责人、教师、学生以及家长、法治副校长等校外有关方面代表组成的学生申诉委员会，受理申诉申请，组织复查。学校应当明确学生申诉委员会的人员构成、受理范围及处理程序等并向学生及家长公布。

学生申诉委员会应当对学生申诉的事实、理由等进行全面审查，做出维持、变更或者撤销原教育惩戒或者纪律处分的决定。

第十八条　学生或者家长对学生申诉处理决定不服的，可以向学校主管教育部门申请复核；对复核决定不服的，可以依法提起行政复议或者行政诉讼。

第十九条　学校应当有针对性地加强对教师的培训，促进教师更新教育理念、改进教育方式方法，提高教师正确履行职责的意识与能力。

每学期末，学校应当将学生受到本规则第十条所列教育惩戒和纪律处分的信息报主管教育行政部门备案。

第二十条　本规则自2021年3月1日起施行。

各地可以结合本地实际，制定本地方实施细则或者指导学校制定实施细则。

三、影响惩罚效果的因素

除了惩罚的方式外,惩罚的即时性、惩罚物的强度、实施惩罚的时间模式或频率、惩罚的一致性以及对良好行为的强化等因素都会对惩罚的效果产生影响。

(一)惩罚的即时性

同强化一样,惩罚与行为之间的时间临近性会对惩罚效果产生影响。如果要让惩罚发挥最大的效果,就需要在问题行为发生之后立即施予惩罚。如果延缓惩罚,不仅影响惩罚的效果,同时由于非问题行为(包括良好行为)可能会在问题行为之后出现,也会影响个体建立惩罚与行为之间的联系。而且惩罚延缓的时间越长,出现良好行为的可能性越高。如果此时施予惩罚,甚至可能降低或者消除良好行为。

当然,并不是所有的行为都能立即施予惩罚,有些只能采取延缓惩罚,比如偷盗或者撒谎的行为通常只能事后发现。对于这一类行为,可在惩罚时通过语言尽可能地建立惩罚物与行为之间的关系。

(二)惩罚物的强度

一般来说,惩罚物的强度越大,行为立即停止并完全消失的可能性就越大,而且未来行为恢复的可能性越低。但是这不能一概而论。

惩罚物的强度往往相对个体先前的状态而言。如果开始的时候对个体施予的惩罚物强度较低,然后逐渐增加强度,那么即使惩罚物强度较高,也不一定会对个体行为转变产生很好的效果,因为个体已经对惩罚物的厌恶性具有一定的容忍性了。

又如,如果当事人正在筹钱想购买某个喜欢的东西,那么如果当事人做错事,父母只要减少一点点零花钱,就有可能起到很好的效果。另外,变化惩罚物也会使惩罚物的强度发生变化。如果常常改换惩罚物,即使是轻微的惩罚也能起到较好的抑制行为的效果。总之,惩罚物的强度不能根据实际的厌恶刺激的量来判断,而要结合个体的特点来评价。

（三）实施惩罚的时间模式

同强化一样，惩罚也可以根据实施的时间模式，即给予惩罚物的频率，分为连续惩罚和间歇惩罚。一般来说，在每次问题行为之后都能立即给予惩罚即连续性惩罚，能够使惩罚物发挥最大的抑制行为的效果，对年幼儿童以及有障碍的孩子来说更是如此。但是，一旦惩罚停止，由连续惩罚所抑制的行为很容易出现行为恢复现象。所以一般来说，在行为矫正的初期，使用连续惩罚会产生更好的效果，在行为已经出现有效降低之后，则可以转变为间歇惩罚，或用谴责代替其他物质性惩罚物，以维持惩罚的成效。

（四）惩罚的一致性

在个体发生不良行为之后，一致性地给予惩罚物能够使惩罚出现更好的效果。惩罚的一致性包括同一实施者前后态度的一致性以及不同人员态度的一致性。对于同一干预者来说，在问题行为之后要立即给予惩罚物，并要有一致性，尤其是在行为矫正初期。一致地施予惩罚物能够帮助个体建立问题行为与惩罚物之间的某种关联性，从而促使行为发生改变。如果个体已经建立起对不良行为的认识，惩罚的时间模式可由连续模式转变为间歇模式。

另外，不同实施者在实施过程中要保持态度的一致性，这也有利于个体建立问题行为与惩罚物之间的关联性。在惩罚实施过程中，特别要防止与当事人关系密切的人在当事人的不良行为出现之后不仅没有施予惩罚，反而实施了强化。比如，学生在课堂上捣乱，教师没有及时地加以批评和制止，学生反而因此受到了同班同学的关注。如果学生非常希望获得同学的关注，这一捣乱行为就会存在下去。因此，在惩罚过程中，不同实施者对惩罚所针对的目标行为要有共同的认识，这样才能在实施过程中保持一致性。

（五）对良好行为的强化

对代替个体问题行为的良好行为进行强化也会影响惩罚的效果。如果问题行为总是不断重复发生，一般来说，说明这一行为可以在一定程度上满足个体的需要。因此，如果代替该问题行为的良好行为能够满足个体的这一需要，个体放弃问题行为的可能性就会大大增加。

比如，如果4岁的孩子总是用尖叫和哭闹的方式来要求获得食物或玩具等，可以先让他在房间的一角站立4～5分钟，进行隔离。等他安静下来，再告诉他不可以用尖叫和哭闹的方式提要求，但可以进行询问，比如"妈妈，我可以吃一块饼干吗？""妈妈，我可以玩5分钟游戏吗？"。当然，要保证在孩子站立的房间一角没有任何其他食物或玩具等对孩子来说有吸引力的东西，妈妈教孩子说的这些内容也一定是妈妈可以满足的。

惩罚的实施

前一节已经介绍了惩罚所包括的几种形式。本节要具体介绍在惩罚实施过程中要注意的问题以及可能的副作用。

一、实施惩罚之前的准备

如果要对个体的不良行为进行惩罚，那么在实施惩罚之前要做好以下准备。

（一）选择适当的惩罚物

惩罚能否对个体的行为产生效果，最关键的是惩罚方式，即惩罚物的选择。前面在讲到正强化这一技术时，提到每个个体都有自己独特的喜好，因此在选择强化物时要注意个性化，要适合个体的需要。同样，每个个体对不同刺激的厌恶感受是不同的。因此，在制订计划的过程中，要选择适合干预对象的刺激作为厌恶刺激，以提高干预的效果。

对惩罚物的选择也可以采用在选择强化物时使用的观察、访谈和问卷调查方法。通过观察当事人平时的生活行为习惯，与当事人、当事人的监护人或照看者以及关系密切者进行面谈，以及使用调查问卷等方式，干预者可以了解当事人在日常生活中厌恶的刺激。

在这一过程中，要综合考虑个体不良行为的特点（如严重程度、危险性、是否第一次发生）、个体的特点（如年龄、气质特点、是否存在障碍）、个体行为发生的环境（如公共场所、家庭、学校）和行为动机（如无意中发生的行为、取乐式行为）等因素来选择惩罚物。比如，年幼的儿童以及认知发展受限的儿童对语言的理解能力有限，成人即使用很简单的语言跟他们讲道理，他们也不一定能够完全理解并记住。因此在他们出现一些错误行为之后，除了用简单的语言说明道理外，还可采取让他们感受到实际后果的措施，比如不能享用食物或玩玩具、隔离几分钟或者适度地打手心等，更能让他们明白自己之前的行为是错误的。另外，比较敏感的、自尊心强的儿童更适合强度轻微的惩罚措施，且不适合在公开场合实施惩罚。

要保证所选择的惩罚物有适当的强度，过轻不容易使惩罚产生效果，过重容易导致副作用。另外，还要考虑在连续使用同一惩罚物之后，个体可能产生的习惯化问题。在日常生活中，我们也常见到孩子对父母的责骂充耳不闻的情况。因此，可以制订一份惩罚物清单，尽可能选择多种惩罚物，以便在实施过程中让干预者有多种选择，让惩罚发挥更好的效果。

（二）做好引发惩罚副作用的准备

惩罚这种方式虽然是用来抑制不良行为的，但在实施过程中常会遇到惩罚导致其他不良行为增加、引发个体攻击性行为的情况。由于惩罚很容易使个体出现不良情绪，因此在抑制不良行为的同时，它也可能使个体的良好行为受到抑制。对于这些情况，干预者在惩罚实施之前要做好思想准备，并对有可能出现的不良行为升级情况制订应对措施。

（三）制订与惩罚方式一起使用的干预策略

在对不良行为进行惩罚时，最好结合对良好行为的强化。惩罚这种干预技术之所以能够停止或者减少不良行为，是因为它对行为的抑制。但它不是一种教个体产生良好行为的方法，它在对不良行为进行抑制的同时，也会抑制个体产生良好行为。在现实生活中，很多个体之所以没有表现出良好行为，是因为他们并不知道在该环境条件下，什么样的行为是被大家所期望的，也常用错误行为满足他们的需求，即具有功能性。如果通过发展适当的行为来代替不良行为，并满足原有不良行为的功能，惩罚的效果就会更好。因此，在制订干预计划的过程中，在选择好可以采用的惩罚物之后，要对代替不良行为的、特别是满足原来不良行为功能的良好行为及其强化策略进行具体的考虑。

二、有效实施惩罚的原则

在惩罚的具体实施过程中，要遵循以下原则。

（一）首先不采用惩罚，如要使用，须与对良好行为的强化相结合

由于惩罚这一技术只是让个体停止或者减少不良行为，因此如果能够采取更积极的干预措施来让个体的行为发生改变并表现出良好行为，就应当使用这些积极的干预措施。这是当前积极行为支持理论所坚持的观点，在对问题行为进行干预时，要尽可能采取非厌恶性干预措施。如果一定要采取惩罚这一厌恶性干预措施，应同时采取对良好行为的强化技术，要采取一定的措施引导个体表现出良好行为。只有引导出良好行为，个体才能真正知道，在该环境条件下，恰当的行为是怎样的。

（二）惩罚必须及时

在个体的不良行为发生之后，惩罚需要立即实施，才能有效地停止或者减少个体的不良行为。惩罚的及时实施有助于个体建立行为与惩罚物之间的联系，让个体对自己的行为结果产生预期，从而达到抑制行为的结果。

一般来说，惩罚与个体不良行为之间的间隔时间越短，效果越好。惩罚的实施并不需要等到个体完整地将不良行为表现出来，实施者可以在个体表现出一些不良行为的苗头时就进行惩罚，此时惩罚所产生的效果远远好于等行为完整表现出来之后再实施的效果。因此，在实施惩罚时，要非常注意惩罚的时机，尽早及时地进行惩罚，使惩罚发挥更好的效果。

（三）惩罚要注意一致性

在个体出现不良行为之后，实施者的态度应该一致，不能在实施惩罚时伴有对不良行为的强化。因此，在实施过程中，不同实施者要对不良行为有清醒、一致的认识，特别是要对惩罚之后可能出现的不良行为升级和不良情绪产生等情况做好思想准备。这样即使面对这些情况，也能一致地实施惩罚，否则很容易中途放弃惩罚，或者出现一些人对不良行为采取惩罚而另一些人不惩罚甚至给予强化的情况，从而降低甚至抵消惩罚效果，反而使个体的不

良行为加剧。

（四）惩罚时，实施者要注意控制自己的情绪

对他人实施惩罚对任何人来说都不是一件愉快的事情，特别是当实施者与惩罚对象具有某种关系时，惩罚对象的不良行为很容易使实施者情绪激动。这种激动的情绪容易导致实施者在实施惩罚的过程中急于发泄对惩罚对象的不满，往往使惩罚过重，且忽视惩罚的目的是为了停止或者减少不良行为。因此，在实施惩罚时，干预者要保持心情的平静，冷静地实施惩罚。

（五）在矫正初期采取连续惩罚，然后转向间歇惩罚或自然后果式惩罚

在刚开始实施惩罚的时候，为了让行为快速地得到抑制，可采取连续惩罚的方式。但是当惩罚的效果稳定之后，可以将连续惩罚转向间歇惩罚，特别是要让行为所产生的自然后果来维持个体的行为。例如，如果学生在上课时总是突然站起来，那么教师可以移走座椅，让他站着上课。通过这种自然后果式惩罚，学生突然站起来的行为会逐渐减少。

三、惩罚的副作用

虽然惩罚是一种能比较有效地抑制个体不良行为的方式，但由于使用的是个体感到厌恶的刺激，因此在使用过程中常会引发一些副作用，甚至导致比原先的问题更糟的局面，所以在实施过程中需要谨慎。

（一）引发个体的不良情绪反应甚至是攻击性行为

惩罚常会引发个体的不良情绪甚至是攻击性行为。比如，被父母惩罚过的孩子常会生气地踢、撕或者乱扔身边的物品，有时甚至会在父母施加惩罚的时候用身体冲撞父母。虽然个体所产生的这些负面情绪有助于他记住行为之后的结果，但若惩罚的强度太大，频率太高，则会对个体的个性发展产生负面影响。

(二) 容易产生条件惩罚物

逃避或者回避行为通常是个体对厌恶刺激的反应。如果个体常常受到惩罚，且惩罚的强度过高，那么很容易使个体不仅害怕惩罚物本身，还会害怕与惩罚物有联系的情境与物体，从而导致个体出现过度的逃避或者回避行为。比如，从下面的启发阅读专栏中，可以清楚地看到采用高压水枪进行惩罚对猴子产生的影响。被关在笼子中的五只猴子由于拿香蕉这一行为受到了高压水枪惩罚。当新来的猴子去拿香蕉时，原来的猴子会感到非常害怕，为了不让高压水枪打它们，它们采取暴打一顿的方式教训了新来的猴子，以让它不再碰香蕉。在这个例子中，香蕉成了猴子的条件惩罚物，碰香蕉就意味着被惩罚。

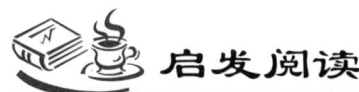

猴子为什么不吃香蕉？

将五只猴子放在一个笼子中，并在笼子的中间吊一串香蕉，只要有猴子伸手拿香蕉，就用高压水枪教训所有猴子，直到没有一只猴子敢动手拿香蕉。实验的下一步是用一只新猴子替换出笼子中的一只猴子。新来的猴子不知道这里的规矩，动手去拿香蕉，结果触怒了原来在笼子中的四只猴子。于是四只猴子代替人执行了惩罚，把新来的猴子打了一顿，直到它服从这里的规矩为止。实验人员如此不断地将最初经历过高压水枪惩罚的猴子替换出来，最后笼子中的全是新猴子，没有一只是经过高压水枪惩罚的，但是再也没有一只猴子敢去碰香蕉。

家庭教育中也常出现过度惩罚的情况，使得孩子出现过多逃避或者回避的行为，从而使他们失去更多的学习和发展的机会。例如，路英智和张勤锋（2000）对有社交恐怖的个体进行了研究，发现个体之所以形成社交恐怖，受环境特别是家庭环境的影响很大。父母（尤其是父亲）如果对孩子过多地采取严厉的惩罚，对孩子过多拒绝和否认，会使孩子变得胆怯、小心翼翼，在社交中过分担心自己的言行，唯恐自己遭到别人的指责，总是刻意表现自己，以取得外界的认可，在社交中显得非常紧张、笨拙，而使自己处于社交焦虑中，导致社交恐怖。

（三）容易使个体模仿

根据班杜拉的理论，人在接受惩罚的同时也观察学习了惩罚者实施惩罚的方法，一旦遇到合适的机会，被惩罚者就有可能将这些惩罚方式运用到新的情境或者对象上。家庭教育方面的一些研究结果也告诉我们，高攻击性常常是遭受身体虐待的个体最突出的行为之一。因此，在对个体行为进行干预时，首先要关注对个体良好行为的培养，其次才是对不良行为的惩罚。

（四）惩罚可能使实施者上瘾

虽然惩罚是一种比较消极的行为干预策略，但由于所采用的方式都是个体感到厌恶的，因此惩罚很容易促使个体停止不良行为。虽然以后仍可能出现反复的情况，但是至少在给予惩罚措施之后，不良行为往往会马上出现暂时的停止。这很容易给实施者留下一个印象，即惩罚措施产生了很好的效果。因此，当个体以后出现不良行为时，实施者很容易直接采取惩罚的措施来抑制个体的行为，而不会再去考虑其他更费力、更耗时间的积极干预方法。但是这种首选惩罚的思路对于个体良好个性的形成是非常不利的，因为惩罚只是抑制了旧行为，不会产生新行为。

四、惩罚的误用

惩罚常会产生一些副作用，因此在使用时要非常谨慎。在日常生活中，人们常会不自觉地误用惩罚，不仅未能使个体的不良行为停止或者减少，反而会引发更加严重的问题。主要的误用表现在如下方面。

（一）滥用惩罚

在日常生活中，人们常会出现滥用惩罚的现象。比如，认为"棍棒底下出孝子"，最好的惩罚方式就是暴力的管教方式，认为孩子只有通过如此的管教才能成才。因此不管孩子犯了怎样的错，都采用严厉的体罚措施。这种错误的管教方式并不是行为矫正所采用的惩罚，它会给被惩罚者带来严重伤害。

轻者在个性方面变得胆小、内向或富有攻击性，重者出现生理上的伤害，甚至导致被惩罚者死亡。在新闻报道中时有此类事件。

滥用惩罚还表现为，一些个体将嘲笑、讽刺、挖苦或者羞辱人的话语看作批评。比如，一些教师会说学生"笨""脑子出问题""发神经"之类的话，这些都不是本章所介绍的惩罚。本章所介绍的惩罚，不管是对身体施予厌恶刺激还是谴责，其目标是让个体的不良行为停止或者减少，不是为了发泄实施者的怒气。

（二）惩罚不够及时

惩罚不够及时也是日常生活中的一种常见误用。家长或者教师常会不自觉地拖延惩罚。比如，爷爷奶奶常常在看到孙子胡闹的时候说："再玩，等你爸妈回来打你。"这虽然是一种警告性话语，但由于没有威慑力，因此对于孙子来说并不是惩罚。等到父母回来，即使真的实施了惩罚，孩子也可能因为时间隔了太久而遗忘自己做过的事情，因此很难帮助孩子建立惩罚与行为之间的联系。而且在父母施以惩罚时，如果孩子正在做的事情是被期望的事情，那么惩罚反而会起不好的作用。

（三）惩罚过于轻微

日常生活中常会出现由于惩罚太轻而无法导致行为改变的现象。前面已经提到过，惩罚物要根据个体和行为的特点进行选择。如果不管个体做了什么事情，不管所造成的后果或行为的动机是什么，总是只有口头谴责，那么长此以往，个体很难真正地从谴责中接受教训，谴责也不会使个体的不良行为停止或者减少。因此，在实施惩罚时，要注意选择适当的惩罚物。

在日常生活中也可能发生这样的情况：由于一开始采取的惩罚过于轻微，所以不得不采取累进式惩罚，即在原先的惩罚没有产生效果之后，逐渐增加惩罚的强度，最终取得效果。这种逐渐增加惩罚强度的方式不仅会使实施者的情绪受到负面影响，也会使处理个体不良行为的时间急剧拉长，使个体对厌恶刺激的容忍力不断提高，从而降低惩罚的效果。

启发阅读

> 在挑剔中成长的孩子学会苛责；
> 在敌意中成长的孩子学会争斗；
> 在讥笑中成长的孩子学会羞怯；
> 在羞辱中成长的孩子学会自怜；
> 在宽容中成长的孩子学会忍让；
> 在鼓励中成长的孩子学会自信。

本章小结及关键概念

本章详细介绍了惩罚的概念以及具体的类型，并对实施过程中要注意的问题、惩罚可能引发的副作用以及常见的误用情况进行分析。总之，在对个体行为进行干预的过程中，使用惩罚要非常谨慎。

惩罚

惩罚是指当行为者在一定情境或刺激下产生某一行为后，立即导致了厌恶刺激的出现或者损失了已经获得的正强化物，在以后类似的情境或刺激下，该行为发生的频率会降低。其中，导致个体行为减少或者消失的刺激或者事件就是惩罚物，也称为厌恶刺激或者厌恶活动。

根据惩罚物的性质，惩罚物可以分为无条件惩罚物与条件惩罚物。无条件惩罚物也称原级惩罚物或者非习得性惩罚物，它们的惩罚功能不需要个体学习，是物种进化的结果。条件惩罚物又称次级惩罚物或者习得性惩罚物，它们的厌恶性是个体学习而来的结果。泛化性条件惩罚物是非常特殊的一种条件惩罚物，这种刺激与多种无条件惩罚物或者条件惩罚物一起使用，因此具有广泛性惩罚功能。

惩罚根据惩罚物的内容可分为正惩罚和负惩罚。正惩罚包括对身体施予厌恶刺激、谴责、反应限制和矫枉过正。其中，矫枉过正还可分为恢复性矫枉过正和积极练习。负惩罚包括隔离和反应代价，隔离还可分为排除式隔离、非排除式隔离和脱离式隔离。

惩罚方式、惩罚的立即性、惩罚物的强度、惩罚的时间模式或者频率、惩罚的一致性以及对良好行为的强化等因素都会对惩罚的效果产生影响。

惩罚的实施

在惩罚的实施过程中，要做好实施前的准备工作，包括选择适当的惩罚物、做好引发惩罚副作用的准备、制订与惩罚方式一起使用的干预策略等。

实施过程要遵循的原则包括：首先不采用惩罚，如要使用，须与对良好行为的强化相结合；惩罚必须及时；惩罚要注意一致性；惩罚时，实施者要注意控制自己的情绪；在矫正初期采取连续惩罚，然后转向间歇惩罚或自然后果式惩罚。

惩罚可能引发的副作用有：会引起个体的不良情绪反应甚至攻击性行为；容易产生条件惩罚物；容易使个体模仿；惩罚可能使实施者上瘾。

惩罚常见的误用情况有滥用惩罚、惩罚不够及时和惩罚过于轻微。

思 考 题

1. 什么是惩罚？惩罚的主要形式有哪些？
2. 正惩罚与负惩罚有什么区别？
3. 实施惩罚时要注意什么问题？
4. 对下面例子中的做法进行分析，你认为做得对或者可以这么做吗？为什么？

- 一名初中预备班学生漏做了作业，受到了教师的批评。教师让他去一年级"回炉"，认为连一年级的学生都知道应该按时做作业，既然他不会，就去一年级重新学。此事件发生之后，该学生自觉很丢脸，拒绝再去学校上课。
- 一名一年级孤独症学生常在课上发出尖叫。他妈妈告诉教师，如果他尖叫，只要打他的手，他就不会再尖叫了。

第九章

消 退

学习目标

- ◆ 消退的概念及类型
- ◆ 影响消退效果的因素
- ◆ 消退的实施过程、有效原则及误用

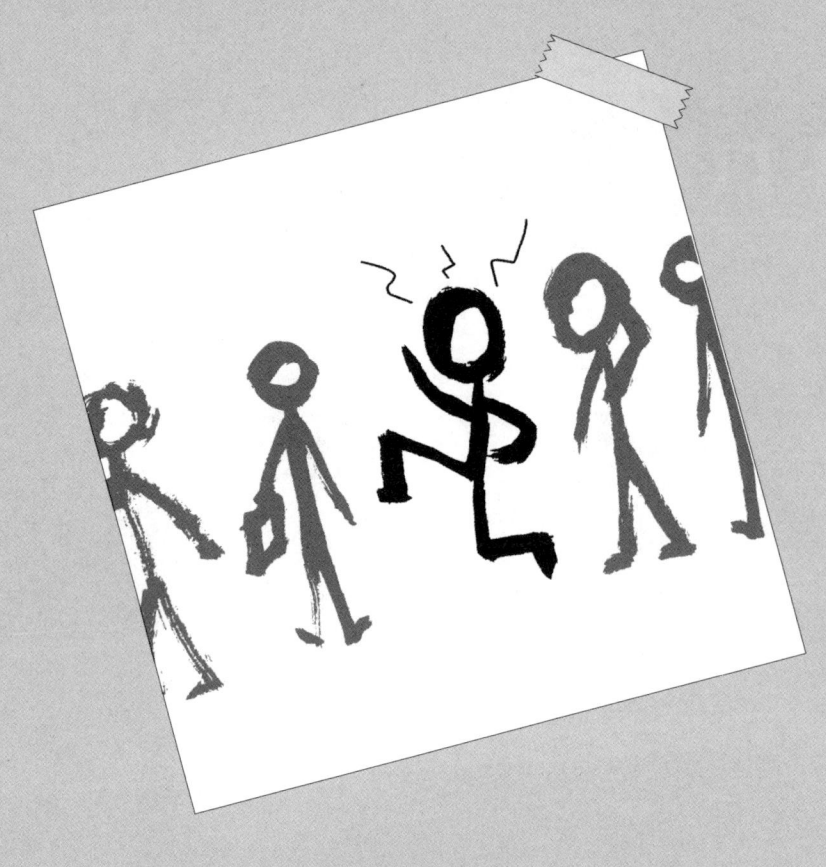

  一位老人在一个小乡村里休养,但附近住着一批十分顽皮的孩子,他们天天互相追逐打闹,喧哗的吵闹声使老人无法好好休息,在屡禁不止的情况下,老人想出了一个办法。

  他把孩子们叫到一起,让他们每天早上在他住所外吵闹,谁的声音大,谁得到的报酬就多。果然,一连几天,他每天都根据孩子们吵闹的情况给予不同的奖励。就这样,在孩子们已经习惯于吵吵闹闹也能获取奖励的时候,老人开始逐渐减少奖励。最后,无论孩子们怎么吵,老人都一分钱也不给了。

  结果,孩子们越发认为待遇不公了,认为"不给钱谁还给你叫",于是再也不到老人的房子附近大声吵闹了。老人终于清静了。

  故事中的老人真是一个聪明的老人!可是为什么这样做,孩子们就开始不愿意吵闹了呢?控制孩子们吵闹行为的规律到底是什么?本章将详细地介绍这一原理以及如何运用这一原理矫正个体的不良行为。

消退的概念

在"聪明的老人"故事中,孩子们吵闹行为的变化同我们在巴甫洛夫经典条件反射以及斯金纳操作性条件反射实验中提到的行为消退非常相似。在巴甫洛夫的经典条件反射中,在条件反射形成之后,如果仅仅呈现条件刺激,不再给予无条件刺激,即不再给予强化,所形成的条件反射就会逐渐减少直至消失。而在斯金纳的操作性条件反射中,如果大鼠按下杠杆却没有食物滚落下来,那么大鼠按杠杆的行为也会逐渐减少直至完全消失。这一行为变化的规律就是消退。利用这一规律可以对已经形成的不良行为进行矫正。

一、消退的定义

行为矫正中的消退(extinction)指的是,在某种情境或者刺激条件下,行为者产生了以前被强化的反应,但反应之后并没有跟随通常的强化,于是以后遇到类似情境时,该行为的发生率就会降低(吕静,1992;伍新春 等,2005)。简单地说,消退就是对以往强化过的行为不再进行强化的过程;这一过程可以使得行为的发生率逐渐降低。

在日常生活中,人们常常会在无意中使用消退技术,比如,当别人喊你的绰号时不予理会,慢慢地,别人也就不再喊你的绰号了;去某家店买东西总是没有买到符合自己心意的物品,去这家店的次数也就减少了;每当孩子哭闹着提出无理要求时,父母总是不予满足,孩子的哭闹行为就慢慢减少了。在这些例子中,行为之所以会慢慢减少甚至完全消失,都是因为维持行为的强化物消失了。

总之,在消退技术中导致行为减少甚至消失的关键在于撤除原先维持行为的结果,即撤除强化。

二、对消退的几种误解

由上述定义可知,消退是一个撤除维持行为的强化物的过程。在对这一概念进行理解时,可能会有以下几种错误理解。

（一）行为的减少就是消退

一些个体将所有行为的减少都看成消退，而不管到底是什么导致了行为的减少。这是一种误解。行为的减少可以由于多种原因而发生，比如因为个体受到了惩罚。在日常生活中，人们常常将行为减少为零的现象称为消退，这是一种非常典型的误用。在行为矫正中，只有因为没有通常的强化物跟随导致的行为减少才称为消退。

（二）忽视、忘记就是消退

一些个体会将消退误认为就是忽视或者忘记所发生的行为。在日常生活中，我们也常会听到这样的话语，"不要去管它，以后会好的"。有的时候确实是这样，不去管它，个体的行为就变好了；但在大多时候，我们会发现，不去管它不仅没有让个体的行为变好，有时甚至让行为更加恶化了。因此，忽视或忘记并不一定能够让个体的行为减少或者消失。另一方面，即使个体的行为出现减少或者消失，也得仔细分析，是不是因为忽视或者忘记而撤销了原本常常在行为之后给予的强化物（如关注）。如果是这样，那么此时的忽视或忘记才符合行为矫正意义上的消退，个体行为的减少必然是因为在行为之后没有跟随以往的强化。因此，如果认为只要在不良行为出现之后不给予注意就可以消退个体的行为，是对消退的误解。

例如，如果一个孩子击打自己的头部是希望获得父母的关注，那么在孩子击打自己头部时，父母不再给予关注可以减少孩子的这一自我伤害行为。但是，如果孩子击打自己的头部总是发生在父母或者教师让他做作业的时候，每次一让他做作业，孩子就出现这一自我伤害行为，而接着孩子就不需要做作业了，那么仅仅忽视和不去注意孩子的行为反而是对孩子这一自我伤害行为的强化。每一次的忽视都让孩子不做作业的目的达成了。

（三）反应限制就是消退

我们在第八章中已经解释过反应限制。在应用行为分析领域，一些行为干预者会采用戴手套、头盔或者护腕等方式限制个体行为的发生。比如，孩子有用头撞硬物的行为，为了让他停止该行为，每次撞了之后就让孩子戴上头盔，以此改变孩子的自我伤害行为，这种戴头盔的方式就是一种身体限制。但是如果孩子用头撞硬物是因为头部疼痛或者不舒服，撞硬物是为了缓解疼痛或者不舒服，戴上头盔让孩子无法在用头撞硬物的时候起到这种缓解作用，从而让个体的自我伤害行为减少，那么此时戴头盔的做法就不是一种身体限制，而且通常需要在个体还没发生撞硬物这一行为之前就戴上头盔才可以有这种效果。

上述做法常常用于由自动化强化维持的行为，至于它属于反应限制还是消退，则要看这些措施是通过对身体的限制制止了个体的行为，还是掩盖了行为之后带来的感觉刺激或者感觉调整。如果是前者，就是反应限制；如果是后者，就是消退。对于此部分的理解可以进一步参考"对由自动化强化维持的行为的消退"。

三、消退的类型

从消退的定义可以看到，消退是对原先已经强化过的行为不再给予强化的过程。第三章已经详细介绍了强化的几种类型。根据行为形成的强化过程，可以将消退分为以下几种类型。

（一）由正强化维持的行为的消退

这一类行为是因为每次发生的时候都存在正强化物而一直维持着的。对于这一类行为来说，只要不再给予强化物，就可以进行消退。一般实施起来比较简单，也容易产生效果。

有研究（William，1959）利用这种将强化物移去的做法对一个21个月大的男孩爱发脾气的行为进行了矫正。这个男孩在18个月大的时候生了一场重病，之后就总是要求从父母那里获得特别的关注。尤其是在睡觉的时候，如果父母只是将他放在床上就离开，他就会大发脾气、尖叫或大声哭。因此，每次睡觉的时候父母至少要花0.5～2小时陪在孩子身边，直到他入睡。这个男孩为什么会形成哭闹行为？生病后，他常因为疾病带来的痛苦而哭闹。哭闹是他向父母寻求安慰和帮助的方式，但是这种哭闹也由于父母的关注而被强化了。在生病期间，这一行为常常发生，而且在其疾病痊愈、健康状况得到改善之后，仍被保持了下来。父母后来知道，孩子在睡觉时间的哭闹是为了获得他们的关注，因此在心理学家的指导下，决定采用消退的技术忽视这种哭闹，并对孩子的哭闹行为进行了记录。第一个晚上，父母将孩子放在床上但不再陪伴他，结果男孩哭闹了45分钟；慢慢地，这一哭闹的时间逐渐地缩短；到了第10天，这个孩子的哭闹行为完全消失了，而且孩子在父母离开的时候开始出现微笑。这种状况大概维持了1周，但由于阿姨的到来，他的行为又出现了反复。男孩的阿姨将他放在床上之后，孩子又开始发脾气哭闹，于是阿姨回到卧室安抚他，直到孩子睡着。男孩哭闹的行为马上恢复到了原来的水平，不得不进行第二次消退。这一次的消退又继续了10天的时间，而且男孩哭闹行为的变化几乎同第一次相同。虽然在刚开始不再给予关注的时候，男孩的哭闹比第一次实施消退更加厉害，但是到第九天的时候，孩子的哭闹就几乎消失了。研究者对这个男孩进行了2年的追踪，结果没有发现哭闹行为复发。

对正强化形成的行为进行消退一般比较简单，而且实施的效果也较好，因此在日常生活中用得比较普遍。但是要注意的是，这里所谓的简单通常指的是强化物来自外界，即由他人提供强化物进行强化而形成的行为。如果强化物来自个体身体内部，就会变得很复杂。关于这一类生理正强化维持的行为进行消退，将在"由自动化强化维持的行为的消退"中进行讲解。

（二）由负强化建立的行为的消退

如果个体行为形成的过程是负强化，消退就是要在个体行为出现之后，不再移去个体所厌恶的刺激，即不再允许个体逃避或者回避所厌恶的情境。这种方法也可以帮助个体矫正不良行为。

在日常生活中，人们常出现因为讨厌某些事情而找借口不做的情况。例如，父母要求孩子做作业的时候，孩子会说肚子饿、头痛或等一会儿之类的话，然后拖延着不做作业。如果父母不坚持，久而久之，孩子就会养成拖拖拉拉的习惯，并且会养成做事情找借口、撒谎的习惯。要改变这一类行为，父母就要不允许他们逃避，不管他们找什么借口，该做的事情仍要继续做、马上做。

在学校里，学习困难的孩子也会常常出现逃避学习任务或者作业的问题行为，有时甚至会出现破坏性行为或者发脾气行为。对于这一类行为，教师也可以采取消退的方式来矫正，不让他们逃避的行为获得成功，要求他们继续完成学习任务或者作业。当然，也需要对他们厌恶学习任务和作业的原因进行分析，以便对学习任务或者作业进行调整。

上述例子中提到的令个体感到厌恶的刺激都来自外部，是社会性结果，如果实施消退，只要继续给予这些厌恶刺激就可以了。但是如果个体的行为结果导致了个体内部的厌恶刺激的消失，即个体内在感觉刺激的调整，那么这种负强化就属于自动化的强化。由这一过程形成的行为一般很难单纯通过消退技术而得到改变。比如，对吸毒人员来说，一旦成瘾，若不再吸毒就会产生戒断综合征，而戒断综合征所带来的生理痛苦需要个体再次吸毒才能缓解消除，因此很难单纯通过消退技术改变个体的吸毒行为。又如，有严重心理疾病、赌瘾或烟瘾的个体，他们的不良症状或者行为多是通过负强化过程建立起来的，常常根深蒂固，因此很难单纯地采用消退技术来改变，需要结合其他方法。在"由自动化强化维持的行为的消退"中，会再讲到这一内容。

（三）由间歇强化建立的行为的消退

前面所讲的正强化和负强化都是一种连续强化，但人们的行为有时不是通过连续强化而是通过间歇强化的方式形成的。通常由间歇强化形成的行为有这样几个特征。

- 间歇强化建立的行为比连续强化建立的行为更牢固、更不容易消退。
- 可变程序维持的行为比固定程序维持的行为更牢固、更不容易消退。
- 在一定程度上，间歇强化维持的行为获得的强化越稀疏，越不容易消退。

对于这一类行为，如果要采取消退，一般来说不太容易。比起在总是伴有强化物的情况下引入消退，在强化物时有时无的情况下引入消退需要更长的时间才能获得效果。偶尔得到强化物的个体在遇到没有强化物的情况时常具有更好的韧劲。因此，如果是此种强化类型，消退需要更长的时间才能产生效果，干预者要有较好的耐心。

（四）由自动化强化维持的行为的消退

如果个体问题行为的强化物来自自身，即身体内部，这一行为就是由其内在感觉刺激或者感觉调整维持的。换句话说，这一类行为是通过自动化强化的过程形成的。如果要对这类行为进行消退，那么在行为发生之后，要撤除或者掩蔽原先带给个体的感觉刺激。只有行为不再给个体带来具有强化作用的感觉，个体的行为才会逐渐地减少。这种消退也称为感觉消退（sensory extinction）。

一般来说，对于与自动化强化有关的问题行为，消退并不是最佳矫正技术，即使这些行为除了有自动化强化物维持，还有来自外界的正强化物或者负强化物维持，也不建议使用。如果要采取消退技术，就必须想出一些办法，在个体行为之后不让感觉强化物出现。

比如，马格等人（Maag et al., 1986）对两名孤独症儿童的自我刺激行为进行感觉消退时就采取了特殊的方法。其中一名干预对象叫迈克，他是一个12岁零10个月大的男孩，他的自我刺激行为是拍手、举起手并盯着手看和摇摆头部。这些自我刺激行为常常在不同的活动期间出现。对于迈克举起手注视的行为，干预者为了掩蔽这一行为带来的视觉效果，开始时，每隔45秒就给他戴一次墨镜，然后为了掩蔽举手到肩膀位置这个动作带来的运动感觉，干预者用一根橡皮筋将他的手腕与大腿绑在一起，这样迈克可以举起手来，但无法获得足够的运动方面的刺激；对于拍手动作，干预者用一个弹簧将他的两腕连在一起，这样他虽然可以拍手，但无法获得足够的运动感觉刺激；对于头部摇摆的动作，则将一个泡沫橡胶颈圈戴在他的脖子上。

例如，迪弗等人（Deaver et al., 2001）使用了消退技术来减少一个女孩揪头发的行为。他们矫正的对象是一个2岁零5个月大的女孩T，她在睡觉或者独自一人的时候常会出现揪头发的行为。行为功能评估的结果显示，T这一行为并不是为了获得他人的关注，而是自我的感觉强化。他们所采取的措施是在行为常常出现的这段时间给T戴上薄的棉手套。这样即使T出现揪头发的行为，也由于戴着手套而无法带来充分的感觉刺激。这样，揪头发的行为马上就减少到了 0。

由于自动化强化物通常是感觉方面的强化物，比如视觉、听觉、触觉和嗅觉等，因此，需要根据感觉刺激的来源来设计如何通过一定的方法在行为之后撤除强化物。比如，如果孩子总是抓皮肤，即使皮肤出现了破损也要抓。那么通过给个体戴手套，让他抓皮肤的时候感觉不到刺激，从而移去行为之后的触觉刺激结果，行为也就可以减少了。又如，孩子如果有不断地开关电灯的习惯，其目的是看灯光的一闪一灭，就可以切断电灯开关与灯光一闪一灭之间的关系。也就是说，按开关时，灯光不会产生一闪一灭的变化。再如，孩子在桌子上旋转盘子是为了听盘子旋转时与桌子摩擦的声音，就要想办法在盘子旋转时不让摩擦的声音出现，比如在桌子上垫一块桌布。但是要注意，这些方法都不是限制个体的行为出现，只是撤除了个体行为之后的强化物。如果仅仅是限制个体行为的出现，就只是反应限制，而不是消退。

四、消退效应

当以前被强化了的行为不再跟随常常出现的强化结果，行为就会逐渐减少并最终完全消失，这个过程被称为消退效应（extinction effect）。在消退技术的运用过程中，行为会出现以下三个方面的变化（Cooper et al, 2007）。

（一）行为减少

采用消退之后，行为出现的减少现象是消退技术带来的最主要的行为变化。另外，与惩罚技术快速抑制行为不同，消退所导致的行为变化通常是缓慢的、渐进的。特别是如果在行为的形成过程中采用的是间歇强化，那么行为减少的过程就更加缓慢。行为缓慢减少的现象很容易导致实施者对消退技术的有效性做出错误判断，会误认为没有效果而放弃消退，这种放弃会导致行为矫正变得更加困难。

（二）消退爆发

在消退过程中，行为的一个普遍变化是在撤除强化之后，个体的行为出现一个迅速增加的现象，即在个体行为减少或者消失之前出现爆发性增加。研究者将这种现象称为消退爆发（extinction burst）。比如，如果孩子以前常通过哭闹的方式获得所要求的满足，而现在父母不再满足其要求了，那么孩子在减少或者停止哭闹之前可能会变本加厉——哭的时间更长、声音更响亮。

在消退爆发的过程中，一些个体甚至会出现新的更加严重的行为。比如，如果哭闹的行为满足不了要求，一些孩子甚至会出现在地上打滚、用头撞地、用牙齿咬自己等更加严重的自我伤害性行为，以及用手打父母或者骂人等攻击性行为。

虽然消退爆发是消退过程中的一个重要特征，是停止对行为进行强化之后的一种自然变化，但也是很容易导致干预者对行为矫正技术产生误解或者错误判断的地方。特别是当个体出现新的问题行为，尤其是严重的自我伤害行为或者情绪反应时，干预者往往会因害怕个体对自己造成伤害而放弃继续实施消退，最终导致消退技术失败。这种情况就有点类似于第三章提到的误用之一——在无奈中给予强化。因此，在实施过程中要非常小心地处理。

（三）自然恢复

消退效应的另一种现象是行为在完全停止之后重新出现，这一现象被称为行为的自然恢复（spontaneous recovery）或者自然回复。在自然恢复的过程中，即使在行为之后没有出现强化，行为还是会再次出现。这可能跟行为的习得有关系，曾经出现过的行为都是个体已经习得的行为，即使消退了，也会在脑海中留下印象。不过，如果消退技术仍旧有效，自然恢复过程通常很短暂，行为的发生频率、持续时间或者强度回弹也比较有限。

但是这一现象也很容易导致干预者或者其他人员产生误解，以为消退已经失去了效果。实际上，自然恢复也是行为消退过程中的一种自然现象。只要行为出现之后仍旧不跟随之前的强化，这一现象就会很快消失。

五、影响消退效果的因素

虽然在消退过程中，行为的减少是缓慢发生的，但还是有一些因素会对消退效果产生影响，比如行为形成过程中的强化种类、强化量以及以前是否采用过消退等。

（一）行为强化是连续强化还是间歇强化

行为的强化历史会影响行为的牢固度以及消退的容易性。行为的强化历史包括行为是通过哪一类强化形成的，是连续强化还是间歇强化，是可变程序的间歇强化还是固定程序的间歇强化等。前面已经提到过对由间歇强化形成的行为进行消退的特点。一般来说，间歇强化比连续强化形成的行为更难以消退，其行为减少得更慢；可变程序形成的行为比固定程序形成的行为更难以消退。

在现实生活中，很多行为都是通过间歇强化的过程形成的，因此在采用消退技术时要做好"长期作战"的思想准备。若要加快消退进程，可以采用"聪明的老人"故事中的方法：在消退之前对他进行短时间的连续强化。等个体习惯之后，再实施消退。当然，也要注意，不是在所有情况下都可以采取这种做法。

（二）行为强化的历史长短、数量多少和质量好坏

行为的强化历史除了强化的间歇性和连续性之外，还包括强化的历史长短、强化的数量和质量。

个体行为之前的强化历史越长，也就是被强化的时间越长，消退越不容易产生效果。比如，孩子睡觉之前要父母陪伴且若不陪伴就哭闹发脾气的行为已经出现 1 年了，比起行为才出现两三周的孩子，他的哭闹行为明显更难以进行消退。若之前维持行为的强化量很大，质量较高，个体的满足感较强，那么一般来说，个体对消退的阻抗会越厉害，行为消退时的消退爆发会很明显。

（三）以前使用消退的情况

个体当前的问题行为是否曾经被消退过以及之前的使用效果如何，也会影响此次的消退效果。如果之前的消退技术很好地消除了行为，只是后来由于偶然的强化导致了行为又发生，那么再次使用消退，行为就会迅速地减少。

但是如果之前使用消退时遭遇了失败，如因为行为的消退爆发而导致消退中断，就会导致行为变得更加牢固，行为对消退的阻抗也更加厉害，以后的消退将会更加艰难。因此，实施者要做好充分的思想准备，要有更好的耐心。

消退的实施

一、实施消退的过程

（一）确定维持问题行为的所有强化物

在执行消退技术之前，首先必须找出维持问题行为的所有强化物。消退技术是否有效，依赖于对维持行为的行为结果的准确评估。因此，要对与行为有关的环境因素进行分析，包括行为发生之前的前奏事件以及行为发生之后的结果，并对它们与行为之间的关系进行确定。在这一过程中，要回答以下问题。

- 问题行为是否常常在某些情况下发生（比如被提出要求的时候）？
- 问题行为的发生是否与行为发生之前的环境以及社会性结果没有关联？
- 问题行为发生之后是否常常获得了其他人的关注或者要求得到了满足？

如果对第一个问题的回答为"是"，那么维持行为的强化过程往往是负强化。个体之所以出现问题行为，是要通过这样的方式逃避所厌恶的刺激，如所要求做的事情。如果对第二个问题的回答为"是"，那么通常个体的强化与外在的刺激没有关系，而是来自个体内部。换句话说，问题行为能够为个体带来感觉刺激或者感觉调整，个体所获得的是一种自动化强化。如果对第三个问题的回答为"是"，那么维持个体问题行为的强化过程是正强化，并且可以进一步分析强化物是来自他人的关注还是其他性质的正强化物。

对某些行为来说，干预者可能很容易找到维持问题行为的强化过程。但是个体的问题行为有时是由多个强化物维持的，如课堂上学生出现的耍闹式行为可能有多个强化物在维持，这类行为发生时常常有同学和教师给予的关注，也有通过耍闹逃避做作业、填补空虚感等作用。又如，有学校恐怖症的学生在早晨上学之前所表现出来的身体上的不舒服不仅可以让他不用上学，而且可以获得父母的关心和爱护，有时还能获得教师和同学的关心。对于这一类有多种强化物维持的行为，分析的过程会相应地变得复杂。干预者可以利用功能评估的方法对行为强化的规律进行更为细致的分析，然后确定真正的强化物。关于功能评估的内容可参见第二章中的行为评估方法。

（二）确定撤除强化物的方法

由前面的分析可以看到，个体的问题行为可能是由不同性质的强化维持着的。强化的性质不同，控制或者撤除强化物的方法也应有所不同。

对于由外部正强化物维持着的行为，实施消退的方法相对简单、容易，只要在个体行为发生之后，不再提供这类强化物就可以了。如果是负强化维持着的行为，而且负强化物也来自外部，那么在个体行为发生之后，可以继续提供厌恶刺激，不让个体有机会逃避或者回避。但是对于自动化强化维持着的行为，撤除强化物会比较困难。由于这种强化物主要是行为本身带来的感觉刺激，因此需要通过一些特殊的方式才能切断行为与感觉刺激之间的联系，需要干预者仔细斟酌。比如，前面已经提到过，为了不让孩子抓皮肤时产生触觉方面的刺激，可以让孩子戴上手套。再如，可以通过切断开关的电源，让孩子在开关电灯之后不会看到灯光一闪一灭的情况。

要注意的是，并不是所有维持个体问题行为的强化物都是能够被有效控制或撤除的。如果无法确保强化结果在问题行为发生之后不出现，那么消退技术大多会失败。因此，在不可行的情况下需要考虑采用其他方法。

（三）实施者做好心理准备和应急预案

由于消退过程是个体行为渐进性减少的过程，而且在行为真正减少之前，行为的频率会出现暂时的提高，持续时间会暂时延长，强度也会有所增加，有时甚至出现更加严重的行为与不良情绪。因此，在实施消退技术之前，实施者要做好充分的心理准备，特别是要做好容忍消退爆发时问题行为升级的准备，要清醒地认识到"黎明之前总是最黑暗的"这一道理。并且，做好应急预案以有效地应对问题行为的升级，要预判个体是否会出现自我伤害、攻击性行为或者破坏性行为，并确定这些更具危险行为出现时可以采取的措施，比如态度冷静地采取身体限制的措施，直至他平静下来，再对他之前的要求进行处理。

在消退技术实施之前，干预者需要对可能影响消退的相关因素进行分析，比如维持行为的强化过程是连续强化还是间歇强化、强化的数量、质量以及强化时间的长短，以及之前的消退技术使用情况等。对于这些信息的了解可以让干预者在使用消退技术之前做好充分的思想准备，对行为之后所出现的缓慢减少以及消退爆发的情况有心理预期，同时做好应对的预案。

另外，日常生活中的强化常常来自不同的人员，有父母、同伴、教师和其他养育人员等，因此要尽可能地让这些人员都参与到消退实施的过程中，否则个体的行为常可能受到较多的不经意间的强化，消退效果就很难产生。事实上，在现实生活中，有时很难对一部分人的强化进行控制。比如，来自同伴的关注常常很难控制。一些研究者认为，一些同学在课堂上出现的捣乱行为往往是同伴强化的结果。如果要消退此类行为，就要让同伴尽可能参与行为矫正过程，让他们认识到在使用消退技术的过程中，行为可能出现怎样的变化，在行为转好之前有可能变得更坏，并为之做好心理准备，掌握应急处理的方法与策略。

（四）一致地实施消退

经过仔细分析维持问题行为的强化历史，干预者设计了消除强化结果的方法，并可以在与有关人员达成共识之后对问题行为实施消退技术。但是，消退能否产生效果，最关键的因素就是实施者能否一致地实施消退。在实施过程中，不同的干预者要保持前后态度的一致，才能真正使消退技术产生效果。对个体行为进行监控有助于干预者更好地认识行为变化的过程，并对消退技术保持信心。

（五）退出消退程序

当行为减少并最终消失时，就可以结束消退程序了。但是，一般来说，在问题行为发生之后不提供强化这一点仍旧可以迁移到日常生活中。特别是当个体的行为出现自然恢复时，要坚决地不予以强化，这样即使出现问题行为也只是一个短暂现象。另外，还必须保证个体有机会通过良好的行为获得强化物。只有这样，个体才会有表现出良好行为的动机。

二、实施消退时要遵循的有效原则

在实施消退的过程中，遵循下述原则能够使消退更好地发挥效果。

（一）选好可以应用消退的行为

在前面的分析中，我们已经提到过，并不是所有维持问题行为的强化结果都可以得到有效的控制和撤除。类似由自动化强化形成和维持着的行为，我们常常会发现很难找到有效的方法来撤除行为之后的强化结果，尤其是当个体的感觉刺激需要来自其大脑或者神经系统的活动需求时，就更加不可能进行消退了。比如，孤独症儿童的重复刻板行为、多动症儿童的冲动性行为等，都不太可能实施消退。

有时，即使可以对维持行为的强化物进行控制和撤除，但是如果采用消退会给周围人或者个体本人带来身体上的危险，也需要放弃消退技术。比如，一些特殊学生可能会采用攻击性行为来逃避作业，如抓住教师的头发或咬、踢教师等。虽然仍旧可以要求学生完成作业，但是采用这种技术时会产生一些危险。而且另外一些技术使用起来比消退更容易，且更能产生效果，因此一般不建议采用消退。

总之，在实施消退技术之前，要仔细分析问题行为的强化历史以及撤除强化物的方法，并对该行为的可消退性进行预期。如果强化物不容易撤除，或者撤除之后容易导致严重后果，且另外一些技术使用起来更方便、更容易产生效果，就可以选择其他技术，而不是消退。

（二）消退程序的执行者的态度应该一致

前面提到过，消退技术实施过程中最关键也是最困难的一点就是消退执行过程中的态度一致性。这个一致性包括同一个实施者前后态度的一致以及不同实施者的态度一致。在行为消退过程中，同一个实施者可能会因为行为所出现的消退爆发而中止消退，不同实施者由于各自立场不同、积极性不同或者对执行消退的过程中的困难预期不同，而产生实施时的不一致。这种不一致实际上对个体行为进行了间歇强化，反而促使个体的行为更加牢固，也更不容易发生改变。

（三）消退过程要利用行为的自然后果

在应用消退技术时，要尽可能利用问题行为所产生的自然后果，要让个体对这一自然后果有较深刻的体验，从而促使行为的减少更快地发生。比如，有一名学生总是丢三落四。在去学校之前，他书包里总是没有准备好当天上课要用的东西。如果每次落东西都有父母帮他送去，该学生就无法吸取教训。如果父母再也不帮他送落下的东西，这名学生就有可能因为没有所需要的学习用具而感到非常不方便。若落下的是教师布置的作业，教师就会因此而批评他。这能够让学生体验到自己丢三落四的行为所带来的后果，从而促使他改正这一行为习惯。

（四）消退程序要与对良好行为的强化相结合

消退是一种比较消极的技术，其目的在于减少个体的问题行为，而不在于养成良好的行为。对个体来说，减少问题行为固然重要，但更重要的应该是发展对个体有益的良好行为。因此，如果在消退问题行为的同时能够对良好的替代行为进行强化，不但可以促使问题行为更快地减少，也可使消退的难度降低，同时也能帮助个体建立适当的良好行为，这对个体的发展来说更具有积极性。如果在实施中要结合这一程序，那么在计划制订过程中要考虑到对什么样的良好行为进行强化，以及要运用什么样的强化物，需要考虑是否有适当的良好行为代替原来的问题行为，获得同样的功能满足，这样才能在实施过程中做到有的放矢。

三、常见的消退误用

在日常生活中，常会出现误用消退的情况，主要表现为以下几种情况。

(一) 消退的是良好行为

如果我们问一个人："你会不会对良好的行为进行消退？"很多人的回答都是否定的。但实际上，生活中对消退技术最大的一类误用就是针对良好行为的消退，在教育领域尤其如此。很多父母或者教师都认为，孩子努力学习是他们应该做的事情，不应该对此进行专门的鼓励和强化，作为父母或者教师应该指出他们不好的地方，这样他们才有机会改正。这种想法虽然有一定的道理，但在实际生活中，常会变成对孩子良好行为的熟视无睹，而当孩子犯错时则会挨批评，久而久之，孩子体验到的都是失败和挫折，失去了积极进取的主动性。

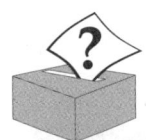

想一想

- 班级里最常被关注的是哪些人？最不被关注的是哪些人？为什么会出现这种情况？
- 如果你面对两个年幼的孩子，一个孩子已经学会吃饭了，另一个没有学会吃饭，你会选择帮助谁？为什么？如果这两个孩子都希望获得你的关注，你该怎么做？

(二) 中断消退

前面已经提到过，停止给予强化物常常会引起个体的情感抵触，也会导致行为的消退爆发。对于此种情况，如果之前没有做好思想准备，就很容易导致消退中断。在消退实施过程中，由实施者前后态度不一致或者不同实施者态度不一致导致的消退中断是非常常见的一种误用，而这种误用反而导致问题行为更加严重。

启发阅读

在现实生活，中断消退最容易出现在独生子女喂养的过程中，尤其是当父母与上一代人之间的喂养态度不一致时。比如在孩子以哭闹的方式要求满足他时，爷爷奶奶或者外公外婆往往会由于心疼等原因首先妥协，甚至在父母管教时采取维护孩子的态度。这很容易导致孩子的行为无人管得住，继而成了一个"小霸王"。

（三）采取错误的消退方式

消退之所以能对行为产生效果，是因为撤除了维持行为的强化结果。因此，消退的关键在于如何撤除维持行为的强化结果。但是，在现实生活中，人们常以为的可以消退个体不良行为的方法实际上都不是正确的消退方法。

比如，"等到孩子大了就会好了"，认为随着时间的推移，行为自然会消退，这实际上是对消退的一种错误认识。

又如，在孩子要求吃糖果时，妈妈认为已经到了睡觉的时间不能再吃了，并在拒绝之后离开了孩子，可是孩子自己拿来糖果吃了。在这个案例中，强化孩子行为的是糖果，并不是妈妈同意与否。只有将糖果拿开不让孩子得到，才是正确的做法，而不仅仅是妈妈的拒绝。

再如，前面提到的孤独症儿童所出现的不断转圈、摇头晃脑的行为，教师认为不去注意他就是消退，这也是一种错误的做法。因为这种行为的强化物主要来自个体内部的感觉刺激或者感觉调整，不是来自他人的社会结果，因此教师是否给予关注与孩子是否表现出这些行为没有什么关联。

本章小结及关键概念

本章详细地解释了消退的概念、消退的几种类型以及所出现的行为效应，并具体分析了实施消退的过程、应该遵循的原则以及常见的误用情况。

消退

消退是一种通过对以往强化过的行为不再进行强化的过程来促使行为减少甚至消失的技术。由于行为形成过程中维持行为的强化物及方式有所不同，因此消退的进程也会不同。例如，行为先前的强化类型、强化时间模式、强化的量、以前是否采用过消退等都是影响消退效果的因素。通常，连续强化形成的行为比间歇强化更容易消退，自动化强化维持的行为很难采取消退。

消退效应即使用消退后行为逐渐减少并最终完全消失的过程，主要表现在三个方面：行为减少、消退爆发以及行为的自然恢复。

消退的实施

实施消退时可以按照以下步骤进行：确定维持问题行为的所有强化物，确定撤除强化物的方法，实施者做好心理准备与应急预案，根据计划一致地实施消退，最后退出消退程序。

实施中要遵循的有效原则包括：选好可以应用消退的行为，执行者态度应该一致，消退过程要利用行为的自然后果，消退程序要与对良好行为的强化相结合。

在日常生活中常见的消退误用表现为三种情况：消退的是良好行为，中断消退，采取的消退方式是错误的。

思 考 题

1. 什么是消退？
2. 根据行为形成的强化过程，有哪几种消退类型？分别具有什么特点？
3. 采用消退技术之后，行为会发生什么样的变化？
4. 应该如何实施消退？消退过程中要注意什么问题？
5. 在生活中寻找一个适当的对象，对该对象的问题行为的强化过程进行分析，并制订相应的消退策略，讨论在实施过程中要注意什么问题。

第十章

区别强化与刺激控制

学习目标

- ◆ 区别强化的概念及类型
- ◆ 区别强化的实施过程
- ◆ 刺激控制和前奏干预的概念
- ◆ 刺激控制和前奏干预的实施过程以及要注意的问题

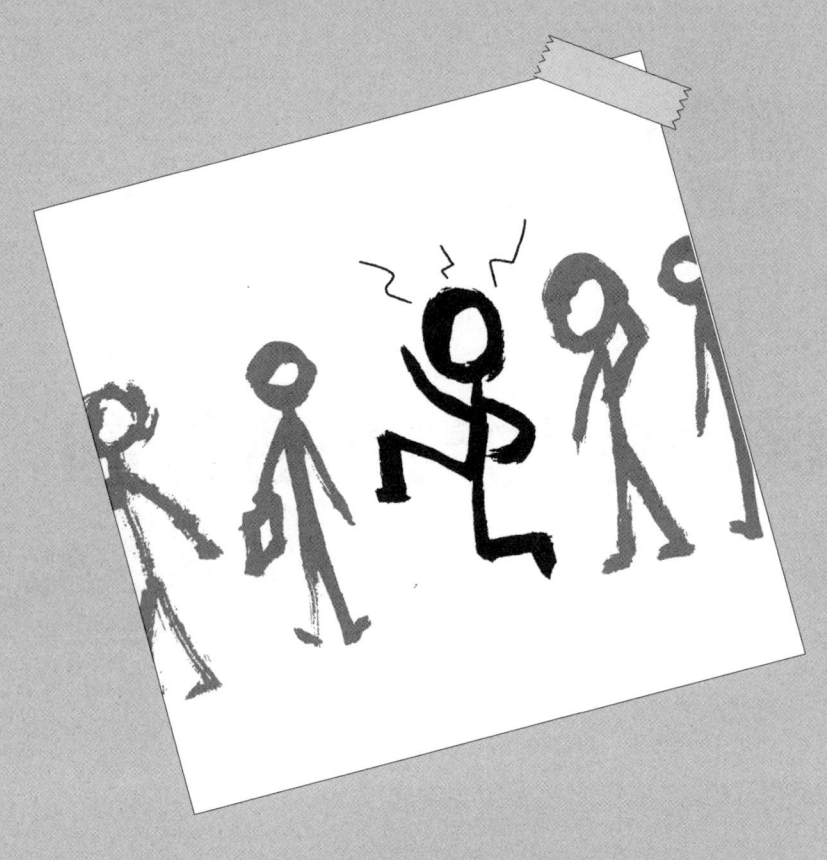

在前面的两章中,我们已经介绍了两种用来减少或者消除个体不良行为的行为矫正方法:惩罚和消退。虽然这两种方法在减少不良行为方面具有比较好的效果,但是在使用过程中常会产生一些意想不到的副作用:比如,惩罚常常会使个体产生逃避或回避反应以及其他负面情绪等不良反应;消退则会使个体出现行为升级这种消退爆发的情况;它们都不涉及教授个体新的适当的行为。另外,在现实生活中,惩罚和消退常会带来一些伦理和法律方面的问题。正是基于这样的考虑,在临床工作中,研究者开始倾向于采用以强化物为基础的方法来减少个体的不良行为。本章所介绍的区别强化和刺激控制就是两种采用强化物减少或者消除不良行为的行为矫正方法。

▲ 区别强化

一、区别强化的含义

在介绍"塑造"这一行为养成方法时，已经提到过区别强化了。所谓区别强化（differential reinforcement），指的是采用强化物对一组具有相同品质的行为进行强化，但是对其他行为反应不给予强化。

当用于减少或者消除不良行为时，区别强化包含两部分内容：一是当个体不出现问题行为或者问题行为以某种比率发生时，给予强化物；二是当个体的问题行为超过规定比率时，不给予强化物。比如，如果孩子每天要哭好多次，那么妈妈可以告诉孩子，当他每天只哭两次时，妈妈就会对他进行奖励，但是如果超过两次，则没有奖励物。目前，区别强化被认为是减少不良行为时使用得最广泛、最有效的行为矫正策略之一。

二、区别强化的类型

在当前的研究中，有四种区别强化形式常被用于减少不良行为，包括低比例行为区别强化、不相容行为区别强化、替代行为区别强化以及其他行为区别强化。下面将对这四种区别强化方式进行详细介绍（见表10.1）。

（一）低比例行为区别强化

所谓低比例行为区别强化（differential reinforcement of low rates，简称DRL），指的是如果个体不良行为的发生率低于规定的低比例时，就给予正强化物。也就是说，只要个体不良行为的出现率没有超过规定的限度，不仅不会得到惩罚，反而会获得强化。今后，个体的不良行为更会趋向于以低比例的方式发生。

之所以可以运用低比例行为区别强化，基于两个理由。一是当个体的不良行为发生频率很高时，如果一下子要求个体完全不发生不良行为，通常是非常困难的，因为个体的不良行为已经存在了较长时间，一般很难一下子消除。因此，可以采取循序渐进的方法，逐步降低发生率，即在一段时间内，允许个体的不良行为以低比例的方式发生。当然，对于此类行为，发生的比

表10.1 区别强化的类型

类型	低比例行为区别强化	不相容行为区别强化	替代行为区别强化	其他行为区别强化
概念	不良行为低于规定的低比例发生时，就给予正强化物	对与不良行为不能同时发生的良好行为进行强化，而当不良行为发生时则没有强化	与不相容行为区别强化程序相似。不过，所强化的良好行为没有与不良行为不相容	只要不良行为在这一段特定的时间间隔内不发生，就给予强化
具体形式	• 全阶段程序 • 时间间隔程序 • 空置反应程序			• 时间间隔程序 　■ 固定时间间隔程序 　■ 可变时间间隔程序 • 特定时间点程序 　■ 固定时间间隔的特定时间点程序 　■ 可变时间间隔的特定时间点程序

例越低越好。二是有些不良行为如果以低比例的方式发生，常常不会被认为有问题。也就是说，当个体的行为发生比例在一定范围内时，是可以容忍、接受的。只有当该行为的发生比例超过一定限度时，才会被认为有问题。比如，以玩电脑游戏为例，每天玩1小时左右的电脑游戏对于大多数人来说可能是正常的，可以被接受；但是如果每天玩电脑游戏的时间超过3小时，则会影响个体正常的学习、工作和生活作息。又如，每天吃一包薯片对于很多人来说还是可以接受的，但是如果每天以薯片当饭，就会影响正常的饮食，需要进行纠正。

低比例行为区别强化在实际实施过程中又可以有三种不同的形式。戴茨（Deitz，1977）将这三种形式命名为全时间段的低比例行为区别强化、时间间隔的低比例行为区别强化以及空置反应的低比例行为区别强化。

1. 全时间段的低比例行为区别强化

全时间段的低比例行为区别强化（full-session DRL）指的是在规定的整段时间内，若所针对的目标行为没有超过规定的标准，则在这段时间结束的时候给予强化。如果个体的不良行为在这段时间内超过了规定的次数，则不给予强化。比如，教师对一名常常在课堂上不经允许突然站起来的学生实施全时间段的低比例行为区别强化。以一节课为一个时间段，规定如果该生在一节课中不经允许突然站起来的行为不超过 2 次，那么在该节课结束的时候可以获得强化物（比如在午休时间去计算机房玩 15 分钟）。全时间段的低比例行为区别强化是一种比较有效、高效而且很容易实施的行为干预手段。这种干预方式常被用在教育和临床工作中。

不过，这一程序在实施过程中可能会出现实施者对当事人的行为失去控制的情况。如果教师规定该学生在一节课中不经允许突然站起来的行为不能超过 2 次，但若该学生在前 20 分钟就已经站起来 3 次了，这就意味着该学生在接下来的 20 分钟中表现得再好，他都将无法获得强化物。此时，全时间段的低比例行为区别强化程序就会失去对个体行为的约束力。

2. 时间间隔的低比例行为区别强化

时间间隔的低比例行为区别强化（interval DRL）是指实施者将整段时间平均划分为几个时间间隔，每个时间间隔的时间跨度是相同的，如果个体在一个时间间隔内的行为没有超过规定的次数，那么在该时间间隔结束时就给予强化。在这一程序中，如果个体在某个时间间隔内的不良行为发生比例超过了规定的次数，那么在该时间间隔结束时，个体将无法获得强化物，但是个体可以等待下一个时间间隔。如果在下一个时间间隔内，个体的不良行为没有超过规定的次数，那么个体仍旧可以获得强化物。这也是时间间隔程序优于全阶段程序的一个地方。

例如，教师可以将一节课的 40 分钟平均分成两个时间间隔，每个时间间隔为 20 分钟，规定学生在每个时间间隔内不经允许突然站起来的行为没有超过 1 次，就可以获得强化物。那么，即使个体的不良行为在前 20 分钟已经出现了两次，肯定无法在该时间间隔结束的时候获得强化物，但是个体仍旧有机会在下一个 20 分钟的时间间隔内获得强化物。

这个程序也可以采取重新计时的程序进行调整。如果个体在上课第 10 分钟的时候出现了不良行为，那么可以重新计时，看在下一个 20 分钟内他不经允许突然站起来的行为能否不超过 1 次。

不过，如果要有效地发挥时间间隔的低比例行为区别强化的作用，对个体不良行为进行持续的监控是非常重要的。这一程序需要干预者仔细地计算时间，并且对个体常常进行强化。因此，也使得该程序的实施比全时间段的程序困难得多。

3. 空置反应的低比例行为区别强化

空置反应的低比例行为区别强化（spaced-responding DRL）指的是个体的行为只有经过一个特定的时间间隔之后发生，才给予强化；如果在这一间隔内发生，则不给予强化。一般来说，间隔的时间越长，行为的发生频率就越低；反之，间隔的时间越短，则行为的发生频率越高。采用这一程序对个体的不良行为进行矫正，就是要求个体在上一次的行为之后必须经过一定的时间再做出该行为才可以获得强化物，如果在该时间间隔内做出该行为则没有强化物。

比如，教师可以规定学生在前一次未经允许突然站起来的行为发生之后至少经过 20 分钟再发生，才可以获得强化物。如果在这 20 分钟的时间间隔内学生未经允许突然站了起来，那么个体将不能获得强化物。不过学生如果在接下来的 20 分钟内没有做出该行为，仍旧可以获得强化物。

费弗尔等人（Favell et al., 1980）采用这种空置反应的低比例行为区别强化方式对 4 名有严重发展障碍患者的过度快速进食行为进行了矫正。在训练初期，上一口食物与下一口食物之间的间隔时间比较短；然后逐渐地延长两口食物之间的时间间隔；经过这一程序，他们最终将个体咀嚼食物的速度从原先的每 30 秒 10～12 口下降为每 30 秒 3～4 口。类似的方法也被伦诺克斯等人（Lennox et al., 1987）用于矫正 3 名重度智力落后患者的过度快速进食行为。

曾经有研究者按照这一程序设计了一种特殊的烟盒来帮助烟瘾者戒烟。这个特殊的烟盒一般都是锁住的。在上一次打开之后，烟盒只有经过规定的时间后才会自动打开。此时烟盒会发出一个声音，告诉吸烟者可以吸烟了。

烟盒自动打开的时间可以通过改变时间程序来逐渐拉长。而随着间隔时间的拉长，个体的吸烟量也显著下降，最终完全戒掉。

相比其他减少不良行为的行为矫正程序，空置反应的低比例行为区别强化程序并没有意图让个体的不良行为完全消失。这一程序似乎告诉当事人，他们的行为是被接受的，只不过需要经过一段时间之后才能发生。比如，对于在做作业时频繁喊教师过来的学生，教师可以告诉学生，在上一次要求教师过来之后必须间隔 5 分钟才能再喊教师过来。因此，这一程序并不是在消除个体的行为，而只是让这一行为减少。

（二）不相容行为区别强化

不相容行为区别强化（differential reinforcement of incompatible behavior，DRI）指的是对与不良行为不能同时发生的良好行为进行强化，而当不良行为发生时则没有强化。

在这个程序中，首先需要了解什么是不相容行为（incompatible behavior）。所谓不相容行为，通常指的是一组行为，当这组行为中的一个行为增加时，另一行为的发生率必然会减少，于是这两个行为就构成了一对不相容行为。比如，坐和站、跑和走就是一对不相容行为。

对于任何一个行为来说，可以找到很多个与它不相容的行为。比如，乐乐常常无故大声尖叫，与"大声尖叫"不相容的行为可以是乐乐安静地坐在座位上看书、玩玩具、写字，也可以是轻声地与同学交谈，还可以是坐在座位上没有声音，只不过是发呆、睡觉、做鬼脸、摇头晃脑等。因此，与当事人所表现出来的不良行为不相容的行为既可以是良好行为，也可以是不良行为。

不相容行为区别强化要求所确定的不相容行为是与个体的不良行为不能同时存在的良好行为。当个体表现出所确定的良好的不相容行为时，给予积极的强化，对不良行为则没有强化。

洛瓦斯等人（Lovaas et al., 1965）曾经采用这一程序对一名 9 岁女孩的自毁行为进行了矫正。该女孩的自毁行为是用头或者手臂来碰撞墙壁或者有棱角的家具。研究者为该女孩选择的不相容行为是配合音乐的节奏唱歌、拍手或者挥手。当女孩参与这些韵律活动时，就给予她所希望的社会赞许。而当她唱歌、拍手或者挥手时，她的自毁行为就不会出现。结果，女孩参与韵律活动的时间越来越多，而自毁行为越来越少。不过，严格地来说，唱歌并不是该女孩自毁行为的不相容行为，而是其他良好行为。

杰克逊等人（Jackson et al.，1982）也曾应用这一原理治疗了一个智力落后儿童对马桶冲水的恐惧。不相容行为就是让该儿童发笑，研究者通过对他挠痒痒而使他发笑。干预时，让该儿童坐到马桶上，然后对他挠痒痒，在他发笑的同时拉下冲水的开关。如此每次持续约3分钟，在15天之后，该智力落后儿童就不再害怕马桶冲水了。

 **案例讨论**

用不相容行为区别强化、低比例行为区别强化和隔离等技术干预具有负强化功能的问题行为的效果比较

斯图尔特等人（Stewart et al.，2010）运用不相容行为区别强化、低比例行为区别强化和隔离等技术对一名由脑外伤导致不良行为的男子进行了干预。

G.D.，39岁，男，8年前由于受到攻击，大脑受到严重伤害。CT显示他有蛛网膜下腔出血，颞叶和额叶存在弥漫性水肿和伤害；磁共振证实G.D.有广泛性的大脑萎缩。他有3周时间处于无意识状态。

对G.D.的康复治疗最初很不成功，因为他常常出现言语爆发以及对自己、物体和他人的攻击性行为，也会朝着工作人员或者其他服务人员扔家具、图画、咖啡杯以及其他物体。他烦躁易怒，他的攻击性行为爆发也与此有一定关系。受挫时，他会用头重重地撞击墙壁直到墙上出现大洞，有时会狠命地踢家具，让工作人员担心他的脚会受伤。但是G.D.没有做任何检查以评估这些行为是否对他的身体造成了伤害。另外，G.D.在大多数时间里处于半裸状态，也表现出了不恰当的性行为。由于G.D.的行为严重干扰并威胁到了他自己和他人，因此他一直服用镇静药物来控制行为，他去的寄宿制机构也曾试图对他的行为进行干预，但都失败了。因此8年来，这些行为一直伴随着他。后来他被转介，并接受了一项专门的神经行为方面的评估与康复服务。

对G.D.的攻击性行为的分析发现，他的攻击性行为常在常规的个人卫生活动中出现，其目的在于逃避做这些事情。与此有关的因素是G.D.很容易烦躁，忍受挫折的能力很低。反复出现的攻击性行为也使G.D.无法通过结构化的个人卫生活动学习功能性的独立生活技能，这也增加了自己和他人身体的危险。

因此，干预最初的目的是帮助他获得更有效的控制自己攻击性行为的方法，然后是帮助他减少发怒。在这个过程中，研究者共采用了三种干预方法。

- **干预方法1：不相容行为区别强化**（DRI）。要求G.D.只有在完成个人卫生事项时表现出与攻击和不合作行为不相容的行为，才能拿到强化物。在这里，不合作是指当干预小组中的成员连续两次给出语言引导或指导时，他仍不听从。干预程序采取的是固定间隔程序。如果G.D.在15分钟内表现出了与攻击和不合作行为不相容的行为，则给予表扬和一个代币（一个塑料盘）；反之，如果表现出攻击和不合作行为，则会被提醒，并被告知他在下一个15分钟内还有机会获得奖励。G.D.获得的代币可用来在日间指定的时间内交换一些强化物。在任何时候，G.D.表现出的前社会行为，尤其是直接和参与康复活动相容的行为，都可以获得表扬。相反，当攻击性行为和不合作行为发生时，则采取强化物隔离的方式，工作人员撤销对G.D.的持续关注或者完全不予以反应。但是结果显示，虽然采取了不相容行为区别强化的程序，G.D.出现攻击性行为的次数仍旧没有得到有效降低。

- **干预方法2：低比例行为区别强化**。干预者要求G.D.的攻击性行为在一个固定的时间间隔内不要超过一定的数量，开始时为300次。一旦G.D.开始参加个人卫生活动，干预者就马上给他一个关于低比例行为区别强化干预程序的简短的口头提醒，同时也给他一个书面的提示。然后记录G.D.在此期间的攻击性行为发生次数，并尽可能忽视其攻击性行为。每隔5分钟，G.D.就会得到一个反馈，干预者会提醒其他的攻击性行为是否超出规定的次数，如果没有超出，则给他一个强化物和口头表扬。如果超出，他将没有任何反馈，直到个人卫生活动结束。如果G.D.成功了，第二天攻击性行为的规定次数就减少10次。从对G.D.的攻击性行为跟踪记录来看，低比例行为区别强化也没有有效地改善G.D.的攻击性行为。

- **干预方法3：情境隔离和持续的言语提示**。一旦G.D.表现出攻击性行为，工作人员就会引导他到一个离开他正在做的个人卫生活动的地方，以隔离一段时间。当他进入这个隔离区域，工作人员会说一个词，这个词清楚地反映了他的攻击性行为的本质，如"大叫""打"和"扔"。G.D.在这个隔离区域要待2分钟，然后回来再开始做他的活动。除此之外，工作人员还改变了对他参加个人活动项目的要求。采用前两种方法进行干预时，工作人员最多给他两次口头提示，如果G.D.在第二次提示之后仍旧拒绝听从，干预人员就让他做下一步。在这一阶段，干预者会重复给予很多次口头提示，直到G.D.成功地完成这一步骤，然后才让他做下一步，G.D.的攻击性行为有了明显的减少。

> **问题**
>
> 为什么不相容行为区别强化与低比例行为区别强化对 G.D. 的攻击性行为及不合作行为没有效果?

(三) 替代行为区别强化

替代行为区别强化(differential reinforcement of alternative behavior, DRA)与不相容行为区别强化实际上是相似的程序。只不过实施者所强化的良好行为并不与不良行为不相容。

在这个程序中,干预者可以通过让当事人从事一些不良行为的替代行为来占据本来属于不良行为发生的时间。比如,在上面提到的对 9 岁女孩的干预中,我们可以看到拍手、挥手与用手臂碰撞墙壁或家具的行为是不相容的,但是唱歌并不是它的不相容行为。不过,当孩子将注意力放在唱歌上时,她就没有时间去做自我伤害行为了。在日常生活中,父母也常会采用这样的方法,比如让哭泣的孩子玩玩具。玩玩具对于哭泣来说是一种替代行为,父母这样做的意图无非是希望孩子玩了玩具就不会再哭了。

西拉等人(Sira et al., 2012)采用替代行为区别强化和同伴示范的方法对一个名叫德斯蒙德的 9 岁孤独症男孩的挑食行为进行干预。德斯蒙德的母亲认为他非常挑食,他在就餐期间常常出现不恰当的行为,具体包括将食物吐掉、口头拒绝(如哭闹或对食物说"不"等负面的词语)、推开或扔掉餐具或食物、干呕或发出卡喉的声音以及反胃或呕吐。因此他的母亲非常担心他没有摄入足够的营养,体重也无法达到与其他同龄儿童一样的水平。研究者采取同伴示范和替代行为区别强化的程序对德斯蒙德的挑食行为进行了干预。进行示范的同伴是德斯蒙德 6 岁的妹妹维拉妮卡,她是一个发展正常的孩子,没有进食方面的不良行为。每次干预都在就餐时进行,根据父母的时间每周安排 1~2 次干预,共选择了三种目标食物:意大利面、夹有肉饼和番茄酱的汉堡以及炒鸡蛋。干预分为三个阶段,分别是干预者实施阶段、父母实施阶段以及追踪期。干预的第一阶段先让德斯蒙德和维拉妮卡做了一个偏好评估,确定他们最喜欢吃或者接触的三种物品或活动。干预时，德斯蒙德和维拉妮卡面对面坐在指定的凳子上，桌子上各有一套自己的餐具（盘子、玻璃杯、勺子和叉子），盘子里各放有10口之量的食物，这些食物是他们不太喜欢吃的。然后先舀一勺放在维拉妮卡前面，并发出指令"吃一口"，同时开始计时，维拉妮卡需要在30秒内开始吃。吃完之后会得到口头表扬，并让她接触她非常喜欢的东西（如果是活动，则先由代币代替）。接着同样对德斯蒙德发出"吃一口"的指令，他也要在30秒内开始吃。若吃完他不太喜欢的食物，则同样会受到表扬，并有机会接触他喜欢的东西。如果德斯蒙德没有开始吃或者表现出前面所提到的不恰当行为，则将装有食物的盘子拿开，并忽视他的不恰当行为。然后再次让维拉妮卡示范。这样不断地在维拉妮卡和德斯蒙德之间来回，直到把盘子里的10口食物都吃完。在整个干预过程中允许运用语言引导，同时对不管是引导产生还是自发出现的进食行为都进行强化。第二阶段的干预由德斯蒙德的母亲实施。与前面的程序相似，母亲将他们非常喜欢的三种物品放在桌子上，当孩子吃完他们不太喜欢吃的食物时，询问他们要哪一个，这一阶段不再计时。结果，德斯蒙德的挑食行为得到了很大的改善，对三种食物的进食行为的干预都结束之后，在追踪期也都得到了很好的保持。

（四）其他行为区别强化

其他行为区别强化（differential reinforcement of other behavior，简称DRO）指的是只要不良行为在这一段特定的时间间隔内不发生就给予强化。由于这一程序中的强化给予与不良行为是否发生有紧密的关系，因此该程序有时也被称作零反应的区别强化（differential reinforcement of zero responding）或者训练缺失的区别强化（differential reinforcement of omission training）。在实施过程中，可以分为时间间隔和特定时间点这两种程序。

1. 时间间隔的其他行为区别强化

时间间隔的其他行为区别强化（interval DRO）也可称为时段的其他行为区别强化。在这一程序中，只要个体在整段特定时间间隔内没有发生不需要的不良行为，就给予强化。根据时间间隔是固定的还是可变的，时间间隔的程序还可分为固定时间间隔与可变时间间隔两种程序。

（1）固定时间间隔程序

固定时间间隔的其他行为区别强化（fixed-interval DRO）指的是在确定某个时间间隔之后，连续地进行时间间隔的其他行为区别强化。也就是说，如果个体在确定的时间间隔内没有发生不需要的不良行为，在该时间间隔结束的时候就给予强化。如果在该时间间隔内发生了不良行为，则可以有两种处理方法：一是等规定的时间间隔结束之后，再开始下一个时间间隔的其他行为区别强化程序；二是一旦不良行为出现，则马上重新计时，如果个体在接下来的这一段固定时间间隔内没有发生不良行为，那么个体仍旧可以获得强化。

比如，如果学生常常出现注意力不集中的情况，那么教师可以设置 5 分钟的时间间隔。如果学生在 5 分钟之内没有出现注意力不集中，则给予奖励；如果出现了注意力不集中的情况，则马上重新计时；如果学生在接下来的 5 分钟之内没有出现注意力不集中的情况，则给予奖励。不过除了可以马上给予社会性强化物之外，其他强化物通常是积累起来一起在课后给予的。

在第八章介绍反应限制时讲到过路易塞利（Luiselli，1998）对一名 15 岁的患多重障碍的里奇的咬手行为运用反应限制和其他行为区别强化策略进行的干预研究。在该案例中，其他行为区别强化策略是：教师限定一个特殊的时间间隔，如果里奇在这个时间间隔里没有出现咬手行为，教师就会表扬他并给予食物奖励（如一小块饼干）。等里奇吃完之后，再开始下一个时间间隔。在这个案例中，研究者采取的是逐级提高的固定时间间隔方式。开始时的时间间隔为 30 秒，如果里奇在连续 3 个时间间隔内没有表现出咬手行为，则增加时间间隔，每次增加 30 秒。如果里奇在 3 次时间间隔里出现咬手行为，则减少 30 秒。之后配合反应限制方法，取得了较好的干预效果。

（2）可变时间间隔程序

可变时间间隔的其他行为区别强化（variable-interval DRO）每次所确定的时间间隔是不同的，不可预测地发生变化。如果在这段时间间隔内，个体没有发生不良行为，则给予强化。通常，这段变化的时间间隔是围绕一个平均数发生变化的。

普罗加等人（Progar et al., 2001）采用这一程序对一名 14 岁孤独症男孩的攻击性行为进行了矫正。他们实施了一个平均时间为 148 秒的可变时间间隔程序以及一次完成 3 项任务的固定比例强化程序。如果该男孩能够每次完成 3 项任务，比如整理床铺、吸尘和将东西放好等，并且在可变的时间间隔内没有发生攻击性行为，就可以获得喜欢吃的食物。结果，该男孩的攻击性行为逐渐减少了。

2. 特定时间点的其他行为区别强化

特定时间点的其他行为区别强化（momentary DRO）也可称为时间点的其他行为区别强化，所采用的程序与时间间隔的其他行为区别强化相同。但是在特定时间点的程序中，是否给予个体强化取决于个体在某个特定时间点是否出现不良行为。也就是说，它考察的是某个时间间隔结束时个体是否出现了不良行为，如果没有，就给予强化。而不是像时间间隔程序那样对整个时间段内个体的不良行为进行考察。

比如，教师应用特定时间点的程序对学生注意力不集中的行为进行干预，如果确定时间间隔为 5 分钟，那么教师可以在 5 分钟结束时对学生的行为进行考察。如果此时学生没有出现注意力不集中的行为，则给予强化。即使个体在前面设定的时间内出现了注意力不集中的情况，只要第 5 分钟结束时个体没有出现该不良行为，就可以获得强化。

特定时间点的其他行为区别强化在具体实施中也可以像时间间隔程序那样有两种操作形式：一是固定时间间隔的特定时间点程序（fixed-momentary DRO），二是可变时间间隔的特定时间点程序（variable-momentary DRO）。这两种程序的操作方法与时间间隔程序一样，只不过都是在时间间隔结束之时考察个体的不良行为是否出现，并以此为依据来确定是否给予强化。不管是哪一种时间间隔的特定时间点程序，时间间隔都可以根据个体行为的变化逐渐增加。

知识拓展

将其他行为区别强化用于课堂扰乱行为的干预研究

其他行为区别强化常被用于对刻板和自我伤害等行为进行干预，并显示出了很好的效果。但有关高发性问题行为（如课堂扰乱行为）的干预研究相对较少。迪弗勒内等人（Dufrene et al., 2007）运用其他行为区别强化程序对3名学龄前儿童的课堂扰乱行为进行了干预，取得了较好的干预效果。莱格雷等人（Legray et al., 2010）也采用这一技术对3名儿童的课堂扰乱行为进行了干预研究。下面详细介绍莱格雷等人的干预研究。

莱格雷等人的干预对象为3名儿童。其中亨利克和尼可拉斯是2名4岁的非洲裔男孩，以前从未被诊断有学习、健康或者心理健康方面的问题。乔安是一名6岁的非洲裔男孩，以前也没有任何诊断认为他需要特殊教育。这三名儿童都存在严重的干扰课堂教学秩序的问题行为，其主要表现是在上课时不恰当地发出各种与学习内容无关的声音，这些声音不仅吸引了同学的注意力，导致教师无法开展教学，而且其他同学也会模仿他们的声音。

研究者对这3名儿童扰乱课堂学习的不恰当发声行为采用替代行为区别强化和其他行为区别强化进行了干预研究。

替代行为区别强化包括：在每次正式训练之前开展预先教学，即对替代不恰当发声的目标替代行为（如正确的发声）进行直接教学。在此阶段，教师会明确地向儿童提出期望，鼓励儿童在教学时间正确地发声。并通过两次提问的方式确认儿童是否清楚正确的发声行为。如果儿童对第一个问题回答得不正确，教师则提供正确的答案，等待10秒之后再次重复问题。如果儿童能够正确回答两个问题，教师和儿童则都回到集体的课堂教学中。同时进入替代行为区别强化干预阶段。在此阶段，干预者会引导教师对学生不恰当和恰当的发声行为进行正确反馈。比如，绿卡片说明发声正确，红卡片则警告儿童发声错误，提示在不恰当行为之后将撤销强化物。在这个程序中，强化物是在第一次正确发声之后的30秒内给予的；在错误发声之后没有强化物，而且要重新开始记录时间。

在其他行为区别强化程序实施阶段，教师忽视儿童表现出的不良发声行为，当儿童在30秒内没有出现不良发声行为时，给予强化。教师也会在研究者的引导下用正确的方式对儿童的发声行为进行正确反馈。绿卡片说明的是没有发出不正确的声音，红卡片则警告儿童发声行为错误，提示将在出现不恰当行为之后撤销强化物。

对3名儿童的干预结果显示，这两种技术相比控制阶段都不同程度地降低了儿童的课堂不良发声行为，但替代行为区别强化技术所产生的干预效果依靠其他行为区别强化的干预效果。

三、区别强化的有效实施

在采用区别强化对个体的不良行为进行矫正时，可以根据以下步骤进行。

（一）确定需要矫正的目标行为

不管采用何种区别强化程序，在制订行为干预计划时，首先要确定需要干预的不良行为是什么，这一目标行为是可观察和测量的，并且要用清晰的语言将它描述出来。

（二）确定区别强化的程序

根据目标行为的性质、发生情境以及个体本身的特点，确定可以采取何种区别强化程序，或者哪几种区别强化。在这一过程中，要注意上述四种区别强化程序并不适用于所有不良行为。干预者要注意一些区别强化程序的限制条件。比如，对于低比例行为区别强化来说，这一程序并不适用于自我伤害、暴力或者具有潜在危险的行为。因为使用这一程序的前提是，当个体的不良行为以某种低比例发生时是可容忍和接受的；但是自我伤害、暴力或者具有潜在危险的行为即使发生一次也是不可容忍和接受的，因此不能应用低比例行为区别强化。

对于四种区别强化程序，优先考虑不相容行为区别强化。当无法找到适当的不相容行为时，再去思考替代行为的区别强化程序。之后可以考虑，若有不良行为发生，是采取低比例区别强化，还是其他行为区别强化。

在制订区别强化的行为干预计划时，不仅要考虑是否选用多种区别强化程序，还要考虑区别强化程序是否要与其他程序相结合。一般来说，多种减少行为的干预程序一起使用更有助于有效地减少个体的不良行为。比如，其他行为区别强化可以与不相容行为区别强化一起使用，也可以与惩罚程序相结合。

（三）根据所选择的区别强化程序确定相应的内容

选择不同的区别强化程序时，在制订干预计划阶段要做的准备也不一样。比如，如果选择的是不相容行为区别强化，那么在制订干预计划时，要确定什么行为是个体不良行为的不相容行为，这一行为是否可以实现原来问题行为的功能；如果选择的是替代行为区别强化，也是如此考虑。如果是时间间隔的程序，还可以选择是固定程序还是可变程序，是否采用重新计时方式，而且要确定具体的时间间隔。如果是可变程序，则要确定平均时间间隔以及每一次的时间间隔，而且要根据行为发生的具体情境选择容易操作的计时器。如果是低比例行为区别强化，则要确定行为的低比例到底是多少次，并且要预想随着矫正的进行，这一低比例可以发生怎样的变化。

（四）在实施之前认识到所选择的区别强化程序存在的缺点

虽然区别强化程序常能够积极有效地减少个体的不良行为，但是也并非毫无缺点。一些区别强化程序仍存在导致新的不良行为产生的可能性。

比如，其他行为区别强化强调的是只要在规定的时间间隔内目标不良行为不发生就可以获得强化物，即使在这段时间间隔内个体发生了其他不良行为。因此，如果选用其他行为区别强化，干预者在制订行为干预计划时要认识到这一程序存在的缺点，且应该考虑设计其他方法与程序来弥补这一缺点。

又如，如果选用的是固定时间间隔的程序，那么不管是低比例行为还是其他行为区别强化程序，都有当事人出现不良行为而程序对此失去控制的可能性。因此，干预者在设计干预计划时应该对此有所准备，比如考虑是否引入重新计时程序。

（五）选择强化物，并确定强化物的给予方式

区别强化程序之所以有效，最关键的一个原因在于采用了强化的方式来减少或者消除个体的不良行为。对于个体来说，强化物本身具有很大的吸引力，所以才会减少或者不发生不良行为。因此，在制订行为干预计划时，非常重要的一个任务就是选择适当的强化物，并确定强化物具体的发放时间和方式。强化物选择方法可以参照第三章的介绍。

（六）根据计划的内容实施区别强化

制订好计划之后，就可以对个体的不良行为实施区别强化了。在干预过

程中，要根据计划规定的内容对个体不发生不良行为或低比例发生不良行为的情况进行强化，或者对不良行为的不相容行为或替代行为进行强化。同时，还要对个体行为的变化进行监控，当个体的不良行为逐渐减少时，要根据具体情况逐步提高对行为的要求，以尽快让不良行为的不发生或低比例发生成为个体的一种习惯。比如，如果采用的是低比例行为区别强化，那么随着个体发生不良行为的次数降低，也可以下调对个体行为的低比例要求。如果采用的是时间间隔程序，那么可以根据个体行为的变化逐渐延长时间间隔，使个体获得的强化量和强化次数随之减少。

四、区别强化的误用

在实际应用中，区别强化也会出现被错误使用的情况，典型的错误有以下三种。

（一）针对良好行为

区别强化程序针对的是减少不良行为，但是在实际生活中，人们可能会对一些良好行为错误地使用区别强化程序，使得良好行为的发生比例下降。比如，一名学生常常在课堂上出现注意力不集中的行为，因此当他注意力集中的时候，教师就会热情地给予表扬；但是当他上课注意力越来越集中的时候，教师会习以为常，对其注意力集中行为的强化也会越来越少。教师可能会认为，既然这名学生已经知道并学会了在上课时集中注意力，就不用进行强化了。这很容易给学生留下一个印象：越是低频的行为，越能获得强化。如果这名学生非常希望获得教师的关注，又无法在其他时候获得关注，那么注意力不集中的行为就会再次出现。

又如，几名同学住在同一间寝室里，有的同学非常勤快，常常打扫寝室，为室友打开水等。等其他同学习惯之后，大家就会对该同学乐于助人的行为习以为常，如果该同学偶尔不这样，反而觉得是他的错。相反，有的同学比较懒惰，很少扫地或者打开水，偶尔为之则很容易获得大家的表扬或者关注。这很可能伤害勤快的同学的积极性，使其助人为乐的行为减少。

（二）错误地使用程序导致新的不良行为产生

前面已经提到，在制订区别强化的行为干预计划时，要注意某些区别强化程序所存在的限制和缺陷。但是在实际应用中，仍有可能因为错误地使用程序导致个体产生新的不良行为。尤其是在其他行为区别强化程序中。由于这一程序要求的是只要目标不良行为不发生就给予强化，因此可能出现个体做出非目标不良行为时获得了强化物的情况。这很容易让个体形成错误的印象，即该不良行为是被鼓励的，导致该不良行为的发生率不断提高，反而使个体养成另一种不良行为。

（三）选用程序不当导致程序对个体的行为失去控制

这种错误使用主要发生在固定时间间隔程序中。比如，在低比例行为区别强化中，若采用全时间段或时间间隔程序，或者固定时间间隔的其他行为区别强化程序，一旦个体在计时刚刚开始就发生不良行为或者发生的不良行为超过某个规定的低比例，那么在剩余的时间内，干预者就可能失去对个体行为的约束力。

比如，教师规定，学生如果在 5 分钟内没有出现上课随便讲话的行为，就给予强化。但是，如果在计时开始的第 1 分钟，该学生就出现了随便讲话的行为，那么当采取的不是重新计时的程序或者没有采用其他程序时，在剩余的 14 分钟里，教师对该学生的行为就会失去控制。

刺激控制和前奏干预

在对个体行为的观察和评估过程中，我们一直非常强调三个内容，即行为发生之前的前奏刺激（也称前奏事件，指的是行为发生之前存在的环境因素、发生的事件等）、行为以及行为发生之后的结果。但是在很长一段时间内，大多数研究者在对行为进行干预时，主要强调的是对行为结果进行控制，较少对影响行为的前奏刺激进行处理。在 20 世纪 80 年代的功能评估理论被提出之后，这种情况得到了较大的改变。这一理论让我们能够更深入地考虑前奏刺激对行为的影响，并使原来基于行为主义的刺激控制方法变得更加丰富。

一、刺激控制和前奏干预的概念

（一）刺激控制

刺激控制（stimulus control）指的是训练个体对不同的前奏刺激产生差异性反应的过程，即训练个体学会在某个特定刺激出现时做出某个特定行为；而当该刺激不存在时，个体不会做出该行为。这就意味着该刺激对个体的特定行为具有控制作用，该刺激就可称为辨别性刺激（discriminative stimulus）。在第六章的"链锁"一节提到过辨别性刺激一词——在行为链中，影响某一特定行为发生的先前刺激就叫辨别性刺激。

刺激控制在日常生活中也很常见，比如孩子往往很容易知道，当他提出某个要求的时候，谁更能满足他。如果他提出吃冰激凌，妈妈通常会拒绝，但奶奶总是会答应。因此，如果他想吃冰激凌，通常会在妈妈不在的时候向奶奶提出来。

对于成人来说，过了晚上10点，除非有非常紧急的事情，一般不会打电话给同事与朋友，因为大家此时都要休息了。在这里，时间就成了一个辨别性刺激，它对成人打电话的行为产生了控制作用。又如，对于吸烟的人来说，公共场所的禁烟标志或者允许吸烟的标志都是一种辨别性刺激，对个体的吸烟行为具有控制作用。

（二）前奏干预

在专业文献中，前奏干预（antecedent intervention）有多种称谓，如前奏程序（antecedent procedure）、前奏控制（antecedent control）、前奏操纵（antecedent manipulation）。前奏干预指的是利用对前奏刺激进行控制的方法对个体的行为进行干预。如果个体知道自己在什么刺激条件下无法得到强化物以及在什么刺激条件下能够获得强化物，个体就能够将自己的行为与某一特定的刺激条件联系起来。干预者可以根据这一原理操纵前奏刺激，从而达到影响个体行为的目的。

比如，如果孩子在完成作业的过程中很容易受到环境中无关刺激的影响，那么父母将尽可能减少环境中的无关刺激，例如，在孩子做作业时，关掉电视机和收音机等（即使电视机和收音机在另一个房间，开着仍会对孩子产生影响），将孩子的玩具等放到另外一个房间，尽可能保持孩子做作业的写字台整洁、物品简单，以尽可能消除无关刺激对孩子注意力的影响。这种方法就是通过对前奏刺激的调整进行行为干预的方法。

库珀等人（Cooper et al., 2007）认为，前奏干预与刺激控制的区别在于针对的前奏刺激有所不同。刺激控制所针对的前奏刺激通常是与个体行为结果的强化历史有密切关系的刺激，两者之间存在依赖关系。简单地说，这一刺激引发的行为常常存在强化的历史。比如，当看到题目"3+2=？"时，学生会回答"5"，这不是因为刺激"3+2=？"，而是因为个体以往回答"5"时受到的强化；而前奏干预所针对的前奏刺激通常与行为结果之间没有这样的依赖关系，比如，环境噪声高会对个体的行为产生影响，这不是因为环境噪声以往受过强化或者惩罚，而是因为环境噪声本身对个体行为具有影响。而且，前奏干预的方法更加注重对行为功能的分析，故常在干预中根据功能评估的结果对前奏刺激进行相应的控制。本节所讲的干预策略没有对这两种前奏刺激进行截然的区分。另外，第十三章将进一步介绍从功能评估的角度进行前奏刺激控制。

二、刺激控制和前奏干预的有效实施

利用刺激控制和前奏干预的方法开展干预，能够帮助个体减少不良行为并促进良好行为发生。由于这种干预方法在个体问题行为发生之前就做出了刺激调整，因此显得更加积极。要开展此种方法的行为干预，可以根据下列步骤进行。

（一）确定目标行为

在制订干预计划时，首先要确定目标行为是什么，并用清晰的语言将之详细地描述出来。在这里，目标行为可以包括问题行为和良好行为两类。相对来讲，前奏干预更多地用于问题行为，刺激控制通常用于良好行为。

(二)根据目标行为确定具体的干预措施

若目标行为是问题行为,可以按照以下流程制订干预措施。

1. 分析引发该问题行为的前奏刺激是什么

首先需要分析该问题行为出现之前已经存在的前奏刺激是什么,是否在这些刺激下呈现稳定的行为模式,比如,稳定地在某些时间、地点、特定的人物或者某种特定的刺激存在时表现出该问题行为。这样的分析能够帮助我们对行为的前奏刺激形成清晰的认识,并确定它与问题行为之间的关系。第二章介绍的 ABC 评估方法可以帮助干预者对前奏刺激与行为之间的关系进行分析。前奏刺激与行为之间的关系一般有以下两种。

(1)前奏刺激直接导致了个体的问题行为

例如,在牛牛做作业的桌子上,放着游戏机和一些玩具。桌子够大,让牛牛可以将他所需要的书和本子摊开,但他总是在做了一会儿作业之后就不由自主地拿起游戏机和玩具玩。因此,每次要花很长时间才能做完作业。在这个例子中,游戏机和玩具的存在直接导致牛牛注意力的不集中和不好好做作业的行为。前奏刺激与问题行为存在非常紧密的关系。

(2)观察到的前奏刺激与问题行为没有密切的关系

并不是在所有情况下都可以观察到与问题行为密切相关的前奏刺激。有些问题行为可以广泛地出现在多种不同的场合,能够观察到的前奏刺激也多种多样,且通常与问题行为没有密切的或者直接的关系。若如此,引发个体问题行为的原因一般来自个体内部;也就是说,前奏刺激可能是个体内在的生理因素或者兴奋水平的改变,而外部环境中的刺激与行为之间没有相互依赖的关系。

2. 选择消除引发问题行为的刺激的方法

如果与问题行为有关的刺激在情境中不存在了,问题行为的出现率就会大大降低。因此,在掌握了哪些刺激与问题行为存在何种关系之后,干预者就可以寻找消除引发问题行为的刺激的方法。

比如,刚刚上完体育课的儿童很兴奋,如果此时马上就上语文课或者数学课,儿童很容易出现注意力不集中的情况。此时,教师需要寻找一些巧妙的方法让儿童的兴奋度有所下降,例如,教师可以让儿童在课桌上安静地趴半分钟，再开始正式上课。

又如，小辉是一个高兴奋型儿童。课间休息时，他总是进行高刺激性活动，如奔跑或踢球等，到下一节课的上课铃响起时，小辉常常处于兴奋状态，以致没有办法静下心来听教师讲课。教师每次都是让他先安静下来，再回来上课。小辉在上课铃声响时无法安静下来开始听课的行为与他在课间休息时总是玩高刺激性活动有关。教师可以对小辉在课间玩耍的活动进行控制，在玩高刺激性活动之后，再玩一些低刺激性活动，使其兴奋水平保持在恰当水平，这样到上课铃声响起时不至于过于兴奋。

若目标行为是良好行为，可以按照以下流程制订干预措施。

1. 确定可引发良好行为的前奏刺激

呈现引发良好行为的辨别性刺激来促使个体表现出良好行为，是很具有教育功能的一种措施。确定了个体在所处情境下被期望的良好行为是什么之后，可进一步分析能够引发该良好行为且具有辨别作用的前奏刺激是什么。

比如，晓辉常常不能完成课前准备工作。为了帮助他做好课前准备，教师准备了一张彩色的纸，并将这张纸贴在学生的课桌上。在这张纸上，一条条地列举了课前需要完成的准备任务：如拿出该节课所需要的课本、文具和练习本；将其他课程使用的课本、学具和练习本收起来放入书包。这样，晓辉就可以在课前对照着纸上的条目按次序完成准备工作了。

又如，若学生常常不能快速地找到某门课程所需要的书和练习本，父母和教师就可以运用颜色对书、练习本甚至文具进行编码。例如，红色代表语文，在语文书和语文作业本的封面上都贴上红色贴纸；蓝色代表数学，在数学书和数学作业本的封面上贴上蓝色贴纸。这种方法可以帮助学生进行辨别，让他们快速找到自己要的东西。

2. 确定刺激的促进线索

在干预过程中，仅仅提供可引发良好行为的前奏刺激有时并不一定能够让个体真的表现出良好的行为。在这种情况下，可以考虑引入刺激的促进线索（stimulus prompts），来帮助个体更快地注意到干预者希望他们注意的刺激，更好地进行辨别。刺激的促进线索主要有三种。

a. **动作线索**。动作线索是指当呈现刺激时，干预者可以通过指向刺激或者让个体触摸刺激等动作帮助个体更好地进行辨别。比如，向孤独症儿童呈现实物或者图片时，可以用手指着实物或图片，或者让他们摸一摸，这样可以让他们注意到这些刺激，然后引导出相应的良好行为。

b. **位置线索**。位置线索指的是将引发良好行为的刺激放在更靠近个体、更容易被注意到的位置上。比如，除了将提示学生在课堂上要安静的图片贴在墙壁上或者黑板旁边，还可将它贴在学生的桌面或者文具盒上，以便学生更容易看到。

c. **冗余线索**。冗余线索指的是可以促进引发良好行为的其他刺激线索，比如刺激的颜色、大小和形状等。为了让个体更容易注意到这一刺激，干预者可以让刺激的颜色更加明亮和鲜艳，比其他无关刺激大，形状也不同，从而帮助个体建立这一刺激与良好行为的关系，促使它更快地成为该良好行为的辨别性刺激。

3. 判断是否需要进行刺激辨别训练以及确定训练的内容

刺激控制之所以可以用来对个体的行为进行干预，原因在于行为只有在特定的刺激情境中出现时才能得到强化。如果个体能够认识到在某个特定刺激出现之后特定行为会得到强化，而在其他刺激条件下都不能获得强化，那么当特定刺激出现时，该行为发生的可能性就会增加；而当其他刺激出现时，该行为发生的可能性就会降低。这就意味着个体要对刺激有一定的辨别能力。如果个体的能力有限，那么对于特定刺激与行为强化之间关系的认识就会受到影响。因此，往往需要进行刺激辨别训练（stimulus discrimination training）来加强个体对特定刺激的认识。

传统的刺激辨别训练要求三部分内容：一个行为以及两个前奏刺激。行为是前面提到的良好行为，是在特定刺激存在下需要被强化的行为。行为在其中一个刺激（辨别性刺激）条件下受到强化，但是在另外的刺激条件下不被强化。比如，采用刺激控制法对儿童进行训练，让他明白只有在课间活动或课上的某些特定时间可以出现刻板行为。可以制作两张卡片；一张卡片上画红色圆圈，表示可以；在另一张卡片上，红色圆圈上有一条斜杠，表示不可以。教师可以在允许该儿童出现刻板行为的时间段内将表示可以的卡片放在其桌面上，而在禁止的时间段内放上另外一张卡片。在训练过程中，还可以通过言语指导、行为示范和自我引导等方式，促进他对两张卡片做出要求的反应。

马列里亚等人（Maglieri et al., 2000）利用刺激辨别程序对一名14岁有严重贪食障碍的女孩的偷食物行为进行了矫正。在刺激辨别训练中，教师给这个女孩看两个盒子，其中一个盒子上有一个警告标志，另一个没有这样的标志。教师告诉她，她只能从没有警告标志的盒子中拿东西吃。训练时，教师问她："你可以吃哪个盒子中的饼干？"如果女孩回答正确，就可以吃到饼干；如果回答错误，就没有饼干吃。通过一段时间的训练，女孩从有警告标志的盒子中偷食物的行为减少了。

在刺激辨别训练中，也可以采用区别强化程序，即对在辨别性刺激条件下出现的某个行为进行强化，但是对其他行为不予强化。比如，妮妮总是通过敲桌子的方式引起教师和同学的注意。教师告诉妮妮："如果你希望老师过来，可以举手并叫'老师'。"当妮妮举手叫"老师"的时候，教师过来并表扬了她。但是当妮妮敲桌子的时候，教师对此不予理睬，同时也告诉其他同学不要理睬妮妮敲桌子的行为。慢慢地，妮妮敲桌子的行为逐渐减少了。

4. 选择反应促进的方式

在辨别性刺激出现之后，个体并不一定马上做出期望的行为。因此，在干预过程中可以设计一些方法来促使个体做出反应。有三种方式可以促使个体做出反应：言语指导（verbal instruction）、行为示范（modeling）和身体引导（physical guidance）。

（1）言语指导

在干预过程中，可以采用言语指导的方式引导个体产生所期望的行为。言语指导既可以是口头语言指导，也可以是书面语言指导（如文字材料、手写符号、图画等）。教师常常采用这种方式引导学生做出恰当的反应。比如，教师让学生看着卡片念单词："妮妮，这是树，树，妮妮，说树。"

在制订行为干预计划时，干预者可以根据实际情况考虑用什么样的口头指令或者书面材料引导个体在辨别性刺激出现的情况下做出恰当的反应。

（2）行为示范

行为示范也是行为干预过程中常用的一种促进个体产生行为反应的手段。特别是当个体已经学会所要表现的行为时，只需要干预者提供一定的行为示范，就可以促使个体表现出所期望的行为。

因此，在制订行为干预计划时，干预者可以考虑，如果个体没有表现出预期的良好行为，干预者可提供什么样的行为示范促使个体表现出良好行为。

（3）身体引导

身体引导的行为促进策略常被应用在年幼儿童以及有严重障碍的儿童身上。这种策略就是通过与当事人的身体接触，促使当事人表现出期望的良好行为。比如，若要教儿童用勺子吃饭，可以抓住儿童的手去拿勺子，再去舀饭或者菜，并送进嘴巴里。在这个过程中，干预者一般会同时采用言语指导和行为示范的方法，告诉儿童怎么做。刚刚开始的时候，干预者会对儿童努力用勺子吃饭的行为给予鼓励，即使儿童将饭洒在了桌子上。

在制订行为干预计划的过程中，干预者可以根据儿童的能力发展情况考虑是否采取身体引导的方式促进个体的行为反应；如果要采用身体引导的方式，什么样的身体引导动作比较合适。

反应促进方式实际上是一种辅助方式，因此干预者还需要考虑应如何逐渐地减少这些辅助。所以在制订行为干预计划时，要考虑引入渐隐的程序，直到个体在不需要他人帮助的情况下也能对辨别性刺激做出期望的特定行为。

（三）选择强化物

当撤销或者调整某些不良刺激后没有出现问题行为时，以及当在辨别性刺激条件下出现了良好行为时，都可以采取强化物对个体进行强化。因此，在制订行为干预计划时，也要考虑选择什么样的强化物来支持个体出现期望的行为表现，可以根据第三章提到的强化物选择方法来确定强化物。

（四）根据计划实施刺激控制和前奏干预

制订好计划之后，就可以根据预定的方案进行干预。干预者要尽可能消除引发问题行为的不良刺激，增加引起良好行为的辨别性刺激，并在个体没有出现良好行为之时，采用促进策略对他进行引导。在个体出现问题行为时，进行矫正型引导是非常重要的。在个体出现特定的良好行为或者期望的行为之后，就要给予及时的强化。

知识拓展

将前奏干预策略用于对脑创伤儿童不良行为的干预

佩斯等人（Pace er al., 2005）对一名脑创伤儿童的不良行为进行了干预研究。该儿童叫杰森，是一名10岁的男孩，被诊断有严重的脑创伤、轻度脑瘫和摇晃婴儿综合征。他有非常严重的攻击性行为、自我伤害行为、破坏行为以及企图自杀的行为。研究者在论文中报告了对他最严重和危险的两种行为（身体攻击和自我伤害行为）的干预情况。对该儿童的这两类行为的干预共分为4个阶段。

- **A 阶段**。研究者引入了传统的基于行为结果的干预策略。根据前期评估结果，杰森的不良行为至少有一部分源于工作人员的关注。因此，干预的策略是当杰森出现攻击性行为时，采用强化暂停策略，由工作人员将杰森带至教室的另一个地方或者远离同学视线的区域，在他安静下来之前不对他进行反应。当自我伤害行为发生时，则采取反应限制措施，引导他将双手放在身体两侧。如果杰森不能做到将手放在身体两侧以及在隔离暂停时无法保证安全，工作人员就采取抱住其身体的方式。如果他遵循工作人员的要求则会受到表扬。

- **B 阶段**。对杰森的行为评估发现，他表现出的不良行为存在一些前奏环境因素，在过渡阶段、活动日程变化、所提要求没有选择机会以及使用特殊语言（如工作人员对杰森的要求进行反应时用了"不""但是"等词语）的情况下，杰森的身体攻击和自我伤害行为特别明显。在这一阶段，除了 A 阶段采取的基于行为结果的程序之外，还引入了前奏干预策略，包括过渡期的提示、视觉化的日程表、提供可选择的要求以及调整要求时使用的语言。过渡期的提示是在从一个活动转到另一个活动之前，用重复的口头语言并结合其他方式对他进行提示。视觉化的日程表则用图画的形式表现了杰森一天的活动日程，教师在一天中会多次向杰森出示这个视觉化的日程表，以提示他要做什么。杰森也有机会选择一天活动的次序。调整语言则包括避免使用某些词语，用其他方式告知，比如用提出正面行为要求的方式来代替说"不"。

- **C 阶段**。这一阶段的干预采用了 B 阶段的技术以及关节压挤活动。后者是由专业治疗师设计的，认为该活动可以给杰森提供本体感觉刺激，影响其自我调整的需求，从而减少不良行为。
- **D 阶段**。对杰森的进一步评估显示，他出现攻击和自我伤害行为可能与作业难度有关。因此，在这一阶段，除了 C 阶段的策略之外，还使用了打断任务的方法，即引入一个前奏程序以推迟作业。如果杰森开始表现出某些特殊行为，如对作业的消极陈述、呼吸中的咕噜声等，就表明他的挫折感在逐渐增加，工作人员可以引导他休息一下。在 5 分钟的休息之后，再引导他回到原来的任务中。但在工作人员提出要求之前，杰森如果出现这些行为则不能休息。在休息期间，杰森可以进行他喜欢的活动。

从干预的效果来看，杰森在 A 阶段出现的不良行为与基线期一样保持在一个很高的水平。从 B 阶段引入前奏干预措施开始，不良行为逐渐减少。在引入 C 阶段的措施之后，杰森的攻击性行为减少得非常明显。在 D 阶段，杰森的不良行为减少得非常多。

在这个案例中，前奏干预程序包含几个方面：提高对活动预期的刺激（如提示和视觉日程表）、提高自我控制的刺激（增加可选择的要求，如任务顺序和打断任务的程序）、处理本体感觉刺激的活动（关节压挤活动），以及撤销某些特殊的厌恶刺激（如调整语言）。不过该案例联合采用了多种前奏干预技术，所以很难分析某一种前奏技术的效果到底如何。

三、刺激控制和前奏干预的实施过程中要注意的问题

在采用刺激控制和前奏干预的方法对个体的不良行为进行矫正的过程中，要注意以下问题。

（一）要对不良行为及其前奏刺激进行有效的分析

只有对不良行为及其前奏刺激进行有效的分析，并以此为基础，才能辨别不良行为发生之前的环境因素和事件与不良行为之间的关系。如果这些前奏刺激对不良行为来说属于具有辨别作用的特定刺激，那么在干预计划的制订和实施中，可以考虑如何消除这些特定刺激或减少这些刺激的影响。

（二）选择恰当的良好行为及引发良好行为的辨别性刺激

消除不良行为要与增加良好行为的程序一起使用才能发挥更好的效果。在采用刺激控制和前奏干预的方法时，要考虑与该不良行为相反的良好行为是什么，并仔细分析和确定对于良好行为具有辨别作用的前奏刺激，在需要时对该辨别性刺激进行辨别训练。

（三）选择适当的强化物

刺激控制和前奏干预的方法采用强化策略来减少和消除个体的不良行为，因此选择适当的强化物对于干预是否有效具有关键作用。

（四）及时撤销反应促进的方法

如果在干预过程中采用了上文提到的三种反应促进策略，那么要注意随着个体良好行为的增加，逐渐撤销和调整这三种辅助方式，否则个体很容易对干预者的辅助形成依赖。

案例讨论

一名6岁的高功能孤独症儿童每天早晨由父亲照顾他起床、吃饭，然后父亲再上班。有几次，父亲因为要起得更早，还没等孩子早晨醒来就离开了。孩子为此非常生气，大发脾气，动作很激烈。母亲打电话让父亲跟他通电话，父亲不断地在电话里说下午将早点回家之类的话，但无法让他平息怒火，需要哄很长时间，他的情绪才能慢慢平息。

该儿童由于在音乐课上表现得不好而受到了批评。按照原来的安排，在音乐课之后的语文课上，他要领着同学们朗读，这是他很喜欢做的事情。但是教师说："因为你在音乐课上表现不好，所以今天的领读不让你做了。"孩子一听，马上大发脾气，大叫大嚷起来："为什么？本来就是轮到我的！"最后，他甚至使劲地抓扯教师的头发和衣服，直到其他教师一起过来将他带出教室。

问题

对于上述事件，父亲以及教师可以引入什么刺激来减少该儿童的不良行为？如何开展前奏干预？

本章小结及关键概念

本章详细介绍了两种干预策略：一是区别强化，本章对区别强化的概念及操作形式、具体的实施过程进行了仔细的分析；二是刺激控制和前奏干预，本章对这一方法的含义、具体实施过程以及实施过程中所要注意的问题进行了详细的分析。

区别强化

区别强化指的是采用强化物对一组具有相同品质的行为进行强化，但是对其他行为反应不给予强化。如果用于减少不良行为，则有四种操作形式，包括低比例行为区别强化、不相容行为区别强化、替代行为区别强化以及其他行为区别强化。

低比例行为区别强化指的是如果个体不良行为的发生率低于规定的低比例时，就给予正强化物，今后个体的不良行为更会趋向于以低比例的方式发生。包括全阶段程序、时间间隔程序和空置反应程序。

不相容行为区别强化指的是对不能与不良行为同时发生的良好行为进行强化，而当不良行为发生时则没有强化。

替代行为区别强化指的是对良好行为进行强化，而当不良行为发生时则没有强化。它与不相容行为区别强化之间的不同在于，良好行为与不良行为并不需要不相容。

其他行为区别强化又被称为零反应的区别强化或者训练缺失的区别强化。即当不良行为在规定的时间内不发生的时候给予强化，可分为时间间隔和特定时间点两种程序；每个程序根据时间间隔是否固定又可分为固定时间间隔的程序和可变时间间隔的程序。

区别强化的实施步骤可以按照以下程序进行：确定需要矫正的目标行为；确定区别强化的程序；根据所选择的区别强化程序确定相应的内容；在实施之前认识到所选择的区别强化程序所存在的缺点；选择强化物，并确定强化物的给予方式；根据计划的内容实施区别强化。

区别强化在实际使用中有三种典型的误用，具体为：针对良好行为，错误地使用程序导致新的不良行为产生，以及选用程序不当导致程序对个体行为失去控制。

刺激控制和前奏干预

刺激控制指的是训练个体对不同的前奏刺激产生差异性反应的过程，即训练个体学会在某个特定刺激出现时做出某个特定行为；而当该刺激不存在时，不做出该行为。对个体的特定行为具有控制作用的特定刺激被称为辨别性刺激。前奏干预指的是利用对前奏刺激进行控制的方法对个体的行为进行干预。

刺激控制和前奏干预的步骤是：确定目标行为；根据目标行为确定具体的干预措施；选择强化物；根据计划实施刺激控制和前奏干预。若目标行为是问题行为，需要分析该目标行为的前奏刺激是什么，然后选择方法消除引发不良行为的刺激；若目标行为是良好行为，则首先确定可引发良好行为的前奏刺激，然后确定刺激的促进线索，判断是否需要进行刺激辨别训练以及确定训练的内容，选择反应促进的方式。刺激的促进线索主要有动作线索、位置线索和冗余线索。促进个体反应的方式包括言语指导、行为示范和身体引导。

刺激控制和前奏干预在实施中要注意的问题包括对不良行为及其前奏刺激进行有效的分析，选择恰当的良好行为及引发良好行为的辨别性刺激，选择适当的强化物，以及及时撤销反应促进的方法。

思 考 题

1. 什么是区别强化？
2. 简述区别强化的四种操作形式：低比例行为区别强化、不相容行为区别强化、替代行为区别强化和其他行为区别强化。
3. 请选择区别强化中的某一操作方法，以生活中的某一实例为基础，介绍该干预方式的使用方法以及要注意的问题。
4. 什么是刺激控制和前奏干预？
5. 举例说明刺激控制和前奏干预的具体实施过程，并分析在使用过程中要注意的问题。

第十一章

临床行为疗法

学习目标

- ◆ 厌恶疗法的概念、原理及类型
- ◆ 厌恶疗法的实施过程
- ◆ 系统脱敏法的概念和原理
- ◆ 系统脱敏法的实施过程

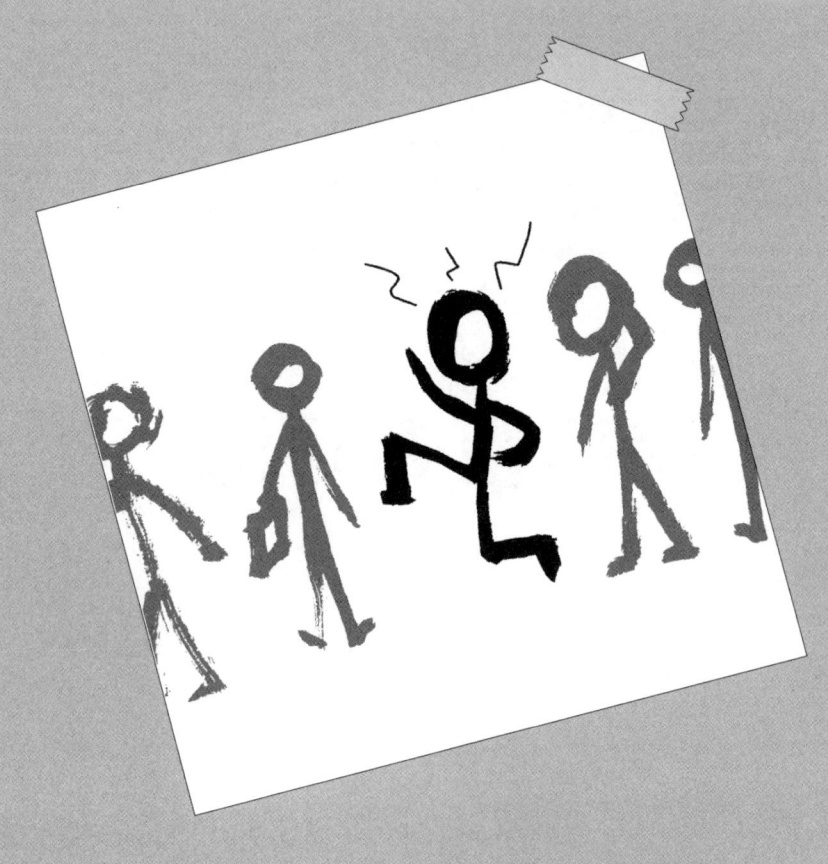

本章要介绍两种在临床上运用得较多的行为矫正方法：一是厌恶疗法，主要用于重复、刻板的行为；二是系统脱敏法，主要用于焦虑和恐惧行为或者对焦虑症和恐怖症的治疗。

▲ 厌恶疗法

一、厌恶疗法的概念及其基本原理

（一）厌恶疗法的概念

所谓厌恶疗法（aversive therapy），也称为厌恶技术（aversive techniques），指的是一种应用经典条件反射的原理，运用厌恶刺激将个体痛苦、不愉快的经历同不良行为建立联系，以消除或者减少不良行为，促使个体行为发生改变的方法。这一方法主要用于一些成瘾性问题行为，如烟瘾、酒瘾、毒瘾、赌瘾和性骚扰等行为。早期，哈密尔顿·罗塞尔（Hamilton Russell，1970）对 14 名个体的烟瘾行为运用电击这一厌恶刺激进行了干预，治疗师将个体喜欢的某品牌烟以及烟灰缸放在桌子上，让他坐在桌子边，并在其左前臂绑了一个电击装置，然后引导他用平时的方式吸烟，而在个体做出一系列吸烟动作的任何一个阶段（从拿烟盒、点火，到最后几乎抽完烟），干预者都会给出一个信号（铅笔轻敲桌子的声音），在这个信号出现后的 0.5～1 秒内，有 3/4 的概率会有电击。在信号出现之后，治疗师就指导烟瘾者快速扔掉烟，并警告他若不赶紧扔掉，在 1 秒内就会有电击。通过这一干预过程，14 名烟瘾者的吸烟量从原来平均 1 天抽 21.5 根烟，下降到 1 天抽 1.4 根烟。

在日常生活中，人们有时会运用这一方法矫正个体的某些行为。比如，在为婴儿断奶的时候，妈妈会在自己的乳头上涂辣椒粉或者其他吃起来很苦的东西（如黄连）。这样，每当婴儿吸母乳的时候，马上会吃到辣椒粉或者黄连之类的东西，吃过一两次之后，婴儿就不要再吃了。这个过程实际上就运用了厌恶疗法的原理。

（二）厌恶疗法的基本原理

由于厌恶疗法采用厌恶刺激对付原来的不良行为，因此也被称作"以毒攻毒"的矫正方法。厌恶疗法之所以能对个体的行为产生作用，依据的原理是反应性的条件反射，即经典条件反射，因此厌恶疗法也被称为"对抗性条件反射疗法"。

对于行为当事人来说，个体的不良行为是一种无条件的反射。在前面所介绍的对个体烟瘾的干预中，从看到烟盒拿烟、点火到吸烟的过程中，个体的任何一个行为都会让烟瘾者产生满足的生理感受，这些都属于不良强化物。而给予电击让他们建立起了这些动作（甚至仅仅是看到烟盒）与电击这一厌恶刺激之间的联系，从而停止吸烟。厌恶疗法就是通过不良强化物与厌恶刺激的反复结合，使得不良强化物逐渐失去强化作用，同时诱发和厌恶刺激相同的反应，从而达到制约不良行为和改变不良行为的目的。

在行为干预中，厌恶疗法常常是万不得已才会被采用的矫正方法。目前，这一方法多用于在医疗诊所中治疗毒瘾等较为严重的成瘾行为，也见于矫正严重的网瘾行为，但在教育领域很少使用，原因之一是在厌恶疗法程序中，干预者依靠使用厌恶刺激来达到改变行为的目的，因此会不可避免地使个体产生负面情绪；原因之二是厌恶疗法的干预过程相对复杂，对干预者有较高的要求——不仅要求干预者对行为矫正的原则和实施过程有很好的把握，还要求干预者接受非常正式的督导下的行为矫正培训，以及在诊所内开展干预的工作经验（Cooper et al., 2007）。

二、厌恶疗法与惩罚

在实际操作中，由于厌恶疗法与惩罚都使用厌恶刺激来改变个体的行为，且实施过程有相似之处，因此会让人产生一些错觉，以为厌恶疗法就是惩罚。但实际上，两种技术截然不同。它们的主要区别体现在以下几点。

（一）依据的原理不同

厌恶疗法与惩罚依据的原理不同。厌恶疗法依据经典条件反射原理，要求将两个刺激（不良强化物与厌恶刺激）紧密结合，继而促使引发不良行为的刺激能够引发生与厌恶刺激相同的反应。惩罚依据的原理是操作性条件反射，对行为的作用由行为结果导致——当个体做出某个行为之后，给予厌恶刺激或者不再享受正强化物，继而使个体的行为减少或者消失。

（二）实施的过程不同

在厌恶疗法中，厌恶刺激与不良强化物或者不良行为几乎是同时出现的，通常是在不良强化物或者不良行为出现时，厌恶刺激马上出现，通过两者的反复结合，厌恶刺激所引发的厌恶反应迁移到不良强化物或者不良行为上，从而导致行为的改变。而惩罚是在个体出现不良行为之后，再给予厌恶刺激或者剥夺他正在享受的正强化物，以此消除不良行为。因此，从时间的角度讲，两者有所不同。

实施过程的不同还体现在厌恶疗法的使用过程中，干预者往往要指导个体主动从事伴随厌恶刺激的不良行为。比如，在上述案例中，干预者要指导个体从烟盒里拿烟，进而吸烟。因此，个体不良行为的出现在一定程度上是被动的，是由干预者引导的。但是在惩罚程序中，个体先主动地产生不良行为，随后才受到惩罚。

（三）产生的结果不同

采用厌恶疗法的结果主要是因从事不良行为而得到的强化作用减少了，比如，当个体从烟盒里拿烟、点火并吸烟时，不再能感受到烟带来的愉悦和满足感，而是体会到由电击带来的痛苦经历。因此，厌恶疗法让从事不良行为的个体体验到由厌恶刺激引起的不舒服感。惩罚则让个体为自己的不良行为承受一定的负面结果。因此，两者产生效果的途径有所不同。

三、厌恶疗法的类型

厌恶疗法在具体实施过程中有以下几种基本类型。

（一）一般厌恶疗法

一般厌恶疗法即实物性厌恶疗法。在一般厌恶疗法中，个体体验到的不良强化物与厌恶刺激都是真实的。在实施过程中，要求不良强化物与厌恶刺激多次重复配对出现，使不良强化物逐渐失去强化作用，同时诱发和厌恶刺激相同的反应。

罗塞尔采用电击方式对烟瘾者进行戒烟治疗就用到了一般厌恶疗法。威尔逊等人（Wilson et al., 1980）在运用这一方法进行戒烟治疗时，还对烟盒进行了特殊设计，使得吸烟者一打开烟盒，就会遭受电击，而且电击强度可以进行调整。结果发现，烟盒打开时受到的电击强度越强，吸烟率就越低。美国普林斯顿大学的研究人员也发明过一种机器用于帮助吸烟者戒烟。他们让吸烟者坐在这个机器面前，并用放在机器中的打火机点燃香烟。当吸烟者点完香烟将打火机放回原来的位置时，机器就会自动启动开关，机器内部的烟筒就会对着吸烟者的鼻子排出大量的烟，吸烟者会被熏得眼泪直流且不断咳嗽，非常难受。此时，吸烟者需要做的就是将香烟在烟灰缸里拧熄，弄熄香烟时所施加的力正好使另一个自动开关门被打开，大量排出有新鲜薄荷味的空气，烟也不见了，吸烟者的不舒服感也会逐渐消失。实验者可以通过这一厌恶疗法和区别强化程序帮助吸烟者戒掉吸烟的不良习惯。

　　我国学者赵耕源等人（1987a，1987b）曾经运用橡皮筋治疗过一名13岁女中学生的强迫观念。在该案例中，这名女中学生2年来总是一见到男性就出现可能与她谈恋爱和结婚的看法，虽然明明知道不可能，但脑海中总会不由自主地出现这些念头，无法控制，严重影响其生活和学习。同时，只要进入商店或者经过商店的门口，她都会产生被售货员指责少付了钱的想法。虽然她明明知道不会发生这种事情，却无法消除这些想法，以致她非常害怕去商店。心理学家对其病情进行详细分析之后决定采用厌恶疗法进行矫正。具体方法是：预先在当事人的左手腕上套一根橡皮圈。要求当事人每当见到男性或者经过商店出现上述强迫性观念时，就用力拉弹橡皮圈，要求每次拉弹都要产生痛感，直到强迫观念消失，并要求当事人每天做好记录。结果发现，在第1周，她每天出现3~6次强迫观念，在最初3天，每当强迫观念出现，需拉弹橡皮圈30~50次，以后3天下降到需拉弹3~5次；在第2周，每天出现2次强迫观念，每次要拉弹橡皮圈2~5次；在第3—8周，每天出现1次强迫观念，每次要拉弹橡皮圈5~10次；从第9周的第3天开始，强迫观念不再出现，也就不用再戴着橡皮圈了，偶尔有轻微的关于性的想法，也很容易控制，且很快就消失了。之后，对该女生跟踪观察了3个月，其强迫观念没有再出现，治疗取得了很好的效果。

（二）运用符号表征的厌恶疗法

在一般厌恶疗法中，个体需要实际体验或者感受到不良强化物和厌恶刺激。而在运用符号表征的厌恶疗法中，个体体验的不良强化物是一种符号表征，而不是实际强化物本身，例如，图画、幻灯片、视频和电影资料等符号表征。也可以用语言或文字唤起个体对不良强化物的听觉、嗅觉、触觉以及运动感觉等其他内部表象。比如，如果让个体戒烟，不是像前面的程序中介绍的那样让个体真的去吸烟，而是通过让个体观看别人吸烟的镜头、阅读有关别人吸烟的文字描述或者浏览一包包香烟的图片，来引发其烟瘾。如果让个体戒酒，可以让个体看别人喝酒的镜头、看很多酒瓶子的照片、让他听别人咽下酒时喉咙发出"咕噜"声或者其他人喝酒划拳时的吵闹声，来引发酒瘾。

在这一类型的厌恶疗法中，不是实际的不良强化物与厌恶刺激多次配对，而是不良强化物的符号表征与厌恶刺激多次配对，促使个体在思想上对不良强化物逐渐失去好感，并诱发和厌恶刺激所引起的反应相同的反应。比如，有研究者曾使用这一符号性厌恶疗法成功地减少了一位年轻人的吸毒行为（参见吕静，1992）。该年轻人由于每周要打好几针吗啡，因此感到非常痛苦。在采用这一方法进行治疗时，研究者首先让该年轻人生动地想象注射吗啡的五个步骤。每当年轻人形成对某一步骤的生动表象时就告诉研究者，此时研究者马上给予年轻人电击，电击一直持续到年轻人表示头脑中关于注射吗啡的视觉表象消失为止。每个疗程包括 3 次治疗，每周 2 个疗程。在开始的 16 个疗程中，每一步都要给予电击，然后改为间歇电击。经过跟踪，发现该治疗方案很好地治愈了该年轻人吸食吗啡的不良行为。

当前也有研究者运用虚拟现实（virtual reality，简称 VR）厌恶疗法对一些毒瘾患者进行戒毒治疗。虚拟现实技术利用计算机生成一种虚拟的三维空间，通过视觉、触觉和听觉等最大化地还原真实场景，让用户感觉自己存在于真实立体的环境里并参与其中。在运用虚拟现实厌恶疗法进行戒毒治疗时，一般会让戒毒人员戴上 VR 眼镜，并借助特定的生理心理测试设备（如数据手套和感应棒等），这样他们就可以在视觉、触觉和听觉上较好地进入吸毒行为的真实场景，配合他们的头部运动，让他们感觉自己已经沉浸在吸毒的虚拟场景中。此时，戒毒人员会不同程度地产生对毒品的渴求。VR眼镜内设置的眼动技术会结合实时采集的生理参数形成一系列反映毒瘾程度的数据。当生物反馈数据显示戒毒人员对毒品的渴求已经达到一定的峰值时，就可以利用虚拟现实技术插入让他感到不适甚至恶心恐惧的刺激元素，如吸毒后全身皮肤溃烂、牙齿脱落、容颜迅速衰老，甚至死亡。戒毒人员在体验到这些不良刺激后会产生厌恶心理或生理反应，于是建立起对毒品的心理依赖与厌恶刺激之间的关系，看到毒品就会自动地产生厌恶情绪体验，从而降低对毒品的渴求，自愿中止或者放弃对毒品的心理依赖（马洁，2020；谢乙生，2018）。这是当前戒毒领域正在进一步探索的厌恶疗法。

相比一般厌恶疗法，符号表征的厌恶疗法具有以下优点。

1. 更容易实施

符号表征的厌恶疗法比一般厌恶疗法更容易实施。厌恶疗法的使用要求每次都进行不良强化物和厌恶刺激的结合，但是在很多情况下，我们不可能每次都真实地呈现不良强化物，比如不可能每次都让酗酒者喝酒、让吸烟者吸烟、让吸毒者吸毒。因此，采用沉浸式虚拟情境、视频、音频、图片、幻灯片和照片等符号表征形式来代替各种实物具有明显的优点。而且视频、音频、图片、幻灯片以及照片等资料很容易保存，也能够在需要的时候随时调用，因此应用范围更广。

2. 更能适应个体的需要

在实施符号表征的厌恶疗法的过程中，可以根据个体的特点和需要不断更换不良强化物的符号表征形式，比如在开始的时候采用很容易诱发表象的视频材料，之后可逐渐改用图片和文字等材料，使治疗发挥更好的效果。

3. 程序更容易控制

在实施符号表征的厌恶疗法的过程中，干预者更容易按照特定程序控制不良强化物的符号表征与厌恶刺激的结合。干预者可以根据患者行为的变化让符号表征以特定的间歇或持续形式与厌恶刺激相结合。也就是说，厌恶刺激与不良强化物可以是每次都结合，也可以是间歇式地结合。运用符号表征的形式有利于干预者进行更精确的控制。

4. 可避免由真实不良强化物引起的问题

在治疗过程中运用不良强化物的符号表征可以避免真实的不良强化物可能引起的各种问题，比如，如果每次都吸食毒品，可能会导致患者对毒品的更多依赖。

（三）想象性厌恶疗法

想象性厌恶疗法也称内部敏感法或内隐的厌恶疗法。这种厌恶疗法的实施不仅要求个体在想象中体验不良强化物，而且要在想象中体验厌恶刺激，即厌恶刺激也不是真实的。在这一过程中，不良强化物与厌恶刺激的结合都只发生在个体的想象中，都不是真实发生的。通过在头脑中想象不良强化物，同时想象厌恶刺激，个体在体验不良强化物时所产生的反应是厌恶刺激所引发的厌恶感觉，从而让不良强化物的强化效果消失。

有研究曾运用想象性厌恶疗法帮助吸烟者戒烟（参见吕静，1992）。干预者让个体生动地想象下列情景：在饭馆里，吃完饭后点燃一支烟，吸上一口，然后就突然感到不舒服，呕吐起来，吐到自己身上、桌子上，甚至同桌吃饭的人身上，且一直吐到自己胃里再也没有食物为止。还要想象在自己呕吐时，旁边的人如何用一种惊奇、厌烦的眼光看着自己，体会自己有多么厌恶这种情境。当厌恶的感觉达到顶点时，让个体随之想象如果不吸烟，将香烟扔掉，自己马上就感到舒服起来了，并想象自己将身上的脏东西洗掉的情境，体会自己此时的舒适感。在这个过程中，不管是不良强化物，还是厌恶刺激，都只出现在当事人的脑海里。

四、厌恶疗法的有效实施

运用厌恶疗法对个体的不良行为进行矫正，其过程和控制比较复杂，且要随时注意厌恶刺激可能引发的负面作用。一般来说，可以根据以下步骤实施。

（一）确定目标行为

在制订行为矫正计划的过程中，干预者首先要确定行为矫正的目标，即个体的不良行为是什么,并用清晰的语言将它描述出来。

(二) 选择实施厌恶疗法的程序

前文已经介绍了三种不同的厌恶疗法。在确定了需要矫正的不良行为之后,可以根据不良行为的特点考虑采用什么干预程序比较合适。由于在一般厌恶疗法中,不良强化物和厌恶刺激都是真实的,干预者要仔细斟酌不良强化物和厌恶刺激真实出现的可能性。类似吸烟、喝酒和吸毒这样的行为,与其让个体每次都有真实的体验,不如考虑可否采用不良强化物的符号表征或者想象性厌恶疗法。一般,从效果角度来说,想象性厌恶疗法所产生的效果通常与患者能否在干预过程中生动、逼真地想象不良强化物及厌恶刺激有密切的关系。如果患者不能生动逼真地想象不良强化物的厌恶特性,就很难达到治疗的效果。如果可以采用虚拟现实技术让患者沉浸在虚拟情境中,可以考虑使用该方法。

(三) 根据所选定的厌恶疗法类型设计相应内容

选定厌恶疗法的类型之后,干预者需要根据所选类型进一步确定相应的内容。

如果选用的是一般厌恶疗法,就需要进一步考虑能够与不良强化物结合的厌恶刺激,以及在具体实施中应该如何结合。比如,在前面用橡皮筋进行的治疗中,干预者采用拉弹橡皮筋的方式给予厌恶刺激。

如果选用的是符号表征的厌恶疗法,则需要进一步考虑可代替真实的不良强化物的符号表征有哪些,是选择影像材料、声音材料还是文字材料,以及如何获得或者制作这些材料。还需要考虑可以与这些符号表征结合的厌恶刺激是什么。比如,在利用虚拟现实厌恶疗法进行戒毒治疗时,首先需要制作 VR 视频,包括设计诱发戒毒人员毒瘾渴求度和给予厌恶刺激的情景。诱发毒瘾的情景是指利用各种方式在各种地点吸食各种毒品的情景。厌恶刺激一般包括警察、产生幻觉、牙齿掉落、急速衰老、皮肤溃烂和死亡等。干预者需要通过虚拟现实技术对这些场景进行真实的还原(马洁,2020)。

如果选用的是想象性厌恶疗法,那么需要设计一个让不良强化物与厌恶刺激结合的情景。前面介绍了一个运用想象性厌恶疗法帮助吸烟者戒烟的案例。在这个案例中，干预者设计了一个吃饭后吸烟然后呕吐的情境，让不良强化物与厌恶刺激进行结合。对于想象性厌恶疗法来说，设计这样一个情境是至关重要的。

（四）按照预定程序实施厌恶疗法

制订好厌恶疗法的矫正计划之后，就可以根据设想的程序实施厌恶疗法。在实施过程中，干预者需要注意以下问题。

1. 在实施过程中要把握厌恶刺激出现的时机

不管是哪一类型的厌恶疗法，在实施过程中都要把握好厌恶刺激出现的时机。干预者要清楚地知道在什么时候以及怎样使用厌恶刺激，同时在实施中严格控制厌恶刺激出现的时机，保证厌恶刺激与不良强化物同时出现，尽快让个体建立起厌恶刺激与不良强化物之间的关系，从而促使个体将对厌恶刺激的厌恶性转移到不良强化物上。

2. 当个体经受厌恶刺激时，鼓励个体尽可能体验对不良强化物的厌恶性

在实施过程中，在厌恶刺激与不良强化物结合之后，个体也不会立即对不良强化物产生厌恶的体验。要让对厌恶刺激的厌恶性更快地迁移到不良强化物上，干预者需要在实施过程中尽可能鼓励个体体验对不良强化物的厌恶性。虽然一般来说，厌恶刺激都有足够的强度，但要将这种厌恶的效果传给不良强化物，需要一定的时间，而个体的想象通常可以加快这种效果的传递速度。

3. 通过区别强化的方式加强对不良强化物的厌恶性

在厌恶疗法的实施过程中，可以结合区别强化的程序让个体更深刻地体验到对不良强化物的厌恶性。区别强化的程序通常是在个体停止不良行为（停止不良强化物）之后停止使用厌恶刺激，并立即伴随出现强化物来对良好行为进行强化。与单纯的厌恶疗法相比，区别强化的程序不仅可以帮助个体减少或者消除不良行为，也可建立良好行为。但强化物要尽可能在自然环境中挑选，强化过程也最好在自然环境中进行。

在前面介绍的想象性厌恶治疗的案例中，要求个体想象停止吸烟之后去

洗澡、身体变得很舒服的情景,来对不吸烟这一行为进行强化。如果考虑采用区别强化的程序,那么在制订计划时就应对该项内容进行周密的安排。

4.要谨慎使用厌恶刺激

在实施过程中,运用厌恶刺激时要十分谨慎,特别是强烈的厌恶刺激。由于厌恶刺激有可能在实施过程中带来一些负面影响,干预者要事先对此有清醒的认识,并了解应该如何避免厌恶刺激可能带来的风险。

(五)退出厌恶疗法的程序

通过厌恶疗法的治疗,在个体的不良行为减少到一定程度之后,就可以考虑结束厌恶疗法的程序。但是在退出时,要考虑如何将治疗的效果迁移到日常生活情境中。可以将不良强化物与厌恶刺激每次都结合调整为间歇地或者偶然地结合,并逐渐减少结合的次数,以开展支持性厌恶治疗。支持性厌恶治疗有助于维持个体对不良强化物的厌恶感觉,从而使个体不再出现或者减少出现不良行为。在退出的过程中,要定期开展追踪观察,以确定个体有没有必要进行支持性厌恶治疗,并对治疗的效果进行评价。

系统脱敏法

一、系统脱敏法的概念及其基本原理

(一)系统脱敏法的概念

在日常生活中,我们常会看到一些人在遇到某些看起来没有厌恶性的刺激时也产生了严重的恐惧反应,比如,害怕登高的人只是站在二楼的阳台往远处或者往下看,都感到非常害怕;害怕与人交往的人在与他人说话,尤其是与陌生人说话时,也会紧张得全身冒汗、颤抖。对于很多人来说,上述刺激都不太具有厌恶性,属于中性刺激。因此,如果一些人出现过度焦虑或者恐惧情绪,人们常会觉得非常奇怪,认为产生这样的情绪是没有必要的,也是不可理解的。他们会采取说理解释的方式希望这些个体不再产生这样的情绪,但往往徒劳无果。当事人虽然常能意识到自己的情绪和行为是不可理喻的，但总是无法控制自己。对于这种不由自主的、强烈的、非理性的情绪，心理学家往往会采用系统脱敏法进行矫正。

所谓系统脱敏法（systematic desensitization），指的是当个体的身体处于充分放松的状态下时，让个体逐渐地接近所害怕或会引起焦虑的事物，或是逐渐地提高此类刺激的强度，以逐渐降低个体的敏感性，从而减轻和消除对该刺激的恐惧或焦虑情绪。换句话说，就是让个体逐级地暴露在这些导致他出现焦虑或恐惧的刺激中，让他逐步适应，并改变他对刺激的感知和认识，建立新的行为模式。

比如，对于患恐高症的个体，一楼通常是最能令他放松的位置；如果让他登上二楼并站在窗口往下望，就会引发他的焦虑情绪；不过二楼所引发的焦虑情绪应该是很轻微的，此时应引导个体深呼吸并进行身体放松，直到个体站在二楼窗边也不再焦虑；继而让个体登上三楼，沿用前面的放松策略引导个体放松，让他学会站在三楼的窗边也不再产生恐惧焦虑。此方式可以让个体逐渐地对高度不再感到害怕和焦虑，从而克服恐高症。

（二）系统脱敏法的基本原理

与厌恶疗法一样，系统脱敏法所依据的也是经典条件反射原理，只不过系统脱敏法引导个体产生的反应刚好与厌恶疗法相反。厌恶疗法希望通过治疗使对厌恶刺激的厌恶作用迁移到不良强化物上，从而帮助个体克服不良的行为习惯。系统脱敏法则希望让个体原本害怕的刺激不再引发这些情绪，个体可以产生放松的反应。

从神经生理机制的角度说，放松反应与焦虑和恐惧情绪是一组不可同时存在的反应。因此，系统脱敏法除了依据经典条件反射的原理外，还依据了沃尔普提出的交互抑制（reciprocal inhibition）原理。沃尔普被视为系统脱敏法的首创者，他在1958年《交互抑制心理疗法》(*Psychotherapy by Reciprocal Inhibition*) 一书中提出了"系统脱敏法"这一行为治疗技术。他认为，一个人的行为方式在同一时间及同一空间只能有一种神经活动倾向，即在兴奋时不可能平静，在平静时不可能兴奋。换句话说，紧张时不能放松，放松时就不会紧张。因此，习得行为的神经性焦虑症和恐怖症可以利用另一种与此行为相对立的行为进行抵消。

沃尔普在系统脱敏法中使用了渐进性肌肉放松技术来使个体身体达到放松状态,这一渐进性肌肉放松技术由美国生理学家雅各布森(Jacobson,1942)创建。雅各布森认为,神经性焦虑和恐惧都是习得的行为,可以利用另一种与此相对立的行为进行抵消。他认为,神经性焦虑和恐惧只是情绪反应,这些情绪反应体现在生理上就是呼吸急促、心跳加快、血压升高和肌肉紧张等。因此,他设计了一套能够完全放松肌肉的活动作为不相容行为,来抵制焦虑或者恐惧情绪。

 **知识拓展**

沃尔普关于猫的实验

沃尔普将一只饿猫置于笼中,当食物出现而猫准备取食的时候,实验者突然给予猫强烈的电击。多次试验后,猫对食物产生了强烈的恐惧反应,并拒绝进食。同时,这种恐惧反应也迁移到了猫笼以及实验室环境中。一方面,猫因为饥饿非常希望进食,另一方面又害怕因取食被电击,因此猫对食物产生了非常矛盾的心理,由此出现了实验性神经症。

随后,沃尔普又对猫所产生的实验性神经症进行了治疗。他先在非实验室环境中给猫食物。此时,猫虽然有恐惧反应,但由于不在实验室环境中,因此猫所产生的恐惧反应比较轻微,而因饥饿产生的对食物的欲望占据了上风,所以猫出现了进食的行为反应。然后,沃尔普逐步将食物移到原来的实验室环境,只要不再给予电击,猫之前学会的在实验室环境中对食物的恐惧反应也就逐渐消失了。

沃尔普认为,这是一种交互抑制的反应。饥饿的猫能够在进食之后获得满足和愉悦,这种满足和愉悦能够克服原先的焦虑紧张反应,但也只能克服轻微的焦虑紧张反应,因此需要逐步地将食物从非实验室环境移向实验室环境,循序渐进,让猫最终克服对食物的恐惧和焦虑情绪。

二、系统脱敏法的有效实施

开展系统脱敏法治疗个体的恐惧和焦虑反应主要分三步:肌肉放松训练、

制订焦虑或恐惧等级量表，以及对个体实施系统脱敏法。前两步是具体实施系统脱敏法的前提条件，也是成功实施系统脱敏法的先决条件。

（一）肌肉放松训练

对于刺激存在过度恐惧或者焦虑的个体来说，一个主要问题是面对刺激时无法放松自己的身体。因此，在实际实施系统脱敏法之前，首先要教个体学会放松自己的身体，即开展肌肉放松训练。身体放松也是催眠疗法、正念、瑜伽以及生物反馈等技术的一个重要组成部分。

在日常生活中，人们常常在紧张或者疲累时采用一些方法对自己的身体进行放松，比如穿上宽大的衣服，以大字形躺在舒适的床上；找一把舒适的椅子，让头仰靠在椅背上，双手搁在椅子的扶手上，闭上眼睛；听着舒缓的音乐冥想；深呼吸或者轻声哼自己喜欢的曲子。这些方法都有助于人们放松身体，平静心情。

但是对于有过度恐惧或者焦虑的个体，上述方法可能难以让他们达到放松的状态，因此有必要通过一定的训练让他们掌握放松身体的方法。雅各布森于1942年提出的方法成了目前常用放松训练的基础。雅各布森的放松训练一般是从某一部位的肌肉训练开始的，当这一部位的肌肉放松之后，再训练另一部位的肌肉，如此展开，直到全身的肌肉都得到放松。任何一个部位的肌肉放松都是通过先绷紧该部位的肌肉再将它放松的方式训练的。比如，先用力握紧拳头并保持10秒，然后慢慢松开手指，让个体体会在手指缓慢松开的过程中，肌肉放松所带来的感觉。该训练方式的原则是绷紧肌肉的动作要快速，而放松动作要缓慢且要用心体会。表11.1详细介绍了雅各布森的肌肉放松训练的步骤。

表11.1　肌肉放松训练步骤示例

1. 紧握你的左拳，注意手和前臂的紧张感，（5秒后）放松。
2. 紧握右拳，注意手和前臂的紧张感，（5秒后）放松。
3. 自左腕关节向上弯曲你的左手，尽量使手指指着肩部，注意手背和前臂肌肉的紧张感，（5秒后）放松。
4. 自右腕关节向上弯曲你的右手，尽量使手指指着肩部，注意手背和前臂肌肉的紧张感，（5秒后）放松。
5. 举起双手，用力将手指触至双肩，注意双臂肌肉的紧张感，（5秒后）放松。
6. 耸起肩膀，越高越好，注意肩膀的紧张感，（5秒后）放松。
7. 皱起额头，注意紧张感，（5秒后）放松，并略微闭上眼睛。
8. 紧紧地合上眼睛，体验紧张的感觉，（5秒后）放松，并轻轻闭上眼睛。
9. 用力将舌头抵住口腔上部，注意口腔内肌肉的紧张感，（5秒后）放松。
10. 紧闭双唇，注意口腔与下颌的紧张感，（5秒后）放松。
11. 用力向后仰头，注意背部、肩膀以及颈部的紧张感，（5秒后）放松。
12. 用力低头，尽量将下巴靠住胸部，注意颈部与肩膀的紧张感，（5秒后）放松。
13. 做弓形弯曲背部并离开椅背，双臂向后推，注意背部和肩膀的紧张感，（5秒后）放松。
14. 做一次深呼吸，并持续一段时间，注意背部和胸部的紧张感，吐出空气，放松。
15. 做两次深呼吸，并持续一段时间，吐出空气，放松。
16. 用腹部吸入空气，尽量使它膨胀，注意腹部的紧张感；放松，感觉到你的呼吸更加稳定。
17. 收紧腹部肌肉，注意腹部肌肉的紧张感，（5秒后）放松。
18. 臀部用力并压住座椅，注意臀部的紧张感，（5秒后）放松。
19. 收紧腿部肌肉，伸直双腿，注意腿部肌肉的紧张感，将双腿放回原来姿势，（5秒后）放松。
20. 双脚脚趾向上，并逐渐抬起双脚，注意双脚和小腿肌肉的紧张感，（5秒后）放松。
21. 向下弓起脚趾，犹如要将脚趾埋入沙土一般，注意脚趾弯曲时的紧张感，（5秒后）放松。

　　按照这一过程进行训练，要求个体在收紧某一部位的肌肉时，深深地体会肌肉的紧张，并持续5秒，直到感觉紧张达到了极致，方可让肌肉松弛下来。此时，肌肉一般会变得很无力，个体要特别用心地体会放松后的无力感。在整个放松过程中，治疗师可采用口头或录音的方式对个体进行积极的语言暗示，让个体放松。

知识拓展

　　心理学家（Laguaite, 1981a, 1981b, 1981c, 1981d, ; Knepflar, 1981）将放松技术用于帮助交流和行为有问题的儿童。该训练过程是这样的：开始的时候，让儿童想象自己正在看一个电视屏幕，电视屏幕上出现了彩色的气球，慢慢地飘上蓝天。下面这段文字就是磁带中用于鼓励身体放松的暗示性语句：

　　"现在，当你看着蓝天的时候，你会看到一只黄色的气球。这只气球是你刚才没有注意到的。这只气球不是越升越高，而是掉下来了。这只气球里的气漏掉了，所以它再也不能升上去了。你仔细地看着它，而气球离你越来越近了。而且它离你越近，看起来越大……嘶嘶嘶嘶……现在所有的气都漏光了，气球就掉在你前面的地上……松垮垮的，软绵绵的。你碰了碰它，然后将它捡起来。在你的手里，它也是这样软绵绵、松垮垮的，这个感觉就像是你的感觉，因为你现在感到很放松。你感到脸上的肌肉放松了。你感到你的舌头、嘴唇、下巴也变得软软的，你感到你的脖子也放松了。你的胸部和腹部的肌肉也放松了，你的后背也放松了。你身体的每一部分都让你觉得松松软软的，你的肩膀、胳膊、手，一直到指尖；你的腿和脚，一直到脚趾都有这种松松软软的感觉。现在你身体的每一部分都让你觉得松松软软的，就像这只泄了气的黄色气球。"

（二）制订焦虑或恐惧等级量表

　　在系统脱敏法的实施过程中，第二个关键的准备工作是制订焦虑或者恐惧的等级量表。等级量表中列举的会引起不同等级的焦虑或者恐惧的刺激是开展系统脱敏的依据，因此等级量表的质量关系到系统脱敏能否成功。

　　一般来说，焦虑或者恐惧等级量表就是按照所引发的焦虑或者恐惧情绪的强度，给让个体感到焦虑或者恐惧的刺激排出一个次序。通常都是将会引发最小焦虑或者恐惧情绪的刺激排在最前面，然后由弱到强向下排列，将最强的刺激排在最后。

　　制订焦虑或者恐惧等级量表的关键在于收集会引发焦虑或者恐惧情绪的刺激材料。简单地说，就是要知道哪些东西会引发个体的焦虑或者恐惧情绪，该程序分为以下两步。

1. 收集会引发焦虑或者恐惧情绪的刺激材料

在实际工作中，我们可以通过访谈和问卷调查的方式了解这些信息。

（1）访谈

干预者可以通过与行为当事人的面谈直接了解当事人所害怕或者焦虑的东西是什么、发生的情境以及所产生的情绪的强烈程度。如果个体所害怕或者焦虑的事物来自同一刺激，就需要围绕这一刺激进行深入的访谈，以了解此刺激的何种特征与当事人情绪的强烈程度有关。例如，如果个体报告对考试感到焦虑，那么在访谈中，个体可能会告诉你，距离考试的时间越近，他的焦虑情绪越容易被激起。也就是说，距离考试的时间与焦虑情绪的严重程度有密切关系。如果要制订关于考试焦虑的等级量表，就可以针对距离考试的时间对当事人进行深入的访谈，以了解当事人的焦虑程度在不同的时间有何不同。

如果个体所害怕或者焦虑的事物是多种多样的，那么访谈的内容会很广。干预者需要了解个体日常生活中的各种状态，以确认他出现不良情绪时的各种情境。总之，访谈的目的就是要获得尽可能多的、有用的、确切的信息，以便为制作焦虑或者恐惧量表打好基础。

（2）问卷调查

问卷调查也是一种不错的调查方式。调查的目的在于了解引起当事人不良情绪反应的焦虑或者恐惧对象。干预者可以根据在访谈过程中获得的信息设计调查问卷，要求个体回答让自己焦虑或者恐惧的东西是什么以及程度如何。

2. 排列焦虑或者恐惧等级

对根据访谈和问卷调查获得的资料进行分析，可以找出引起个体焦虑或者恐惧的原因，并根据引发焦虑或者恐惧的程度，建立相应的焦虑或者恐惧的等级量表。

如果引起个体焦虑或者恐惧的原因是单一的刺激，那么可以根据某一维度排列焦虑或者恐惧的等级。比如，如果个体对考试感到焦虑，可以根据收集的信息按照距离考试时间的远近进行等级排列（表11.2）。如果是对社交尤其是与异性交往感到恐惧的个体，那么与交往对象的熟悉度以及是不是异性可以作为衡量恐惧情绪程度的维度。如果这是一名在大学就读的学生，那么这个恐惧等级的排列可如表 11.3 所示。

表11.2　考试焦虑等级排列示例
1. 教师宣布 2 周后考试。
2. 离考试还有 1 周时间。
3. 离考试还有 5 天。
4. 离考试还有 3 天。
5. 离考试还有 1 天。
6. 离考试还有 12 小时。
7. 离考试还有 8 小时。
8. 离考试还有 6 小时。
9. 离考试还有 4 小时。
10. 离考试还有 2 小时。
11. 离考试还有 1 小时。
12. 离考试还有 45 分钟。
13. 离考试还有 30 分钟。
14. 离考试还有 15 分钟。
15. 离考试还有 10 分钟。
16. 离考试还有 5 分钟。
17. 教师开始宣读考试注意事项，发试卷。
18. 面对试卷，但教师还未说开始答题。

表11.3　异性交往恐惧等级排列示例
1. 与同班比较要好的同学（同性）说话。
2. 与同班关系一般的同学（同性）说话。
3. 与同班比较要好的同学（异性）说话。
4. 与同班关系一般的同学（异性）说话。
5. 与同班比较陌生的同学（同性）说话。
6. 与同班比较陌生的同学（异性）说话。
7. 与同系比较熟的同学（同性）说话。
8. 与同系比较熟的同学（异性）说话。
9. 与同系不太熟的同学（同性）说话。
10. 与同系不太熟的同学（异性）说话。
11. 与同系陌生的同学（同性）说话。
12. 与同系陌生的同学（异性）说话。
13. 与校内陌生的同学（同性）说话。
14. 与校内陌生的同学（异性）说话。
15. 与马路上的陌生人（同性）说话（如问路）。
16. 与马路上的陌生人（异性）说话（如问路）。

（三）实施系统脱敏

在制订了焦虑或者恐惧的等级量表之后，就可以实施系统脱敏了。不过，在具体实施中，有三种不同的操作形式：第一种是让当事人实际暴露在令他害怕或者焦虑的刺激下，并进行脱敏，这一方式称为现实脱敏；第二种是让当事人想象让自己害怕或者焦虑的刺激，然后实施脱敏，这一方式称为想象脱敏；第三种则是虚拟现实暴露法，主要是通过虚拟现实技术呈现特定的应激场景，让个体逐级暴露在这些令他害怕或恐惧的刺激下，然后实施脱敏。

1. 现实脱敏

现实脱敏就是按照等级表中的序列，让当事人真实地一步步接近令他害怕或者焦虑的事物，每一步只引起个体极少的焦虑或者恐惧。在个体的不良情绪被引发之后，引导个体用已经学会的身体放松方法对自己进行放松，让自己紧张的心情逐渐平静。前面提到的让有恐高症的个体通过逐层登楼来克服对高处的恐惧情绪的做法，就是一种现实脱敏。

2. 想象脱敏

在想象脱敏程序中，当事人并不真实地体验令他害怕或者焦虑的事物，而是在脑海中对这些刺激形成了清晰的表象，不过也同现实脱敏一样，每一步只想象仅会引起个体极少焦虑或者恐惧的事物。在个体出现清晰表象并引发不良情绪之后，再引导个体放松自己的身体，并平复心情。黄文静和姜磊（2019）应用系统脱敏法对一名高二男生的心因性口吃进行了心理辅导。根据焦虑引起口吃的可能性，从最低的焦虑场景到最高的焦虑场景，他们共列出了四个等级的焦虑：在家和爸爸妈妈交流学校发生的事，给亲戚家正在上幼儿园的小朋友讲一个故事，和班主任交流自己近期在学习中遇到的问题，出门问路和买东西时与陌生人交流。然后，干预者让该男生逐级想象引起焦虑的情景，同时做放松训练。开始时，在身体放松的状态下，引导该男生从和父母交流开始想象，想象内容尽可能详细到每一句话的内容、说话的音量和眼神对视。如果男生在想象过程中出现了焦虑情绪，就立即通过放松训练予以缓解。等他对该刺激适应了，情绪平静下来了，就继续想象。当第一个情景不再引起焦虑时，就转向第二个情景，依次往下，一直到恐惧等级最高的刺激，即与陌生人交流，从而逐步克服口吃问题。如果某一等级的刺激引起了焦虑和恐惧，则在放松训练后重复这一情景，直到能在想象这一情景时保持完全放松。

在想象脱敏程序中，每一步都要求引发个体对令他焦虑或者恐惧的事物的真实想象。在临床工作中，要注意可能出现虚假报告的情况，即个体虽然报告自己出现了害怕或者焦虑情绪，但实际上并没有真正的体验。因此，干预者要注意分辨个体的身体反应，如个体的面部表情是否显得紧张或者害怕。只有在确认个体的不良情绪出现之后，才能给予语言指导，让他放松身体。

沃尔普（Wolpe，1958）曾使用想象的方式引导焦虑症患者面对负面刺激。患者因为害怕车祸而不敢在马路上行走。在治疗过程中，干预者首先让他想象最弱的负性刺激，如在公园内的林荫大道上独自行走。等到患者表示对这一情境不再感到焦虑之后，再让他逐渐想象较强的负性刺激，如让他想象自己正在乡村道路上行走。最后想象的情境是他正在交通繁忙的市区马路上行走。通过这样的想象脱敏，该患者最后不再惧怕在街道上行走了。

3. 虚拟现实暴露法

这一方法利用计算机生成的模拟情境，让个体沉浸于不同等级的令他害怕或者焦虑的应激场景中，让他产生适应过程，从而克服不良情绪。因此，虚拟现实环境的设计非常重要，干预者需要根据不同的焦虑或恐惧等级设计对应的虚拟场景。干预时，患者暴露在这些场景中，通过生理监测仪器评估个体的应激程度，直到他恢复放松状态，再逐级暴露在更高等级的场景中，直到达到最高等级的刺激场景。比如，可以按照考试准备的时间呈现虚拟场景，对考试焦虑进行系统暴露，实施脱敏。

这一技术的优点也是显而易见的。比如，通过计算机技术呈现个体害怕、焦虑的场景，干预者完全可以在实验室里对场景的质量、暴露频率和强度进行控制，不仅可以让患者反复暴露，而且可在他无法忍受时随时停止暴露，从而避免产生危险。另外，干预者还可以利用仪器设备对患者的生理或者心理反应进行监测，从而更好、更客观地记录患者的症状表现。

总之，系统脱敏法是一种非常特殊的技术，它要求在当事人完全放松的前提下，干预者按照焦虑或者恐惧等级量表中情境的排列顺序逐渐引导当事人克服对各情境的不良情绪。在这一过程中，干预者需要不断增强当事人的自信心，提高他对不良情绪的控制能力，从而获得有效的干预效果。

知识拓展

系统脱敏法对儿童及发展障碍个体的焦虑和恐惧行为的干预

系统脱敏法也常用于儿童的焦虑和恐惧行为,也用于智力落后以及发展障碍个体的焦虑和恐惧行为。不少研究者利用系统脱敏法逐渐地让这些个体暴露在引发他们焦虑或者恐惧情绪的刺激下,同时引导他们进行放松,以逐渐帮助他们改善焦虑或者恐惧的心理。对儿童焦虑和恐惧情绪的干预主要有两种形式的系统脱敏程序,包括现实脱敏和替代脱敏。前者指的是让儿童接触真实的害怕的刺激,后者则使用符号象征物代替真实的害怕的刺激,如进行想象。一些研究者(Ultee et al.,1982;Menzies et al.,1993)比较了这两种方法对儿童怕水行为的干预效果,发现现实脱敏的效果优于替代脱敏。因此,研究者认为,让儿童暴露在真实的恐惧的事物面前是系统脱敏法最重要的一个内容(Ollendick et al.,1998)。

不过,系统脱敏法比较难以实施在儿童身上,因为不管是儿童所害怕的事物的逐级呈现,还是系统脱敏法所要求的放松训练,操作起来都比较困难。正常儿童尚且如此,若将它用于干预智力落后、有发展障碍或孤独症等的特殊儿童,则尤其困难。因此,在运用系统脱敏法时,会采用情绪想象、逐级暴露、对抗性条件反射技术、示范以及提供奖励等其他技术(Wilkins et al.,2009)。其中,情绪想象通常是训练者通过使用儿童喜欢的电视节目或者小说里的人物引发儿童的积极情绪,然后用一种非常有趣的或者令他兴奋的方式陈述儿童和这些人物之间的故事,在故事里逐渐地引入儿童害怕的刺激,从而帮助儿童克服恐惧行为。这种技术可以有效地处理儿童对狗、黑暗和学校等的恐惧。对抗性条件反射技术通常是在儿童感到舒服或者有喜欢之人(如母亲)在的情况下引入儿童害怕的刺激,然后采用渐隐的技术让这个儿童感到舒服或者让儿童喜欢之人逐渐离开儿童,从而让儿童越来越适应害怕的刺激的存在。示范则是让一名同伴或者成人在有害怕的刺激存在的情况下不表现出恐惧行为。奖励通常用来对儿童容忍恐惧刺激的行为进行激励。

比如,纽曼等人(Newman et al.,2004)对一个17岁的存在中度智力障碍的男孩害怕狗的行为进行了干预。在这个案例中,研究者使用了将逐级暴露与放松训练相结合的系统脱敏程序,同时让这个男孩的母亲做榜样示范(他母亲也害怕狗,所以更具示范效果),取得了较好的干预效果。

阿尔塔贝特(Altabet,2002)运用系统脱敏法对35名重度和极重度智力落后个体害怕并逃避牙齿治疗的行为进行了干预,并与另外28名没有接受干预的重度和极重度智力落后个体进行了对照。研究者为每一个个体建立了恐惧刺激等级表,然后逐

> 级引入这些刺激，每一级都比前一级引发更多的阻抗，同时还采取了示范、塑造、放松和强化策略。结果显示，系统脱敏法能够让他们对牙齿治疗有更好的容忍力。
>
> 总之，对于儿童以及特殊的个体，可将系统脱敏法用于干预他们的焦虑及恐惧行为，并考虑到他们的能力发展水平以及个人的特殊性，将它与其他技术联合使用，促使他们的行为发生改变。

本章小结及关键概念

本章详细介绍了厌恶疗法以及系统脱敏法的概念、基本原理以及实施过程。

厌恶疗法

厌恶疗法也称厌恶技术，指的是一种应用经典条件反射的原理，运用厌恶刺激将个体痛苦的、不愉快的经历同不良行为建立联系，以消除或者减少不良行为，促使个体行为发生改变的方法。包括一般厌恶疗法、运用符号表征的厌恶疗法以及想象性厌恶疗法三种类型。在一般厌恶疗法中，不良强化物与厌恶刺激都是可真实体验的；在运用符号表征的厌恶疗法中，与厌恶刺激配对出现的是不良强化物的各种符号表征；想象性厌恶疗法则是个体在脑海中想象不良强化物与厌恶刺激结合。

厌恶疗法所依据的原理是经典条件反射。它与惩罚不同，在厌恶疗法的操作过程中，厌恶刺激几乎是与不良行为同时出现的，通过将对厌恶刺激的厌恶性迁移到不良行为上来改变个体的不良行为。

运用厌恶疗法对个体的不良行为进行矫正可以根据以下步骤实施：确定目标行为，选择实施厌恶疗法的程序，根据所选定的厌恶疗法类型设计相应内容，按照预定程序实施厌恶疗法，以及退出厌恶疗法的程序。

系统脱敏法

系统脱敏法指的是当个体身体处于充分放松的状态下时，让个体逐渐接近所害怕或会引起焦虑的事物，或是逐渐地提高此类刺激的强度，以逐渐降低个体的敏感性，从而减轻和消除对该刺激的恐惧或焦虑情绪。系统脱敏法有三种操作形式：第一种是现实脱敏，第二种是想象脱敏，第三种是虚拟现实暴露法。现实脱敏要求当事人真实地逐级体验各种刺激；想象脱敏要求当事人在头脑中逐级想象引发焦虑或恐惧情绪的不同刺激，然后进行脱敏；虚拟现实暴露法则是通过虚拟现实的技术显现特定的应激场景，让个体逐级暴露在这些令他害怕或恐惧的刺激下，然后实施脱敏。

系统脱敏法所依据的原理是经典条件反射和交互抑制。在操作过程中主要分三步，即肌肉放松训练、制订焦虑或恐惧等级量表，以及对个体实施系统脱敏法。

思 考 题

1. 什么是厌恶疗法？厌恶疗法的原理是什么？
2. 请举例说明厌恶疗法的几种形式。
3. 什么是系统脱敏法？系统脱敏法的原理是什么？
4. 请举例说明系统脱敏法的具体实施过程。

第四编

综合技术

　　本编共有三章，分别是示范模仿疗法、行为功能评估与积极行为支持以及认知行为疗法。这几种方法既可以用来增加个体的良好行为，也可以用来消除或减少不良行为。而且这些方法都可以在一定程度上融合前面介绍的各种行为矫正技术，如强化和惩罚等。因此，本书将这三种矫正方法归为综合技术进行介绍。

第十二章

示范模仿疗法

学习目标

- ◆ 示范模仿疗法的概念
- ◆ 示范模仿疗法的作用
- ◆ 示范模仿疗法的类型
- ◆ 示范模仿疗法的过程
- ◆ 示范模仿疗法的具体实施
- ◆ 影响示范模仿疗法效果的因素

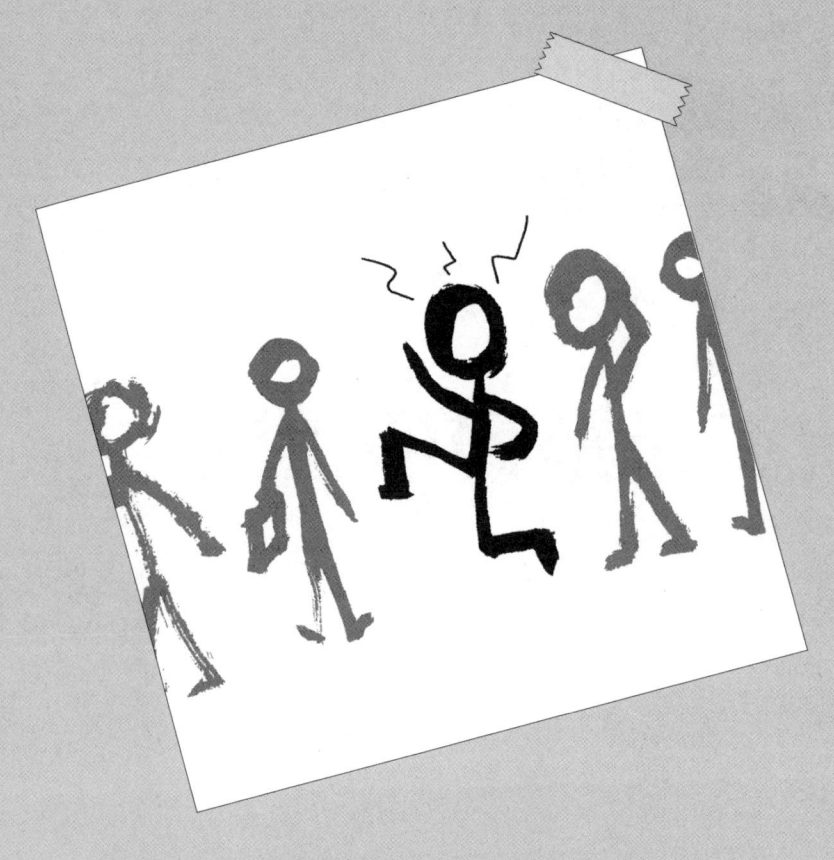

在第一编,我们已经详细介绍了班杜拉的社会学习理论。班杜拉认为,个体的很多行为是在环境中通过社会学习(特别是观察学习)的方式习得的。既然如此,干预者就可以通过提供恰当的观察对象来让个体改变自己的行为。本章所介绍的示范模仿疗法就是以班杜拉的社会学习理论为基础的一种行为矫正方法。这种方法强调干预者要在行为改变的过程中为行为的当事人提供示范,当事人通过观察榜样的行为并进行模仿来习得良好行为,减少或消除不良行为。

▼ 示范模仿疗法概述

一、示范模仿疗法的概念

所谓示范模仿疗法（therapy of modeling and imitation）基于社会学习理论，指的是个体通过观察榜样及其示范的行为，进而导致个体增加或获得良好行为、减少或消除不良行为的一种行为矫正方法（伍新春 等，2005）。之所以采用此种方法改变个体的行为，是因为人们在日常生活中的很多行为实际上是通过观察和模仿别人的过程习得的，并不一定需要直接的强化或者惩罚经验。当个体观察他人的行为并看到他人行为的结果之后，自己的行为也会受到影响。比如，如果看到别人手碰到火之后被烫得马上缩了回来，自己遇到火的时候就会非常小心。示范模仿疗法就是要利用这样的原理对个体的不良行为进行矫正，同时也可用于养成或者增加个体的良好行为。

在日常生活中，人们常会采用这一方法教别人新的行为，尤其是父母和教师，常会采用示范模仿疗法教孩子学习一些新的东西。比如，教师在教学生新的解题方法时，首先会向学生示范解题的过程，然后再让学生独立解题。

在理解什么是示范模仿疗法时，霍斯（Holth，2003）认为，要把握好行为与环境之间的四组关系。

1. 要有一套身体的动作可以作为榜样让个体模仿

在矫正过程中，要通过榜样提供特定的行为，这是一个示范（modeling）的过程。通过示范，干预者为当事人提供了一个观察学习的对象，从而促使当事人的行为发生改变。在日常生活中，人们所提供的榜样常常是没有计划的，很自然就发生了。但是在示范模仿疗法中，榜样常常需要经过周密的设计与安排，榜样所呈现的动作通常是个体需要学习的新技能。因此，提前进行周密的设计与安排有助于在实施过程中非常精确地向学习者呈现需要学习的目标动作。

2. 在这个榜样呈现之后，模仿性行为必须立即发生

在示范模仿的过程中，模仿性行为在榜样呈现之后要立即出现（比如3~5秒），这是示范模仿疗法的一个重要特征。当然，在日常生活中，人们的很多模仿实际上是滞后发生的。也就是说，个体的模仿性行为可能是在榜

样做出示范的很多天以后才发生的,这种模仿是一种延迟模仿。但是在示范模仿疗法的实施过程中,通常要求行为在榜样呈现之后马上就出现。

3. 榜样和个体的行为要有相似性

在示范模仿疗法中,榜样与个体所表现出的行为之间应该具有明显的相似性。比如,妈妈温柔地拍布娃娃,孩子也以相似的动作温柔地拍布娃娃。只有两个不同的行为主体在动作上具有非常明确的相似性,才可以说模仿发生了或者观察学习发生了。

4. 榜样对于个体的模仿性行为是一个控制性变量

在日常生活中,人们常常认为模仿就是做一样的事情,但是若仅仅满足"两个行为主体做一样的事情"这一条件,仍称不上是示范模仿疗法中的模仿。在示范模仿疗法中,榜样所呈现的动作与当事人行为之间的控制性关系是满足模仿的最重要特征。对于当事人来说,榜样所呈现的某个动作是一个新的行为,在当事人身上,该行为没有任何强化历史,且榜样呈现的行为发生在个体的模仿性行为之前,因此是一个前奏性刺激。当这个前奏性刺激出现之后,个体出现了一样的行为,就会获得强化。相应地,个体也就能够建立起榜样出现该行为与自己模仿该行为之间的关系。因此,在示范模仿疗法中,榜样对于个体的模仿性行为来说是一个控制性变量。

霍斯提出的行为与环境之间的四组关系比较适合解释针对良好行为的示范模仿疗法。只有当个体观察的行为是良好行为时,才可以让个体去模仿,并且在行为示范之后让个体立即模仿。反之,如果个体观察的行为是问题行为,则很难按照上述关系发生,在这种情况下,个体真正观察的是问题行为发生之后的结果,对个体的行为产生影响的也是这个行为结果,所产生的效果也不是立即进行模仿,而是对该问题行为的抑制。

二、示范模仿疗法的作用

日常生活的经验与有关的研究告诉我们,通过观察别人的行为来获得或改变个体的行为是非常有效的。这种作用不仅体现在不良行为的减少或者消除上,还反映在良好行为的获得或增加上。

（一）减少不良行为

榜样的示范和个体的观察学习可以有效地减少甚至消除个体的不良行为。在示范模仿疗法中，减弱不良行为的效果可以通过以下途径获得。

1. 替代惩罚

替代惩罚是指学习者观察到示范者因表现出某种行为而受到了惩罚，因此，本来常常表现出的某种行为的发生次数越来越少。在学校教育中，教师常常利用替代惩罚的方式管理学生的行为。比如，课堂上，教师批评了某个学生不举手发言的行为，于是其他学生不举手发言的行为也减少了。

在这个过程中，当事人的行为受到了榜样行为惩罚后果的影响。但是，受到影响的前提是当事人能够根据所观察到的行为结果对自己的行为产生相应的认知判断——如果自己表现出同样的行为，也会受到相应的惩罚。由此，个体的行为发生次数才会越来越少。

2. 替代消退

替代消退指的是学习者观察到示范者所表现出的行为没有受到任何强化，所以本来想表现的行为受到了抑制。比如，学生看到其同伴用某种方法解题，但是没有得出正确的答案，于是也放弃用这种方法解题。

3. 替代的低比例行为区别强化

替代的低比例行为区别强化指的是学习者观察到示范者表现出某种行为的频率很低，于是学习者也会受到影响而减少这种行为的出现率。比如，一个烟瘾很重的人到一家高级餐厅，看到周围没人吸烟，于是他在该餐厅吸烟的行为也会受到影响，吸烟量也会相应地变少。

4. 替代的不相容行为区别强化

替代的不相容行为区别强化指的是学习者观察到示范者在某种情境下表现出的良好行为与他原来常常出现的不良行为不相容，学习者因为表现出示范者的良好行为而放弃了原有的不良行为。比如，常逃课的大学生与非常认真读书的同学常在一起活动，看到同学每堂课都准时参加，因此也会更多地选择按时上课，其逃课行为也就越来越少。

（二）促进良好行为

示范、观察和模仿可以帮助个体学习新的良好行为，也可以促使个体原来的良好行为发生次数增加。促进良好行为的效果可以分为以下几种（吕静，1992）。

1. 解除抑制的效果

解除抑制指的是学习者观察到示范者做出某种行为之后没有受到任何相应的不愉快的惩罚，甚至得到了某种强化，于是学习者以往因表现出同一行为受到惩罚所产生的对行为的抑制就会被解除，导致该行为的出现次数越来越多。例如，在班杜拉的儿童攻击性行为实验中，在自由活动时间观察到攻击性行为受到奖励的儿童出现攻击性行为的次数最多，这就是行为抑制解除的体现。

这种行为抑制解除现象在日常生活中也能观察到。比如，平时很遵守交通规则、看到绿灯才过马路的人，如果看到其他人都不遵守信号灯指示过马路且没有受到任何惩罚，就很容易出现红灯亮时也过马路的行为。

解除抑制常被用来治疗恐惧症。比如，许多害怕蛇、蜘蛛之类动物的儿童和成人在观看过一段与自己年龄相当的榜样接近这些动物的影片之后，能逐渐学会接近这些动物而不是恐惧地逃避它们。

2. 行为的获得效果

示范模仿疗法可以帮助学习者学习一连串新的原本并没有掌握的行为，这就是行为的获得效果。在日常生活中，人们常常通过示范、观察和模仿的方式教个体学习一些新技能，比如生活自理技能、社交和职业技能。例如，要教学生用花插出一个球形的造型，可以通过一步步的示范让学生模仿，从而让他们掌握这一技能。

不过，如果要通过示范模仿的方式让个体学会一种新的行为，那么构成这一新行为的各个技能要素通常都是个体已经掌握了的，个体在这个过程中只是重新整合了已经习得的技能要素而已。因此，如果新的行为中有一些技能要素是学习者没有掌握的，就需要用另外的一些方法进行训练，比如结合塑造和渐隐等技术。

3. 行为的促进效果

行为的促进效果指的是如果学习者观察到示范者表现出某种行为之后得到强化，那么相应地，学习者表现出此种行为的次数也会增多。一般来说，在日常生活中，能够通过观察来促进其发生次数增加的行为都是社会接受的行为，而且是学习者已经掌握的行为。因此，在这一示范模仿学习的过程中，学习者不需要先学习一连串新的行为或者改进社会上不能接受的行为，只需要表现出已有的行为、让它更多地出现就可以了。

三、示范模仿疗法的类型

在实际操作中，依据示范者是影像、符号还是真实的人物，在观察学习过程中是单纯地观察还是边观察边模仿实践，是真实地观察还是通过想象观察，示范模仿疗法可以衍生出许多类型。

（一）符号性示范模仿

符号性示范模仿指的是通过电影、电视、视频、幻灯、照片、录音和文字材料等方式，为学习者呈现或示范正确行为，并让学习者进行观察学习的过程。在这个过程中，示范者并不是真实的人物，学习者也未实际地观看示范者的行为表现，而是通过观看相关的电影、电视、视频、幻灯片和照片以及听录音或阅读文字材料来获得对正确行为的印象的。

斯卡托内（Scattone，2008）运用社会故事和视频模仿的方法对一名阿斯伯格综合征男孩的对话技能进行了训练。视频的内容是两名成人对目标对话技能进行示范，时间为 5 分钟，同时用社会故事对交往中的一些关键内容进行了强调。研究共设计了三个故事：第一个强调的内容是眼神接触，第二个强调眼神接触和微笑，第三个强调眼神接触、微笑和启动对话。每个故事不仅被打印出来装订成小册子，而且由一个成人进行复述。男孩听完录音之后，观看两个成人演示关键技能（如眼神接触）的视频。看完视频之后，干预者会询问男孩有关视频中涉及的关键技能的问题。干预者进行每周 1~2 次、每次 5 分钟的干预，同时由母亲指导男孩每天在家里看一次视频。经过 15 周共 24 次训练，该男孩在对话过程中使用眼神接触、微笑以及启动对话的技能得到了很好的提高。

符号性示范模仿在使用过程中有其独特的优势，这些优势体现在以下层面。

- 符号性示范模仿所采用的影像资料、声音及文字材料都具有可以随时重复呈现的特点。这些资料都非常容易保存，能够反复使用，且可以在学习者需要的时候随时再次呈现，因此使用起来非常方便，且费用相对较少。
- 运用上述各种传播媒介，符号性示范模仿可以对所示范的正确行为的关键部分和难点部分进行凸显。在设计影像、声音及文字材料时，干预者可以根据学习者的特点预先进行仔细地考虑，突出所要示范行为的组成、顺序、特征、关键部分以及困难部分。而且可以在使用过程中根据学习者的学习步调进行调整，可以单纯地重复呈现学习者感到困难的部分。
- 符号性示范模仿可以采用各种传播媒介对一些很难真实呈现的行为进行示范。比如，在现实环境中，让学习者观察榜样如何与蛇、蜘蛛等动物进行互动常常非常困难，但是通过影像的方式可以解决这一问题。
- 符号性示范模仿中的示范者也可以是学习者本人。在真实环境中进行观察的学习者和示范者常常是两个不同的主体。但是在符号性示范模仿中，可以采取视频和录音的方式将行为的学习者同时作为行为的示范者。这种方式非常有助于激发学习者的学习动机，因此也能获得更好的行为训练效果。贝利尼等人（Bellini et al., 2007）对20个采用视频示范和视频自我示范训练阿斯伯格综合征儿童的研究进行了元分析，结果显示，这种方法对于培养阿斯伯格综合征儿童的社会交往技能以及处理他们的问题行为都非常有效。

 **知识拓展**

什么是视频示范和自我视频示范？

视频示范是指采用视频而非现实场景来让个体观察目标行为，继而模仿这些行为的干预技术。目前主要应用在三个干预领域：第一，社会沟通技能，包括社会技能、谈话技能和游戏行为；第二，功能性技能，包括自我帮助技能和购物技能；第三，具有功能的行为，如发脾气和推搡等问题行为。视频中的目标行为可由同伴、成人或个体自身进行示范，因此可分同伴视频示范、成人视频示范或者自我视频示范。其中，自我视频示范在最近20多年越来越多地用于对孤独症儿童的干预。

自我视频示范主要有两种形式：积极的自我回顾和视频前馈（Dowrick, 1999）。在这两种方式中，做出示范行为的个体都是行为观察者自身。

- **积极的自我回顾**（positive self-review，简称 PSR）。这种方法指的是个体观察自己曾经成功地参与某项活动或者表现出某个行为的视频。运用这种方法进行干预的行为是发生次数很少的行为或者个体已经掌握但是很少再出现的行为。这种干预策略相对简单，但由于针对的是低频率行为，因此在制作视频时需要比较多的原始视频素材。

- **视频前馈**（video feedforward）。这种干预策略针对的情况通常是个体已经拥有某一行为所必备的技能，但无法将它们组合起来完成某一活动。比如，如果儿童已经学会起床、刷牙、穿衣服以及梳头发，但还没有学会在早晨用正确的顺序将这些技能表现出来，那么可以将儿童完成每一项活动的过程都拍摄下来，然后通过剪辑将它们按照正确的顺序展示出来，并放给儿童看。于是，儿童能够将自己原来所具有的技能按照正确的顺序组合起来。这种干预方法也可以用于一些需要额外辅助或者支持的个体。在这种干预方法中，"隐藏的支持"是一个重要概念。比如，对儿童与他人的交往情况进行视频，然后让儿童观看这些视频，以训练他们的社交技能。在实际拍摄过程中，当儿童与他人交往时，有成人在旁提供辅助，但在用于视频示范的视频材料中不能有这些辅助，因此需要通过剪辑的方式将成人的辅助剪掉，于是儿童在观看的时候看到的就是自己如何成功且独立地与人交往。

> **拓展阅读**
>
> ### 视频示范干预的一般步骤
>
> 要运用视频对儿童的问题行为进行干预，通常可以采取以下步骤。
>
> a. 选择和确定目标行为。对于儿童来说，需要干预的行为往往不止一种，干预者需要结合儿童的实际情况选择并确定儿童最需要干预并且适合采用视频示范法进行干预的目标行为与技能。
>
> b. 做好录制前准备。这些准备工作包括：
>   - 获取所有相关人员的同意。由于视频示范法要拍摄与儿童有关的目标行为视频，这一过程可能会涉及儿童及其他相关人员的隐私，因此在拍摄之前要获取相关人员的同意；
>   - 了解儿童的发展状况、能力水平、是否对电视或影像材料感兴趣以及家长和教师的态度与期望等；
>   - 准备好拍摄视频的设备、拍摄及播放视频的场所以及参与人员。干预者需事先准备好拍摄和剪辑视频以及播放视频的软硬件设备，并且拟定需要拍摄的场景和播放视频的场地；确定视频播放人员，必要时还需对如何播放进行培训；
>   - 选择和训练视频中的榜样。选择儿童自己、其同伴还是成人作为视频中的榜样，对于视频示范法干预能否成功非常重要。对于孤独症儿童来说，自我示范一般比他人示范更能吸引他们的注意力。
>
> c. 设计视频脚本，拍摄、剪辑录像。根据确定的目标行为性质以及儿童特点编写可能的视频脚本。一般，录像示范法拍摄的都是期望儿童表现出来的良好目标行为。拍摄过程要求能够获取大量的备用视频素材，因此，一般要对目标行为进行多次录制，尤其是当孤独症儿童本人作为榜样时。干预者可以在此基础上利用视频处理软件对视频进行后期处理，以得到理想的视频。
>
> d. 收集目标行为的基线信息。干预者要对相关目标行为进行观察记录，以收集被试在基线期的数据信息；可以采取录像分析的方式，也可以直接在自然情境中对目标行为进行观察记录。
>
> e. 实施视频示范干预。制订播放视频的计划，并根据该计划播放剪辑好的视频。一般会固定在某个时间和地点进行播放。播放时，干预者或者相关参与人员要引导儿童进行观看，对视频播放的过程进行监控。若儿童的注意力不够集中，则需要播放者进行辅助，以帮助他将注意力集中在视频上。
>
> f. 监控行为变化，收集干预信息。在干预期内，干预者对儿童的相关目标行为进

> 行观察记录，一般包括录像中的良好行为以及所针对的问题行为，以确定视频示范干预是否促进了儿童的行为变化。
> g. 泛化或者追踪期。撤销对儿童的视频示范，对儿童日常的行为表现进行观察记录，确定视频示范是否对儿童的行为变化产生了长期效果。

（二）现场示范模仿疗法

现场示范模仿疗法又称真实性示范模仿疗法，指的是在观察学习的过程中，示范者真实地存在于学习者所处的现实环境中，并做出实际的示范行为，然后让学习者进行模仿学习。也就是说，在这种疗法中，榜样由真实的人物担任，学习者要模仿的行为由示范者现场示范。

第十章介绍了西拉等人（Sira et al., 2012）采用替代行为区别强化和同伴示范的方法对一个名叫德斯蒙德的 9 岁孤独症男孩的挑食症进行干预的例子。在这个案例中，研究者采取了现场示范的方式。干预时，德斯蒙德的妹妹，6 岁的维拉妮卡在接到指令"吃一口"之后的 30 秒内开始吃面前的她不太喜欢吃的食物，吃完之后得到口头表扬，并获得接触她非常喜欢的东西（如果是活动，则先由代币代替）的机会。在维拉妮卡的示范过程中，德斯蒙德不仅可以观察到恰当的进食行为，而且可以观察到在恰当进食行为发生之后出现的结果，从而促使他进行模仿。

这种方法能够让学习者的观察过程变得更加生动活泼，容易激发他们的学习兴趣，让示范模仿发挥较好的效果。同时，示范者可以根据学习者的表现着重对有难度的关键技能进行展现，也可以进行重复示范，这有利于学习者进行观察和模仿。

但是，在现场的示范模仿过程中，示范模仿的效果如何也与示范者的特征有密切关系；由于是现场的表演，因此示范者有时会出现难以成功地示范行为、发生失误或者失控。这些会对学习者的学习产生消极影响。

（三）参与性示范模仿疗法

参与性示范模仿疗法指的是让学习者一边观察示范者的所作所为，一边在干预者的指导下逐步参与活动，即在观察示范者言行的同时实际演练有关动作的方法。这种方法相比在示范过程中单纯地对示范者的行为进行观察而不进行模仿，有更好的效果。

在这个过程中，由于干预者在现场给予学习者指导，因此能够在学习者出现困难的时候及时地提供帮助，这不仅有利于学习者更快地掌握新的行为，也有助于干预者及时掌握个体所学行为的进展情况，并相应地调整和运用各种策略来帮助学习者进行模仿。另外，这也能在个体感觉泄气的时候为他提供支持和鼓励，在个体成功表现出行为时给予奖励。

（四）想象示范模仿疗法

想象示范模仿疗法指的是借助想象来仿效示范者的行为方式的方法。在此种方法的实施过程中，榜样的示范过程发生在学习者的脑海之中，因此也被称作内隐性的示范模仿疗法。在实际操作中，通常由干预者运用语言向学习者描述行为发生的具体情境和条件，以及此时应有的恰当反应，之后要求学习者在头脑中想象某一榜样按照上述过程进行所要求的行为操作。

此种示范模仿疗法有助于解决如何找到适当的真实示范者的难题。另外，在真实性示范模仿以及参与性示范模仿过程中，每一次矫正都要借助示范者的行为示范，因此不太现实和经济。借助想象来模仿某一位示范者的行为并达到改变行为的目的，是一种较为简便的方式。

另外，在想象示范模仿疗法中，学习者脑海中想象的示范者也可以是学习者本人。学习者可以在干预者的引导下想象自己在某种情境条件下如何成功且独立地表现出某一行为或者参与某项活动。而且头脑中的这种自我演练可以不断地重复。例如，对演讲感到很焦虑的个体可以在脑海中不断地演练自己如何镇定自如、慷慨激昂地完成演讲，并获得听众的掌声。

但是，如果要保证此种方法获得良好的矫正效果，需要学习者具备较好的想象能力。学习者需要能够在脑海中栩栩如生地想象示范者或者自己做出特定行为的过程，接下来模仿学习才有可能发生。一般来说，想象的内容越生动、越清晰，矫正的效果越好。

示范模仿疗法的实施

一、示范模仿疗法的两个阶段

从心理加工过程来说，观察学习包括注意过程、保持过程、动作再现过程以及动机过程。但是从具体操作来说，示范模仿疗法可以分解为两个基本阶段：一是行为示范阶段，二是行为模仿阶段。

（一）行为示范阶段

在示范模仿疗法中，学习者之所以可以通过观察来学习行为，是因为示范者提供了可供学习的行为榜样，如果没有示范者所提供的行为榜样，个体是无从观察进而加以模仿的。因此，在示范模仿疗法中，行为的示范是个体学习行为继而表现出行为的基础和前提。前面已经解释过，榜样对于个体的模仿行为是一个控制变量，这意味着榜样的示范对于学习者之后的行为是一个具有辨别作用的刺激。

在这个阶段，提供行为榜样的示范者可以是真实的个体，也可以是符号表征式的，即可以采取影像和表象的方式；示范者可以是单一的个体，也可以是多个示范者。但是，采取不同的方式会对模仿的效果产生影响。例如，班杜拉等人（Bandura et al., 1968）发现，单一示范和多重示范都能对个体的行为产生效果，但是多重示范的效果更加明显。班杜拉在实验中让三组怕狗的儿童在三种不同的情况下观看同一系列影片。第一组儿童接受单一示范，观看一个示范者逐渐亲密地与一只狗互动；第二组儿童接受多重示范，观看多个榜样毫无惧色地与一群狗互动；第三组儿童则观看无狗的影片作为控制组。结果发现，前面两组儿童对狗的恐惧都明显降低了，但是多重示范组儿童的恐惧降低得最为明显。这一组儿童最终能够在小屋里单独与狗相处，而单一示范组儿童达不到相同的程度。

另外，榜样如何示范行为也是一个重要的影响因素，如行为示范的速度以及是否在行为示范的同时提供言语指导等。如果学习者的认知和行为能力有限，缓慢地示范目标行为、分步骤示范、对目标行为的关键部分进行重复示范以及在示范过程中用简洁明了的语言向学习者恰当地描述所示范的行为，都是非常重要的。

行为的示范过程也是学习者对行为进行观察的过程。对于学习者来说，在这一过程中，要密切地关注示范者所示范的行为，并以表象的形式将这一行为储存在头脑之中。如果想要在以后很好地再现榜样的行为，还要进一步用语言符号的形式对示范的行为进行储存。这样一来，将栩栩如生的表象与抽象的语言符号相结合，更加有利于学习者将行为长久地保持在记忆系统中。

总之，行为示范的好坏应该以学习者的观察是否有效作为考量。换句话说，采取什么方式示范行为应该充分考虑到学习者的观察能力，从而使示范发挥更好的效果。

（二）行为模仿阶段

行为示范的结束常常意味着学习者的观察也结束了，接下来需要学习者将观察到的行为模仿出来，这是一个动作再现的过程。如果学习者只是让观察到的行为停留在脑海中而没有付诸实践，那么榜样的示范实际上仍旧没有对学习者的行为产生现实意义上的影响。因此，行为矫正过程非常强调学习者在示范之后将观察到的行为用自己的动作实际地展现出来。

在行为模仿阶段，干预者需要对观察者的行为进行及时的反馈。这些反馈包括对正确行为的表扬和鼓励，也包括对错误动作的提醒和纠正，并要对如何改进行为提出建议。事实上，在反馈过程中可以再一次进行示范，以便学习者充分运用视觉、听觉、触觉和动觉等获取更多的关于正确行为的信息，留下更深刻的印象，从而让他们不断地调整自己的行为，最终达到行为训练的目标。

当然，在实际操作中，行为的示范与行为的模仿并不是两个截然分开的阶段，对于良好行为，边示范边模仿也是一种常用措施。

二、示范模仿疗法的实施过程

在具体实施示范模仿疗法时，可以根据以下步骤进行有效的实施。

（一）确定示范模仿的目标行为

在制订示范模仿疗法的实施计划时，首先要确定目标行为是什么。目标行为是良好行为还是问题行为，会直接影响后续的实施步骤。

如果示范模仿疗法针对的目标行为是良好行为，除了对该目标行为的描述要做到具体、客观，以保证干预者对该行为进行观察和测量之外，还要尽可能简单，保证学习者有能力进行模仿。如果目标行为是复杂的行为，干预者要对这一行为进行任务分析，将之分解为小步骤，以便示范者按照顺序逐一进行示范。尽可能不同时处理太多行为，尤其对于智力落后的儿童来说，一次示范的行为越少，他们越容易记住。确定目标行为之后，要仔细分析该行为的关键特征和重要属性，以便在示范过程中给予更多的凸显。另外，确定目标行为时也要确定该行为出现时的相关情境，以便学习者清楚地知道所要学习的行为可以在什么情境下使用，促使他们在生活中使用学习的行为。

如果示范模仿疗法针对的目标行为是问题行为，则要具体描述该问题行为是什么，并确定该问题行为通常出现在什么情境，以及行为出现之后的厌恶性结果。

（二）选择采用何种示范模仿疗法以及具体程序

前文介绍了四种示范模仿疗法的程序，在确定了目标行为之后，就可以根据该目标行为的性质和特点选择何种示范模仿疗法以及具体采用的程序。

1. 根据目标行为的性质选择采用何种示范模仿疗法

如果目标行为是良好行为，那么在理论上，前面的四种示范模仿疗法都是可用的，要考虑的是哪一种更适合。但如果目标行为是问题行为，参与性示范模仿疗法是无法使用的；现场示范模仿疗法则通常需要一定的条件，比如，如果教师在班级中面对所有学生使用这一措施，当某一位同学出现目标问题行为时，教师就可以利用这一机会，让其他学生观察到问题行为出现之后的结果，继而影响他们的行为表现。对于特殊儿童来说，如果目标行为是问题行为，那么在大多数情况下会更多地采用符号性示范模仿，尤其是让儿童通过图片或视频等方式观察问题行为以及之后的结果，从而让他们学会控制自己的行为。

2. 根据选择的示范模仿疗法类型确定具体的程序和内容

不过，不管针对的是良好行为还是问题行为，不管采取哪一种示范模仿疗法，下面两个内容都是需要在这个过程中确定的。

（1）示范者

示范者可以是成人、同伴或者学习者自己，也可以是一名或多名示范者。制订计划时可以根据行为的特点和学习者的特征来选择适当的示范者。对于儿童来说，儿童自己和同伴（特别是多名同伴）都非常有利于他进行模仿学习。当前在孤独症儿童干预领域，在选择视频示范模仿疗法进行行为训练时，常常选择孤独症儿童自身作为示范者。

（2）示范过程

目标行为的性质不同，示范过程也会有很大差异。如果目标行为是良好行为，示范过程主要考虑的是目标行为会以什么样的过程展示，来让学习者进行观察；有时还会考虑跟随的强化物是什么。如果目标行为是问题行为，示范过程主要考虑的是问题行为产生的结果，对个体来说，对其行为产生影响的并不是观察到的问题行为，而是之后跟随的不良结果。

在设计示范过程时，需要考虑是否采用言语指导的方式来唤起学习者对行为关键特征和重要属性的注意和理解，或者对行为结果进行强调。如果针对的是良好行为，需要干预者根据学习者的语言能力设计配合动作示范进行讲解的内容。若针对的是问题行为，则更注重强调行为结果。

另外，不同类型的示范模仿疗法所需的准备工作也会有所不同。例如，如果选择采用视频示范模仿疗法，那么在制订矫正计划时，需要仔细地考虑让学习者观看什么视频。如果没有现成的适合的视频可以使用，或者确定采取自我视频示范的方式（示范者是学习者本人），就需要干预者自己拍摄合适的视频。这就意味着干预者要对拍摄的情境设计、脚本编写以及如何剪辑等事情进行周密的安排。

（三）学习者按照设计的示范模仿程序进行观察学习

制订好计划之后，学习者就可以进入观察学习阶段了。在这个阶段，学习者可能通过观看视频等方式来了解行为的具体特征和要求，也可能在现场实际地观看或者在脑海中想象榜样如何示范目标行为。如果针对的是良好行为，不管是哪种形式，都要保证学习者的注意力全程集中在榜样所示范的行为上，尤其要注意示范行为的关键特征和重要属性。如果针对的是问题行为，则要引导个体对榜样行为之后的结果进行仔细观察。

在示范良好行为的过程中，可以结合言语指导进行示范。首先，在行为示范之前就运用语言对行为及行为的关键部分进行讲解，让个体在观察之前就对行为及其关键部分有一定的了解。然后，在行为的示范过程中配以恰当的言语指导，促使个体将抽象的语言与形象的动作结合起来，更好地理解行为动作的要领，并能在头脑中形成有关行为的清晰表象，这有利于行为的保持和再现。不过，随着训练的进行，干预者要根据学习者的行为表现及时地撤除言语指导。在这一过程中，要注意行为示范的速度，缓慢地展示目标行为，增加示范行为呈现的时间，让学习者有足够的时间观察行为。尤其是由多个简单行为组成的复杂行为，更要注意示范的时间。在训练中，目标行为的示范次数也应根据行为的难度和个体观察学习的效果进行调整，复杂行为、行为的困难和繁复环节都需要多次反复示范。总之，在这一阶段要充分保证学习者有足够的时间观察目标行为，留下较深的印象，保证之后的模仿有一个良好的效果。

（四）对学习者的模仿给予及时、恰当的反馈

对于良好行为，当个体在观察结束之后正确地模仿了榜样所示范的行为时，就应该给予个体及时、恰当的强化。尤其在训练的最初阶段，对学习者每一次表现出的模仿行为以及与目标行为非常接近的行为都应该提供适当的强化。如果学习者得不到及时强化，这些行为就有可能快速消失或者不易经常出现。在强化过程中，要根据学习者的特点保证强化物的选择是适当的，能够满足学习者的个体需求。还要注意社会性强化物与物质性强化物的结合，因为口头表扬这种社会性强化物有利于行为在日常生活中的维持。如果针对的是不良行为，也应该根据示范过程中的行为结果给予及时的反馈。

要注意的是，对于良好行为，在个体刚刚进行模仿学习的时候，即使学习者所模仿的行为是完全错误的，但只要个体努力进行了模仿，干预者也要

对之进行鼓励。而且要用恰当的方式对他错误的行为给予反馈，尽可能避免采用否定的方式，否则容易打击学习者的信心，导致他放弃。应该采取提建议和动作辅导的方式为他具体的行为表现提供矫正型指导。如果学习者的行为错误很多，通常意味着学习者的行为技能水平较低，干预者就要适当放慢训练速度，降低对目标行为的要求，以免当事人体验到过多的挫折。

（五）对个体的行为进行监控

在示范模仿疗法的实施过程中，要对学习者的行为发展情况进行记录和监控，这有助于干预者及时掌握学习者的行为变化，并根据其变化调整训练方案。有时，学习者可能会因为强化物饱厌的原因而进步缓慢或者变差，行为的记录有助于干预者及时发现这类情况，并对方案做出恰当的调整。对行为进行记录也有利于干预者对撤除言语指导和动作辅助的时间做出判断。

（六）退出示范模仿疗法程序和良好行为迁移

退出示范模仿疗法程序取决于学习者的行为表现和训练计划的目标。当学习者的行为表现达到预定目标时，就可以退出示范模仿疗法程序了。但是，示范模仿疗法的最终效果必须体现在学习者能否在日常生活中表现出该良好行为上，即良好行为能否得到广泛的迁移，或者问题行为是否减少或者消失了。

如果目标行为是问题行为，要考虑问题行为在日常生活中出现后自然的后果是什么，并通过自然的后果让个体保持不发生问题行为。

如果目标行为是良好行为，则需要注意以下几方面。

1. 模仿行为的熟练性问题

要让学习者在日常生活中表现出所训练的行为，前提是个体模仿的行为已经具备了一定的熟练度，这就要求学习者对该行为有一定量的练习。只有通过一定量的练习，并让学习者对该行为的熟练度超过先前已经具有的其他行为反应的熟练度，才能促使学习者在日常生活中不再直接表现出原有的行为模式，而是采用新学习的行为。

2. 行为情境的设计

要让学习者在日常生活中表现出所模仿的行为，就要对日常生活中可能表现出该行为的情境有所考虑。一些学习者由于自身能力的限制，很难将所学的行为自然地迁移到日常生活中。所以在退出示范模仿疗法程序时，最好能够事先考虑到日常生活中可能的应用场景，并对行为在这些场景中的具体使用进行训练。

为了更有效地达到这一目标，在训练过程中，要注意对示范行为发生的情境做梯度安排。也就是说，从示范模仿训练的干预情境到日常生活中表现出该行为的自然场景，训练者要对它们做适度的逐级安排，从而让学习者很好地在真实生活场景中运用所学的行为技能。

3. 迁移行为的强化

对于学习者在日常生活中使用示范行为这一点，要进行及时的鼓励和强化。因此，要请学习者生活中关系密切的人物（如教师、父母和同伴等）进行协助，以便对学习者在日常环境中的行为表现进行强化和反馈。

三、影响示范模仿疗法效果的因素

在个体通过观察榜样示范的行为进行学习的过程中，有多个因素会对这一过程产生影响。我们可以看到，示范模仿疗法不是机械的刺激—反应的简单联合。在这个过程中有两个行为主体：一个是示范者，另一个是学习者。这两个行为主体具有的特征和属性会影响示范模仿疗法的效果。前面在介绍班杜拉的社会学习理论时提到过，观察学习主要受四种心理过程控制，即注意过程、保持过程、动作再现过程和动机过程。这四个心理过程的加工水平不同，示范模仿疗法的效果也会产生差异。而影响这四个心理过程的因素既有示范者因素，也有观察者因素，还有示范模仿程序设计的因素。下面将从这三个角度说明影响示范模仿疗法效果的因素。

（一）示范者的因素

示范模仿疗法的效果明显与示范者提供的榜样有密切关系。要让个体产生模仿学习，从心理加工过程来说，首先必须让学习者注意到示范者所提供的榜样。这就意味着，如果示范者拥有某些对学习者来说很重要的特征，学习者就更有可能注意到示范者，观察学习也就更容易发生。

要让学习者更好地通过观察来学习行为,示范者应具有可模仿的特征。这些特征主要表现在以下四个方面(伍新春 等,2005)。

1. 示范者与学习者之间的相似性

示范者如果在年龄、性别、需要、兴趣、爱好、态度、价值观和文化背景等方面与学习者相仿或者相近,那么学习者更有可能模仿示范者的行为。

2. 示范者的能力水平

如果示范者的能力水平过低,就会对学习者失去吸引力;过高则会让学习者因产生高不可攀的感觉而失去信心,也不可能产生模仿。因此,如果示范者与学习者的能力水平相当或者稍高,会更有利于激发学习者的学习动机和兴趣,模仿也更有可能发生。

3. 示范者的声誉和地位

一般来说,如果示范者具有良好的声誉、社会地位较高、具有受人尊敬的身份,那么他们的行为更容易被效仿。这也是名人和专家的行为会被很多人模仿的原因。

4. 示范者的态度和举止

在学习过程中,示范者的热情态度和有教养的言行举止对于学习者来说具有很大的吸引力,有助于学习者注意并模仿示范者的行为。

(二)学习者的因素

学习者本身的特点也会影响模仿学习的效果,比如个体的注意力、记忆力、动作技能水平以及学习动机等都对能否获得模仿效果起着重要作用。

1. 学习者的注意力品质

学习者的注意力品质会对示范模仿疗法的效果产生很大的影响。如果学习者的注意力很容易分散,非常容易被无关刺激干扰,而且示范模仿疗法的实施过程没有根据个体的注意力品质进行调整,那么很可能因为学习者没有看到或者没有充分注意到示范者的行为,导致模仿学习无法发生,或者所模仿的行为出现偏差。比如,对于多动症或孤独症儿童来说,如果要采取示范模仿疗法,在设计示范模仿程序时,要充分考虑到他们的注意力特征,在示范时采用特殊的手段来保证他们已经足够注意行为榜样了。

2. 学习者的记忆力水平

个体的记忆力水平在一定程度上反映了个体的信息处理能力,它会对示范模仿疗法的效果产生重要影响。如果个体的记忆能力有限,无法完全记住示范者呈现的行为,那么学习者要再现示范者的行为会有困难。另外,示范模仿疗法之所以能够产生效果,也是因为学习者能够根据观察到的内容对自己的行为结果有一个预期。为此,如果个体的记忆能力有限,要保证示范模仿的效果,就要让个体有多次机会观察到榜样的示范过程,且重复次数也要更多,以帮助记忆。

3. 学习者的动作技能水平

学习者的动作技能水平是另一个重要的影响因素。如果动作技能水平低,就会限制个体再现所观察到的行为。对于这样的个体,需要增加动作熟练度方面的训练,以真正发挥示范模仿疗法的效果。

4. 学习者的动机状态

学习者对行为的学习动机也会影响模仿的效果。如果个体缺乏观察和模仿的兴趣,那么示范模仿是不可能产生效果的。学习者的动机状态常常受到学习者的焦虑水平的影响。适度的焦虑水平能够使学习者处于较好的动机状态;焦虑水平过低,很容易使学习者的动机不强;焦虑水平过高,会对学习者心理功能的正常发挥产生干扰,特别是会对动作再现的准确性产生影响,从而使观察学习的效果降低。

如果示范模仿程序中的示范者不止一位,而是多位,就更有可能激发学习者的模仿动机,使个体的行为发生变化。班杜拉还在1982年进一步提出了自我效能理论,他认为,个人对自己某方面工作能力的主观评估结果以及对行为价值的判断可以解释在特殊情景下产生动机的原因。如果个体认为某件事情很有价值,并且自己有能力完成,那么个体将很有兴趣完成该事情。所以在实施示范模仿疗法的过程中,要让个体认识到所观察的行为的价值以及自己模仿的可能性,要尽可能使个体的动机水平处于良好状态。

(三)示范模仿程序中的因素

示范模仿疗法所采取的程序以及示范过程中榜样行为的奖惩后果都会对

观察学习的效果产生影响。

前文已经介绍了几种示范模仿疗法的作用。示范者表现出的行为所获得的结果是奖励、惩罚还是其他结果；如果是奖励，是何种奖励；这些都会对模仿的效果产生影响。另外，前面介绍了示范模仿疗法的几种类型，干预者可以采用影像手段、实际人物示范、现场参与或者想象的方式让学习者模仿所要求的行为，所产生的效果也有所差异。一般来说，对于良好行为，想象示范模仿疗法的效果要弱一些，参与性示范模仿疗法的效果最好。

本章小结及关键概念

本章对示范模仿疗法的概念、基本类型以及影响示范模仿疗法效果的因素进行了仔细的分析，并对示范模仿疗法的实施过程进行了详细的介绍。

示范模仿疗法

示范模仿疗法基于社会学习理论，指的是个体通过观察榜样及其所示范的行为，导致个体增加或获得良好行为、减少或消除不良行为的一种行为矫正方法。

示范模仿疗法的作用不仅体现在不良行为的减少或者消除上，还反映在良好行为的获得或增加上。不良行为的减少可以通过替代惩罚、替代消退、替代的低比例行为区别强化以及替代的不相容行为区别强化来实现。良好行为的获得或者增加则表现在解除抑制的效果、行为的获得效果以及行为的促进效果这三种形式上。

根据示范者是影像、符号还是真实的人物，观察学习过程中是单纯地观察还是边观察边模仿实践，是真实地观察还是通过想象观察，示范模仿疗法可以分为符号性示范模仿疗法、现场示范模仿疗法、参与性示范模仿疗法、想象示范模仿疗法四种类型。

示范模仿疗法的实施

从具体操作来说，示范模仿疗法可以分解为两个基本的阶段：一是行为示范阶段，二是行为模仿阶段。

示范模仿疗法可以按照以下步骤进行有效的实施：确定示范模仿的目标行为；选择采用何种示范模仿疗法以及具体程序；学习者按照设计的示范模仿程序进行观察学习；对学习者的模仿给予及时、恰当的反馈；对个体的行为进行监控；退出示范模仿疗法程序和良好行为迁移。

在示范模仿过程中有两个行为主体：一个是示范者，另一个是学习者。学习者的观察学习主要受四种心理过程控制，即注意过程、保持过程、动作再现过程和动机过程。示范者的因素、观察者的因素以及示范模仿程序会对这四个心理过程产生影响，从而影响示范模仿的效果。

思 考 题

1. 什么是示范模仿疗法？示范模仿疗法能够对行为产生哪些作用？
2. 示范模仿疗法有哪些基本类型？
3. 影响示范模仿疗法效果的因素有哪些？
4. 如何实施示范模仿疗法？
5. 以生活中的某一对象为例，说明示范模仿疗法应该如何操作，并具体解释在这一过程中要注意的问题有哪些。

第十三章

行为功能评估与积极行为支持

学习目标

- ◆ 问题行为的功能及行为功能评估的概念
- ◆ 行为功能评估的过程与方法
- ◆ 积极行为支持的概念与实施

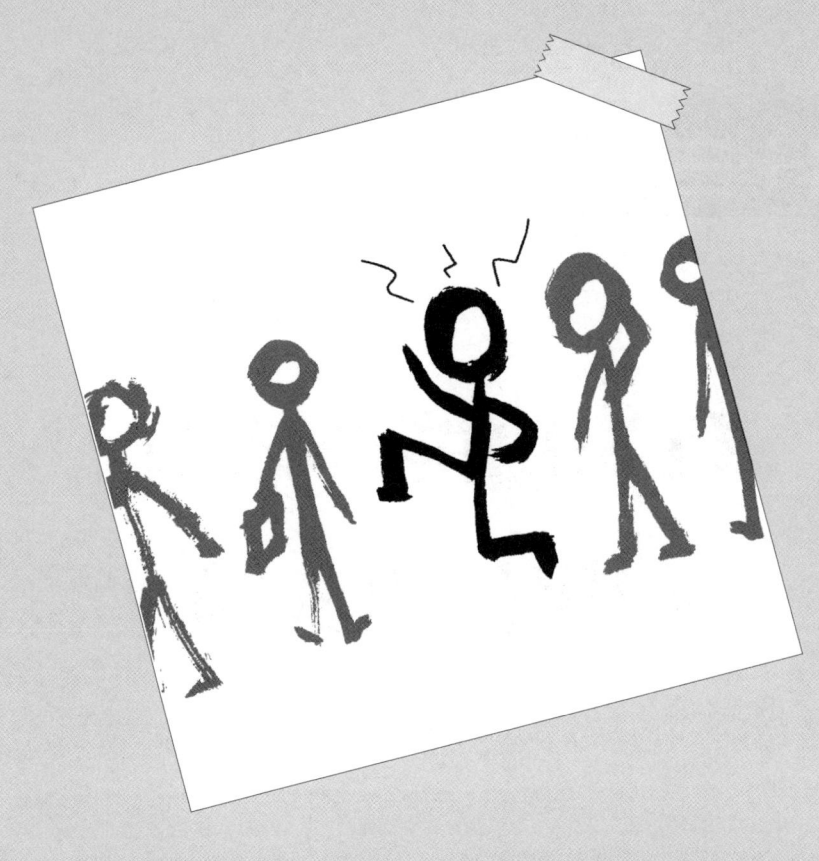

行为功能评估与积极行为支持是20世纪90年代初发展起来的一种行为矫正技术。这种行为矫正技术是从原有的应用行为分析方法发展而来的,但是它结合了生态学观点,更加注重通过对环境的调整来改变个体的行为,也更加重视个体的价值和生活质量(Carr et al., 2002),因此所采取的策略也被认为更加积极。本章将简要介绍这种行为矫正技术的观点以及基本策略。

问题行为的功能与评估

一、问题行为的功能

所谓问题行为的功能，简单地说，就是问题行为产生的原因。很多研究者认为，开展问题行为干预要根据问题行为的功能特点来进行，认为行为功能是维持行为持续存在的因素；不管是适当行为还是问题行为，所有持续存在的行为都有一定的目的，且这个目的通常与个体所处的环境有关（Chandler et al., 2002；Chandler et al., 2006）。也就是说，当前情境对个体的行为起到了强化的作用。

行为功能主要依据行为强化的特点与规律进行分类。一些研究者认为，问题行为主要有四种基本功能，即社会性正强化、社会性负强化、感觉性正强化与感觉性负强化（Milterberger, 2004）。也有一些研究者认为，不管是适当行为还是问题行为，它们的功能主要可以分为三种，即正强化、负强化以及感觉刺激或感觉调整功能（Chandler et al., 2006；Chandler et al., 2002）。根据其含义，这里的正强化与负强化类似于前面的社会性正强化与社会性负强化，而感觉刺激或感觉调整功能包括感觉性正强化与感觉性负强化。除此之外，也有研究者认为，一些问题行为还具有注意和交流的作用（埃弗林顿，2005）。本书将从三种功能划分的角度对行为的常见功能进行解释。

（一）正强化功能

行为的正强化功能是指个体的行为可以为他带来他人给予的、满足期望的强化物，常见的包括重要人物的关注、食物、实物和想参加的活动等。比如，在课堂上，当其他同学都在安静做作业的时候，小强突然从座位上站起来，且动作很猛，发出了很大的声音。结果，教师和同学们马上注意到了他，然后小强感到很得意。在这个例子中，小强通过突然站起来的行为获得了其他同学和教师的关注，这一行为的功能是正强化。

（二）负强化功能

行为的负强化功能是指个体的行为可以导致个体所讨厌的刺激停止、减少、延缓出现或者让不喜欢的人离开。通常，个体厌恶的内容有作业、任务、指令、特定的食物、场所、人员和实物等，表现出来的行为是拒绝、逃避或者回避的行为。比如，在教师布置作业之后，小强与其同桌开始发生口角，结果教师走过来，严厉地批评了他，并让他到讲台上去。小强走上讲台之后，反而感到很高兴。在这个例子中，教师虽然严厉地批评了小强，给予了小强一定的惩罚，但是小强并没有感到生气，反而有一点开心。对于小强来说，之所以并不因为教师的批评而感到难过，是由于他不再需要做作业。因此，他与同桌发生口角这一行为的功能是负强化，目的是逃避令他感到厌恶的作业。

（三）感觉刺激或者感觉调整功能

感觉刺激或者感觉调整功能指的是个体行为可以为个体带来内在的感觉方面的刺激，或者减少个体感觉方面的不舒服感。钱德勒等人（Chandler et al., 2006）认为，此方面的功能可以包含三部分内容，即感觉调整、感觉刺激以及特殊的生理或者神经方面的结果。

感觉调整指的是对个体体内的平衡或者警觉状态的调整。赞托等人（Zentall et al., 1983）提出了最佳刺激理论，认为每个个体的内部都有一个最佳的刺激水平。如果个体没有达到这个最佳的刺激水平，就需要做出一些行为来达到这个刺激水平。这些刺激可以来自各个感觉系统，如触觉、空间运动觉和嗅觉等。而有些行为或许可以直接产生某些具有自动化强化效果的感觉刺激作用，比如，揉眼睛的动作可以直接帮助个体舒缓眼部的不舒服感。对于某些在生理或者神经系统方面存在功能紊乱或特殊问题的个体，某些问题行为可能是这种紊乱或者特殊生理问题的结果。比如，孤独症个体的自我伤害行为或者刻板的自我刺激行为可能是此种特殊生理问题的结果；多动症个体的冲动行为也是由于脑部功能的轻微不协调导致的。这些行为的持续发生都可以帮助个体获得感觉刺激或者感觉调整。这种感觉刺激或者感觉调整不仅可以表现为满足个体的欲望，还可以表现为逃避个体所厌恶的刺激。

启发阅读

行为功能案例

莫娜以前在一个只有5个学生的特殊班级上课,同学们都存在一定的障碍和特殊教育需要。现在,莫娜在一所普通的中学上学,她所在的班级共有23个学生。莫娜的同班同学对她很热情,会教她并帮助她做事情。特别是下课的时候,同学们总爱拉着她,每次都有很多同学围着她。没多久,莫娜开始出现不良行为,当同学们围着她或者拉着她的手时,莫娜就开始咬他们。很多同学甚至至少被咬过一次。

于是,班级开了一个讨论会,大家都想知道莫娜为什么要咬他们,或者莫娜到底是要告诉他们什么。没有一个同学认为莫娜不喜欢他们。最后,同学们认为,莫娜是不喜欢他们随便带她去做各种事情。于是大家决定教莫娜,如果她不喜欢别人带她去什么地方或者不喜欢同学们靠得太近,她就做出"停止"的手势。同学们用角色扮演的方式示范给她看。他们花了一段时间去教莫娜。等莫娜开始正确地使用这个手势了,她也就不再咬同学了。

(参见埃弗林顿,2005)

二、行为功能评估的概念

开展行为干预应该以行为的功能为基础,只有分析出行为的功能,才能设计有效的干预策略促使个体的行为发生改变。所以,在行为干预之前,首先要对问题行为的功能进行评估。

行为功能评估(function-based behavioral assessment 或 functional behavioral assessment,简称FBA)是一种基于行为功能的行为评估方法,通过收集并分析行为资料以了解行为功能的过程。这也是一种收集用于确定问题行为功能的资料以及预测未来行为的发生情境的方法(Sugai et al., 2000)。在这个过程中,研究者要采用一定的方法识别和预测与问题行为持续存在有关的环境因素或者事件,继而在此基础上对行为的功能进行分析。也因为确定了行为功能之后,可以预测个体在未来的什么情况下会出现问题行为,所以说它是一种预测未来行为发生事件的方法。

三、行为功能评估的过程

对行为的功能进行评估通常是通过收集个体行为方面的资料，然后通过详细分析与行为有关的环境因素，来一步步实现的。第二章中已经详细介绍了行为评估阶段的任务与方法，这里再对行为功能评估的过程进行简要的总结。这一过程可包括以下阶段：确定问题行为，对问题行为实施功能评估，提出问题行为功能的假设，以及对问题行为功能的假设进行验证。

（一）确定问题行为

第一步就是要识别问题行为。在这一步中，干预者要对"什么是问题行为？"进行清楚的回答，并描述该行为具体发生的频率、每次发生的持续时间以及强度方面的资料。这一过程可以通过访谈与直接观察的方式进行。访谈通常是了解个体问题行为的第一步，对行为的直接观察则是第二步。访谈和观察一般围绕几个问题，具体见表13.1。

在这个阶段，干预者常常需要判断父母或者教师所抱怨的行为是否真的是需要进一步干预的问题行为，因此需要通过细致的访谈和观察对与行为有关的一些问题进行澄清，有时甚至可能出现所抱怨的问题实际上无足挂齿的情况。

表13.1 访谈和观察要回答的问题
1. 问题行为是什么？
2. 该行为的发生频率通常是怎样的？（每周、每天、每堂课……）
3. 每当该行为发生时，一般要持续多长时间？
4. 每当该行为发生时，其严重程度如何？
5. 该行为已经持续多长时间了？

（二）对问题行为实施功能评估

在确定问题行为之后，干预者需要对问题行为进行行为功能评估，即对个体行为发生过程中的各类环境事件进行辨别，要分析环境中是否存在与问题行为有关的因素，以便确定问题行为具有什么样的功能。这一过程采用的评估方法通常包括功能性行为访谈、ABC行为观察和行为功能量表。这三种评估方法具体可参见第二章。

表13.2列举了在对行为进行功能评估的过程中常会涉及的问题。这一步骤常用的上述三种评估方法基本上都要回答这些问题。通过对这些问题的回答，我们可以分离出与问题行为有关的前奏事件、情境事件以及行为结果，继而分析行为与这三者之间的关系，进而提出对问题行为功能的假设。

表13.2　与环境评估有关的问题

- 这个行为常常在什么时候或者最常在什么时候发生？（有没有特定的时间模式，如一周中的某一天、一天中的某一时刻。有没有不发生的时候？）
- 这个行为在什么地方最常发生或者发生的次数最多？（比如教室、操场和走廊等）
- 这个行为常常或者最常发生在个体从事什么活动的时候？（活动的性质是怎样的？）
- 这个行为发生时，是否有特殊的作业任务？（如果有，那么在作业任务的内容、形式、难度、时间长短和个体喜好程度等方面是否有特殊性？）
- 当这个行为发生的时候，个体通常与谁在一起？
- 在行为发生之前发生了什么事情？
- 在行为发生之后通常有什么后果？
- 有什么生理方面的因素、噪声或者其他因素影响个体的这一行为吗？
- 可以代替这一行为的行为可能有哪些？

（三）提出问题行为功能的假设

对行为发生的环境进行考察之后，接下来就是确定维持行为持续存在的功能是什么。要确定行为的功能，首先要检查由访谈、直接观察和功能评估量表获得的资料。其中，对于由教师或者家长等人员填写的功能评估量表，可以经分析直接获得问题行为的功能是什么；而经过访谈或者直接观察，通常可获得各种与行为发生有关的环境事件资料，供干预者进一步分析行为与前奏事件、情境事件以及结果之间的关系。ABC记录表可以呈现它们之间的关系，表13.3中列举了小刘在3天里重复发生的行为与环境因素之间的关系。对于小刘来说，他与同伴说话、离开座位以及大声喊叫教师等行为都出现在独自完成教师布置的数学作业或者阅读任务时，结果都是与教师进行了不同程度的互动。从这些信息中可以得出一个假设，即小刘的问题行为具有正强化功能，是为了获得教师的关注。

表13.3 ABC记录表示例

ABC 记录表

姓名：刘×× 　　日期：2009.5.10—2019.5.12 　　地点：教室
观察记录人：

前奏事件/情境事件（A）	行为（B）	结果（C）
独自阅读	与同学说话	教师批评他
独自阅读	离开座位	教师批评他，并要求他回到座位上
做数学作业时，教师与同学说话	大声喊教师	教师过来，回答其问题
独自做作业	与同学说话	教师批评他，并要求他认真做作业

其次，要分析从访谈、直接观察和功能评估量表中获得的有关问题行为功能的假设是否具有一致性。如果得出了相同的问题行为功能假设，基本上就可以确定这一问题行为的功能。但有时候，从不同的评估方法中获得的结果可能存在差异，这就需要对存在差异的行为功能假设进行比较，分析差异的来源。一般来说，访谈与功能评估量表这两种评估方式都属于间接评估，可能会受到被访谈者或者量表填写者个人主观想法的影响。因此，在问题行为功能假设存在差异的情况下，需要特别检视由直接观察获得的资料，并依赖由此得出的行为功能假设。在必要的情况下，需进一步开展对问题行为的直接观察，以收集更多的行为资料，从而得出更接近实际的问题行为功能假设。

在分析行为与环境因素之间的关系时，有时会遇到一个行为具有一个以上功能的情况。比如，与同学打架的行为可能有两个功能：一是负强化功能，通过打架可以让自己讨厌的人离开自己；二是正强化功能，打架可以引起很多同学的围观，从而获得其他人的关注。如果分析出多个功能，就要进一步分析什么功能是首要或者主要的功能，什么功能是次要的功能。在制订干预计划时，一般要先处理行为的主要功能。

在对行为功能提出假设的过程中，常会遇到多个行为都具有同一功能的情况，比如，在对小刘出现的问题行为进行ABC分析时可以发现，小刘在不同场合表现出来的不同行为都产生了相似的结果，其功能都是为了获得教师的关注。对于具有同一类功能的问题行为，在干预时可以进行"打包式"处理，即虽然它们的行为表现形式不同，但干预的原则和措施可以相同或者相似。

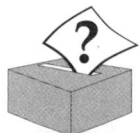
想一想

- 用 ABC 记录法分析前面案例中莫娜的咬人行为。
- 莫娜咬人行为的功能是什么？

（四）对问题行为功能的假设进行验证

在实际工作中，当用不同的评估方法得出的问题行为功能假设一致时，常常不需要或者不再对假设进行验证，而是会以此功能假设为基础来设计行为干预计划。但是当不同的评估方法得出的问题行为功能假设非常不一致，即使进一步增加行为观察的时间也难以得出结论时，就需要进一步对问题行为功能的假设进行验证。这种情况通常意味着问题行为与环境因素之间的关系非常复杂，所获得的行为功能假设不足以为行为干预计划提供充分的基础。如果要对问题行为进行更为科学的干预研究，则最好对问题行为功能假设进行验证。

对问题行为功能的假设进行验证，通常需要采用实验式功能分析的方法，通过对一些变量进行控制来确定问题行为是否具有某种功能。在这一阶段可以采用在第二章介绍的岩田等人提出的功能分析法以及卡尔和杜兰德的干预评估法，对问题行为功能进行验证。

比如，岩田等人（Iwata et al., 1982; Iwata et al., 1994）对 9 名被诊断为存在严重自我伤害行为的被试进行了行为功能分析。结果发现，9 名被试中有 6 名在关注、要求、游戏以及独自一人这四种测试情境之一中出现的自我伤害行为次数远远高于其他几个情境；其中，有 1 名处于社会拒绝状态的被试在关注情境下出现的问题行为最多,其行为功能是为了获得关注;有2名被试处于学业高要求状态,在要求情境下出现的问题行为最多,因此其行为功能是逃避作业;有3名被试在独自一人情境中出现的问题行为较多,因此其行为功能是自动化强化功能。剩余几名被试在四个情境中出现的自我伤害行为次数都很高,说明其问题行为的功能是自动化强化。

又如,穆尔等人(Moore et al., 2010)对一名叫贾斯廷的脑创伤儿童按压右眼的自我伤害行为进行了功能评估。之前的描述性分析以及采用岩田的功能分析法发现,贾斯廷的自我伤害行为的功能是为了获得关注。在此基础上,研究者又开展了功能性交流训练,教贾斯廷使用替代性交流装置进行交流。当贾斯廷按压键盘时,这个键盘会说出一些话,比如"妈妈来这里"。行为记录结果显示,当贾斯廷可以使用这个装置与其母亲进行接触之后,其自我伤害行为的发生次数就减少了;而当这个装置没有让他能够接触到母亲时,他使用这个装置的次数就会下降,相应地,自我伤害行为会增加。这就说明贾斯廷按压眼睛的自我伤害行为是为了获得母亲的关注。

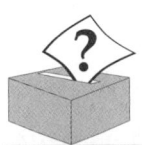
想一想

- 你对莫娜咬人行为的功能有什么假设?
- 可以设计一个什么样的程序去验证这一假设?

积极行为支持的干预策略

在确定了问题行为的功能之后,干预者可以此为基础设计行为干预计划。在这一节中,我们将对积极行为支持的概念以及相关策略进行介绍。

一、积极行为支持的含义

积极行为支持(positive behavior support,简称 PBS)是一组建立在功

能评估结果的基础上的行为干预策略。它主要运用教育的方法来扩展个体的行为技能，并通过系统的改变和调整，对个体生活的环境进行重构，其目的在于最大限度地减少个体的问题行为，并提高个体的生活质量（Carr et al.，1999；Koegel et al.，1996）。在这一概念中，积极行为指的是所有能够增加个体成功可能性以及提高个体在学业、工作、社交、娱乐、社区以及家庭环境中的满意度的行为技能。而支持则包含所有可用于教授、加强和拓展积极行为的教学方法以及可用于增加积极行为表现机会的系统改变策略（Carr et al.，2002）。

这种行为干预策略强调从问题行为功能出发，设计和实施行为的干预计划。一些研究者（Crone et al.，2003）认为，行为分析常常出现的一种结果是在对问题行为的产生原因进行仔细分析之前，就采用行为处理或行为改变的方法来制止这些行为造成的后果。因此，这种方法是比较消极的。

如果从行为功能的角度进行分析，即使不同的个体出现的问题行为相同，行为产生的原因也并不一定相同。假如按照个体行为的表现直接采取措施进行处理，常常会出现行为原因不同但措施相同的情况，这很有可能导致行为干预措施的失败。比如，当教师布置作业让小刘和小王完成的时候，他们都表现出了一样的行为：离开教室。假如分析发现这两个学生的行为功能不同，小刘的目的在于逃避作业，小王是为了获得教师的关注，那么对他们采取相同的方法进行干预就是不合适的。而积极行为支持要求干预者对个体的行为功能进行仔细分析，然后通过对环境的系统改变以及教个体良好行为，促使个体的行为发生改变。

目前，积极行为支持的策略广泛应用于具有严重问题行为的个体身上，而且在所报告的很多案例中都发现，这些策略能够有效地减少个体的问题行为。比如，坎普斯等人（Kamps et al.，1995a；Kamps et al.，1995b）运用功能评估和积极行为支持的方法试图改善幼儿的社会和行为表现。结果发现，功能评估能够让研究者采取更加适宜的干预措施；对环境进行控制，能够让儿童的行为得到很大的改善。因此，坎普斯认为，下述策略有助于干预者更好地处理问题行为：

- 直接培养适应的行为和社会规范；
- 运用角色模型对行为进行训练；
- 运用具体的形象化的积极互动和游戏的例子；
- 对亲社会行为进行一致而频繁的强化；
- 对合适的行为进行教学和强化；
- 消退反社会行为。

二、积极行为支持的实施

在对问题行为进行功能分析之后，干预者就可以根据这一分析结果制订积极行为支持的行为干预计划并加以实施。这一过程可以采取以下步骤。

（一）分析行为功能的合理性

不管行为功能评估结果告诉我们的行为功能是哪一种，在制订行为干预计划时，干预者都要仔细分析个体这一行为功能的合理性。对行为功能合理性的判断不同，会使干预计划的设计思路产生巨大的差异。

一般来说，如果个体的行为功能合理，就意味着在行为干预的过程中应该尽可能满足个体的需求，即满足个体原有问题行为的功能。对于该个体来说，问题在于不应该采用这样的行为实现功能，因此干预的重要目标在于让个体学会用恰当的行为实现原有的功能。具体来说，如果个体的行为是为了获得教师的关注（正强化功能），且该功能被认为是合理的，就意味着个体的问题在于不应该运用当前的问题行为来获得教师的关注。在设计干预计划时，要仔细分析在当时的环境中，个体有哪些恰当行为是应该给予关注的以及采取何种关注形式，并对个体的问题行为采取忽视的态度。如果个体的行为是为了逃避作业（负强化功能），并且这一功能是合理的，就意味着个体逃避作业的功能应该被满足，但个体不应该用问题行为的方式要求不做作业。因此，在干预计划中要设计的是个体可以采用何种更恰当的方式表达自己不想做作业或者想暂时休息一下的需求。

如果个体的行为功能被认为是不合理的，则意味着行为干预的目标在于改变个体行为的功能。这要求干预者更详细地考虑各方面因素，并从环境的角度考虑环境对个体行为的要求。比如,个体行为的功能是逃避作业这一负强化功能,很多家长和教师会认为这一功能是不合理的,这就意味着个体不可以逃避作业。那么行为干预的重点在于如何让学生完成作业。这就需要干预者更详细地分析个体对作业的厌恶从何而来,并在此基础上设计干预计划。

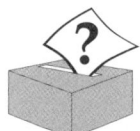

想一想

- 你认为,莫娜咬人行为的功能合理吗?
- 同学们认为,莫娜咬人行为的功能合理吗?他们是怎么考虑干预方法的?

(二)根据个体的行为功能来设计并实施行为干预计划

在对个体行为功能的合理性进行判断之后,就要确定干预计划的总体设计思路和行为干预目标。之后,干预者就可以根据行为的功能选择具体的干预策略。下面介绍了几种可用于处理不同行为功能的策略(Chandler et al., 2006; Chandler et al., 2002)。这些策略主要用于学校中的学生。

1. 用于正强化功能的干预策略

在大多数情况下,问题行为的正强化功能是合理的。因此,在设计干预计划时,要注意采取恰当的措施满足个体对强化物的需求。

(1)停止对问题行为进行强化

如果个体的问题行为是为了获得强化物,那么停止对这些问题行为进行强化是必要的。因此,在设计和实施干预计划时,要考虑使用消退技术来停止或者减少问题行为的出现。

(2)用原来维持问题行为的强化物用于强化良好行为

停止对问题行为进行强化,但是要将原来用来维持问题行为的强化物用在强化良好行为上。因此,在设计干预计划时,要仔细分析个体在所处的环境中有哪些良好行为需要用强化物维持,并在实际生活中对之进行强化。特别是当所强化的良好行为是原有问题行为的不相容行为时，效果更佳。比如，同学们教莫娜"停止"的手势，莫娜就不可能再用手拉同学了。

（3）**教个体适当的良好行为**

有一些个体之所以用问题行为的方式获取强化物，其原因在于不知道什么是恰当的行为。因此在实际干预中，要教他们什么是适当的良好行为，告诉他们什么该做，而不是告诉他们什么不该做。比如，如果个体不恰当的举止是为了引起教师的注意，那么可以教他说："老师，我做得怎么样？"若此时教师的回答是一种鼓励性的回答，那么这一措施显然比批评他不恰当的举止有效得多。

（4）**表现出问题行为时，引导个体表现出良好行为，并对该良好行为进行强化**

干预者要对个体的行为保持适度的关注与警觉，以便在问题行为刚刚出现、程度很轻的时候，积极引导他表现出良好行为，并对其良好行为给予强化。这种方式能够将问题行为所产生的不良后果降到最低。但是要对如何引导进行仔细的设计，可以有多种引导方式，比如口头提醒、用手指着行为规范或者日程表，以及轻拍他的身体等。这些动作不仅是让个体停止他们的问题行为，而且是在提醒他们应该做出什么恰当的动作来满足自己的需求。

2. 用于负强化功能的干预策略

如果个体的问题行为的功能是负强化，也就是逃避厌恶的刺激或者人物，那么必须仔细地分析这一功能的合理性，并在此基础上设计和实施相应的干预策略。

（1）**负强化功能是合理的**

若分析的结果认为，问题行为的负强化功能是合理的，那么干预的目标应该在于如何帮助个体掌握恰当地表达自己厌恶心情的行为，并允许他逃避这些刺激。以下几种行为是在干预过程中着重需要进行讲授的行为。

- 教个体用适当的行为表达自己不愿意参与或者完成某个活动的想法。如果个体不愿意参加某项活动，或者不愿意完成某项作业任务，那么个体需要运用恰当的方式将这一想法表达出来，而不是采取做出问题行为的方式。比如，如果莫娜不愿意与其他同学一起去操场上玩耍，她可以说"我不想去"，但她不可以用咬人的方式让其他同学离开她。这一策略的目的是教会个体怎么恰当地说"不"，这是一种可迁移的行为。当个体在其他场合遇到要说"不"的情况时，学会的行为也能为个体所用。在莫娜的案例中，同学们选择的就是这样一种方法，他们通过角色扮演和示范等方式教莫娜"停止"的手势，这一手势的自然后果（同学们不再拉着她或者离开她）能够对之进行强化。

- 教个体用适当的行为表达自己想参加其他形式的活动。有时候，个体不愿意参加某项活动的原因是想参加其他更具有吸引力的活动，此时如果能够教个体运用恰当的方式表达这一意愿，干预的效果会更明显。比如，如果学生不愿意与教师指定的同学合作，那么可以教他表达自己想与谁合作的正确方式。这种表达方式也是个体可以迁移到其他情境的功能性行为。

- 教个体表达自己想休息或者停止做作业的适当行为。一些学生可能已经完成了一部分作业或者任务，因为想休息或者结束作业任务而做出某些问题行为。对于这些学生来说，可以教他们如何表达自己想休息或者结束作业任务。不过，如果学生采用了这些方式，就意味着要允许他们休息或者结束作业任务。这也是一种很自然的强化。

（2）负强化功能是不合理的

若分析的结果认为问题行为的负强化功能是不合理的，就意味着个体不可以逃避这些刺激，那么干预的目标在于改变个体行为的功能。这通常需要对引发个体厌恶的环境因素进行进一步的分析，并对之进行调整。调整的目的在于减少这些刺激的厌恶性或者增加其趣味性。下面叙述了在负强化功能不合理的情况下的几种处理措施。

- 降低作业或者活动的难度。很多学生会因为作业或者活动的难度超过自己的能力水平，而采取拒绝的行为逃避参与。对于这类学生，可根据学生的能力水平设计作业或者活动的内容，适当降低作业或者活动的难度，使个体在参与之后能够享受成功的喜悦。如果分析发现造成个体参与困难的原因是关于作业的指令或者活动的要求不清晰，个体难以了解自己要做什么，那么修改关于作业的指令或者对相关要求的指导语也是必要的。

- 提高作业或者活动的趣味性。作业或者活动的趣味性也是影响个体参与度的重要因素。很多学生之所以不愿意完成作业或者参加活动，仅仅是因为作业太无聊。因此，设计有趣味的作业或者活动任务也有助于减少个体逃避作业或者活动的行为表现。

- 降低对作业的期望或要求。一些学生之所以对作业产生厌恶感，常常与家长或者教师长期对他提出高要求或者高期望有关。这些学生虽然每次都完成作业，但总是达不到要求或者周围人对他的期望，因此常被批评，有较多的失败和挫折经验，进而对作业等活动越来越失去兴趣，从而引发较多的逃避行为。对于这些学生来说，周围人适当地降低要求或者期望，并对其参与行为给予积极鼓励，有助于减少他用问题行为逃避作业任务的情况。比如，可以对学生完成的部分作业给予奖励，从而提高他参与的积极性。

- 提供多种选择机会。一些比较追求自我独立性的个体不太喜欢做别人叫他做的事情，因而会出现用问题行为逃避作业或者任务的情况。如果能为这些个体提供多种选择机会，让个体自己选择要完成的任务，他逃避或者拒绝参与的可能性就会降低。例如，可以设计难度水平以及内容性质相似的作业或者活动，让学生选择。对教师来说，不管学生选择哪一项作业或者活动，都是他期望的行为。但对学生来说，让他们自己选择也让他们更有兴趣参与。

- 增加辅助。对于完成作业或者参与活动有一定难度的学生，可以选择提供辅助策略。比如提供解题的线索，或者在学生出现困难时给予耐心的辅导，有时甚至是手把手地辅导，这些都有助于个体不再逃避作业或者活动。选用这一策略时可以运用渐隐技术。

3. 用于感觉刺激或者感觉调整功能的干预策略

如果个体的问题行为的功能是感觉调整,那么由于这种需要来自个体内部,一般需要考虑如何通过合理的途径给予他满足。下面提供了一些可以考虑的策略。

(1) 对环境布置和活动内容进行调整

通过对环境布置的改变以及活动内容的设计,让学生在合理的活动中获得足够的感觉刺激或者感觉调整,可以说,这是一种最佳策略。比如对于患有多动症的学生来说,动静结合的教学活动安排能够让他在教师引导的教学活动中获得足够的刺激,有效地降低注意力不集中这类行为的出现率。

(2) 提供多感觉通道的刺激

对于教师来说,在教学过程中选择能够提供多种感觉刺激的教具或学具,并让学生操作这些教具或学具,可以让学生在正常的教学活动中获得多方面的感觉刺激,从而减少通过问题行为获得感觉刺激或进行感觉调整的需要。

(3) 发生问题行为时引导个体参加适当的活动

对于这些学生来说,出现问题行为是为了获得感觉方面的刺激,因此强制性地让他不要表现出这些问题行为无益于问题的解决。此时可以引导他们参与适当的活动,并在这些活动中让他们获得希望的感觉刺激。这种方式如果运用在课堂中,对整个课堂秩序的影响较少,且教师也不容易受到学生问题行为的负面影响。

(4) 教个体在需要感觉刺激时提出适当的要求

由于这种感觉刺激的需要来自个体的身体内部,因此很难控制。但是如果个体能在需要的时候用恰当的方式提出要求,其他人据此提供相应合适的活动加以满足,个体用问题行为满足感觉调整需要的情况也会减少。所以在干预过程中,可以教个体如何在需要的时候适当地告诉其他人自己身体内部的变化。

(5) 提供适合个体刺激需求的强化物

可以选择一些能够为个体提供所需的感觉刺激的强化物,这样在对个体的良好行为进行强化时,也能够给予个体适当的感觉刺激,从而减少此类问题行为。

(6) 教授自我控制技能,提高个体对不同刺激的容忍度

除了采取适当的措施满足个体对感觉刺激的需要之外,还要教个体自我控制技能。提高对刺激的容忍度对于个体的发展非常重要。在这一过程中,利用警告信号,帮助个体清醒地认识到自己所处的状态,并进行忍耐或者控制,也是效果不错的策略。

 **案例讨论**

孤独症儿童自我伤害行为的干预案例

沈某,男,1998年出生,其父母均在银行工作。沈某目前在一所特殊学校上学,入校前被诊断为典型孤独症患者,无生活自理能力,有语言,能听懂别人的话,但很少开口说话;在班级中,沈某无法跟上教师的教学,在课堂上随意走动、喊叫,教师只有把他绑在椅子上才能继续上课;而且沈某有较为严重的自伤行为。沈某的自伤行为经常发生,他的自伤行为表现为反复拍打自己的头部和面部,直至面部红肿;经常咬自己的手臂,在手臂上留下清晰的咬痕。因此,干预的重点是改善其自伤行为。

在与两位主要的任课教师进行的访谈中发现:

a. 沈某经常在课堂上无缘无故地发脾气、哭闹,并伴有上文描述的自伤行为;

b. 一般来说,这种情况在每周一发生的频率最高,每天发生的时间没有规律性;

c. 这种自伤行为似乎不受班级中正进行的任务和活动的影响;

d. 沈某发脾气时,教师一般会将他带到教室外批评教育,但是效果甚微。教师也会尝试用不同的物品转移他的注意力,通常食物最有效,但不是每次都奏效。

e. 由于沈某发脾气和自伤的现象经常出现,加上教师一再强调不要理他,所以班级里的其他同学对他的问题行为不是很在意。

从家长那里获得的资料发现,沈某的自伤行为在家中也时有发生,但频率比在学校时低。家长认为自己比较溺爱孩子,对孩子在家中的行为没有过多的要求,比较自由,认为只要孩子开心就好。家长每个周末都会给沈某买大量零食。

根据从访谈中获得的信息,干预者进一步对沈某的行为进行了六次观察。以下是一次与自伤行为有关的观察记录结果。

行为观察结果分析

日期：11.22　　时间：11:00—11:30

前奏事件	行为	行为结果
音乐课上，他被绑在椅子上	哭闹，打自己的脸颊	教师给了他一个他喜欢的圆圈
教师在课上批改作业	哭闹，打自己的头，咬手臂	教师解开他，将他带出教室，批评他
翻教师的抽屉找东西吃，遭制止	哭闹，咬手臂，躺在地上不起来	教师批评他，并将他绑在座位上
教师坐在他旁边，面对面教他唱歌	哭闹，使劲拍桌子，咬手臂	教师将他带到角落，让他自己玩
下课时，同学们在自由活动	哭闹得特别严重，使劲拍打自己	教师给他盛饭

观察发现，教师们在沈某出现自伤行为之后所采取的措施不太一致：有时会采用惩罚手段，如批评或将他绑住，这些方式通常很难制止他的自伤行为；有时会给他喜欢的玩具或满足他的一些要求，这些措施有时能起效果。

观察还发现，该儿童的自伤行为虽然非常严重，但不同时间出现的自伤行为次数存在差异。如果课堂上有活动或者课程是在户外进行的，能够让他活动身体，其自伤行为的次数就会减少。另外也观察到，如果改变日程，该儿童很容易出现自伤及哭闹等发脾气行为。

总之，根据访谈及观察的结果，该儿童自伤行为的出现与教师的处理方式有关。教师常常在其自伤行为非常严重时给予他食物或球，之后他的自伤行为会有所减轻或消除；如果教师仅给予关注或惩罚，很少有效果；但如果将他带出教室或让他自由活动，而非强迫他听课，其自伤行为也会缓解。以上表现说明，教师给予他食物或球、让他进行自由活动或者离开教室等都为沈某的自伤行为提供了强化，其中食物或球提供的是正强化。家长在家里主要通过零食对该儿童的行为进行约束。因此，食物或者其他类似的强化物是一种不良的强化物。自由活动或者离开教室则让沈某能够逃离他所厌恶的学习活动，提供的是负强化，反而让沈某更加不愿意参与教师开展的教学活动。

根据上述行为评估结果，与相关教师和家长协商后，研究者认为尽快减少或者消除其自伤行为是第一阶段行为干预的重要目标，因此制订了下述干预计划与措施。

a. 家长在家中对该儿童的零食采取限制措施，并辅以一定的任务要求，以限制他过于自由的行为，这样有助于他在学校建立纪律观念，也有助于他适应学校生活，目的是降低他对学校生活的厌恶。

b. 考虑到该儿童目前的确跟不上班级的课程，建议教师对该儿童参与学习活动的内容做一些调整，尽可能让他参与感兴趣的活动，并在该儿童表现较好时给他一定的活动自由（例如，在教室后面较为宽敞的地方玩球），让他明白只有在行为表现良好时才可以获得奖励。同时鼓励他参与教学活动的积极性。

c. 停止在其自伤行为出现后给予食物或其他强化物，可让他在教室后面安静一会儿，以尽快停止自伤行为。

d. 在班级日程表需做临时更改时，尤其是涉及该儿童所喜爱的活动项目（如户外活动、娱乐和吃饭）时，事先与该儿童进行沟通。在必要时让该儿童去游戏室，以减少日程改变对他的负面影响。

通过实施上述干预措施，经过一个学期的矫正，该儿童的自伤行为有了非常显著的改善，在学期末的最后两次观察内，该儿童已经基本上不再有自伤行为出现。上述干预措施之所以有效，很重要的一点在于，对该儿童的自伤行为进行了正确的功能分析。但是对于该儿童来说，减少或消除其自伤行为并不是最终目标，下一阶段的行为干预目标将重点放在参与教学活动上，以及如何用适当的行为表达对某件事情的厌恶，即逐步教会该儿童用适当的行为代替原来的自伤行为。同时，对学校的课程内容和教学方法等也应做出调整，以满足其需要，让他能够更有效地参与课堂学习。

（此案例由上海市徐汇区董李凤美康健学校的张琴提供）

三、积极行为支持中要遵守的实施原则

（一）注重个体良好行为

采取积极行为支持的策略对行为进行干预，强调个体在所处环境中应该表现出来的良好行为。持积极行为支持观点的研究者倾向于将问题行为称为挑战性行为，他们认为个体的问题行为实际上是对不合理生活环境的一种合理反应。当个体已经习得的恰当行为不足以处理当前环境所提出的要求时，他们更有可能采取原始的、本能的行为来处理，于是这些行为看起来非常具

有挑战性（Chandler et al.，2006；Chandler et al.，2002）。这也意味着个体需要学习更多适应环境要求的新的良好行为才能满足当前的需求。因此，在干预计划的制订与实施过程中，要注重当前环境所要求的良好行为以及如何表现出这些良好行为。

注重个体的良好行为，对个体所表现出来的良好行为给予正面的鼓励或者奖励，能够不断激发个体内在的满足感。这种满足感能够促使他们不断获得成功的体验。常表现出问题行为的个体一般在生活中都经历了很多次失败。通过对良好行为的强调，可以帮助他们认识到自己的成功，无论是多么小的成功，都会让他们产生满足感；也因此能够促使他们更愿意去尝试，对自己也会有更乐观的态度。这样个体就更能够感觉到周围的人是在真正地欣赏自己，从而产生对所处环境的归属感。

（二）注重小组成员的共同合作

积极行为支持计划的制订和实施非常强调小组成员的合作。如果个体所处环境中的不同成员都能保证共同参与，那么行为干预就会有一致性。有时，甚至需要将个体的照料者也纳入干预计划。让参与干预的所有人员都了解什么行为会受鼓励，什么行为会被忽略，这对于计划的成功非常重要。

如果问题行为的对象是学生，积极行为支持通常可以在四个层次展开（Crone et al.，2003）：一是针对学生的一对一的支持策略，这些策略对学生来说是特异性的策略，其实施者是与学生保持密切接触的工作人员；二是运用于班级范围的支持方法和程序，这些策略是适用于全班同学的策略；三是特殊环境的支持策略，通常用于某些特殊的环境，比如图书馆和餐厅等，使用这些策略需要成立一个在特殊环境中的固定支持小组，当学生在这些环境中出现问题行为时，支持小组成员能够有策略地避免或减少学生问题行为的发生；四是全校性支持策略，是适用于所有学生、教师和工作人员的支持策略。

（三）注重正常化原则

不管是良好行为的选择还是干预策略的选择，在计划制订以及实施过程中，这一干预理论都非常强调正常化原则（Carr et al., 2002）。正常化原则来源于特殊教育理论，认为只有在正常化的环境中，正常行为才会发生。具体来说，在行为干预过程中，所选择的良好行为应尽可能是其他人也常在该环境中做出的行为；如果要教这些行为，也应该在使用这些行为的环境中教。这种正常化的实施策略能够保证个体在实际生活中有很多机会通过观看其他人的行为进行学习。当然，这也意味着个体所处环境中的其他人应该为他树立良好的榜样。

（四）注重问题行为的预防

最好的行为干预策略是让问题行为不发生，而不是在问题行为发生之后才实施干预。因此，积极行为支持注重问题行为的预防。这就需要行为干预者能够对个体行为的发生做出很好的预测，然后通过对环境的调整、对活动内容的重新设计、对良好行为的引导以及使用提示或警告信号等手段防止问题行为发生。

四、全校性积极行为支持

积极行为支持理论强调，在正常环境中对个体的行为开展干预，且注重对问题行为的预防。该理论目前被许多国家广泛用于学校教育。全校性积极行为支持（school-wide positive behavior support，简称SWPBS）强调，通过确定、教授和支持适当行为的方式创设一种安全的学校氛围，支持所有学生学习，并促使他们在学校里表现出积极和良好的行为。

一般来说，全校性积极行为支持通常由三个干预层级组成，分别是初级预防（又称普遍支持或一级干预）、二级预防（又称目标干预或二级干预）和三级预防（又称强化支持或三级干预），如图13.1（Simonsen et al., 2008；Cheney et al., 2010）。

1. 初级预防

初级预防是在全校范围内实施的干预，面向所有学生。这一层级所开展的工作属于基本的预防性行为支持。其核心目标是通过直接教学的方式教授期望的适当行为，用一致的策略在全校范围内对适当的行为实施强化，并对

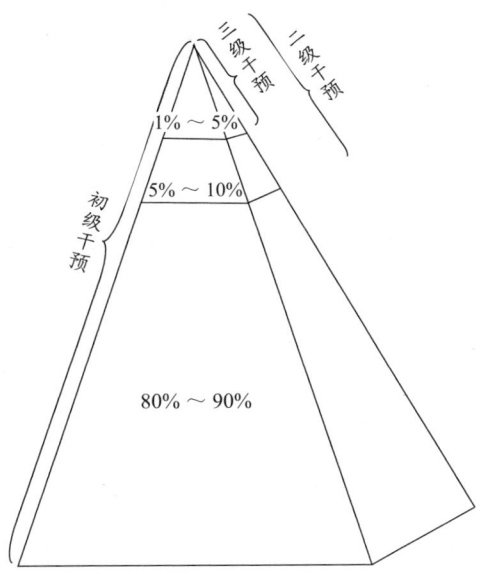

图 13.1　全校性积极行为支持的三个干预层级

不适当的行为加以处理,以促使学生掌握适当的行为。其常见做法包括以下方面:

- 建立并明确积极行为支持的目标和期望;
- 为学生在某个地点或某些活动中的适当行为提出操作性定义;
- 用专门的行为规范课对期望学生表现出来的适当行为进行教学;
- 对学生在班级或班级外情境中的行为进行积极监督;
- 制订对学生的适当行为进行反应的策略;
- 制订对学生的不适当行为进行反应的策略;
- 建立一个全校教职工都可以运用的学生行为强化系统;
- 一旦学生在初级干预中没有做出及时反应,要有步入下一层级的行动计划,并有力地执行。

2. 二级预防

二级预防是专门的小组干预,针对的是对初级层面的支持没有反应的一部分学生,即"处在行为危机"中的儿童。这一部分学生的人数占全校学生总数的5%～10%，除了参加二级预防开展的活动外，他们仍旧需要参与初级预防。二级预防的目标在于通过对学生问题行为的快速有效的反应来减少问题行为，通过提供额外的支持帮助这些高危儿童更好地在学校里进步。

这一层级的干预通常采取小组式教学，以促使学生的行为发生有效的改变。其干预策略不仅需要考虑学生的需求，还需要考虑学校可获得的或者可利用的资源，特别是学校教职工的能力水平。在实施过程中，要求学生和教师对行为进行自我监控，并通过非正式的访谈等方式获得学生行为方面的资料，以量化的方式监测学生行为的变化，判断学生是否在二级预防中受益，并确定是否需要对二级预防的方案或者策略进行调整。

3. 三级预防

三级预防是专门的个别化干预，针对那些对初级预防和二级预防都没有做出反应的学生个体，即存在"严重行为危机"的学生。这一部分学生的人数占全校学生总数的1%～5%。他们仍旧需要参加初级预防以及二级预防活动。

这一层级的干预面对的是个别学生多重的、特殊的需求，因此不仅需要投入大量时间和资源，同时对工作人员的专业化程度要求非常高。这个层级的干预通常会使用行为功能评估的方法，对学生问题行为的功能以及影响学生行为的因素进行评估。工作人员通常会以功能评估的结果为基础，结合其他学业和社会性方面的评估结果，为学生制订一份全面的行为支持计划。这份行为支持计划通常包括多个方面，例如，预防问题行为发生、教授新的行为技能，以及在确保适当行为获得强化的同时减少对问题行为的强化等策略。

全校性积极行为支持强调的是如何采取最少的行为干预让全校学生的行为产生最大、最明显的效果，一般会涉及五个层面（Sugai et al., 2000）。

- **全校范围内**：面向学校所有学生及其家庭以及学校所有教职工，主要的策略包括：确定并向全校声明全校性目标行为，使用正式的教学来教授目标行为，强化全校性恰当行为，以及基于学生行为数据做出决策等。
- **班级范围内**：面向班级中的所有学生，将学生行为管理与学业教学结合起来，主要的策略包括：加强班级日常管理，积极地监督，以及促进学生对学业的参与和成功等。
- **非班级范围内**：指普遍的、非教学性情境，策略包括：积极地监督，使用提示，教授某些特殊的行为规范，以及正强化等；
- **家庭范围**：指的是社区和父母在学生学业方面的支持，策略包括：积极地沟通，以及家庭的实践和强化等。
- **学生个体**：为那些对干预没有反应的学生提供个别化的行为或学业支持，如小组式的或者个人认知与行为方面的咨询，基于行为功能的支持，打包式或者以个人为中心的计划，以及以社会技能和自我管理为目标的教育等。

总之，全校性积极行为支持是一个在全校范围内实施的基于问题行为预防的行为干预系统，强调学校内全部教职员工的参与、对适当行为的教学以及对问题行为的功能评估。这样的策略更有助于有问题行为的学生适应普通教育环境，有利于促进学生的健康发展。

 **实践经验**

全校性三级行为支持系统示例

为了预防和干预特殊学校学生的问题行为，上海市徐汇区董李凤美康健学校经过近十年的努力，建立了全校性三级行为支持系统。该系统分为三个层级。

- 第一级是针对全体学生的积极预防，目标是发展学生的能力，建立良好行为常规。主体责任人是包括班主任在内的所有教师和员工。
- 第二级针对在第一级预防体系中出现问题行为但不严重的、需要针对性指导的学生；目标是用良好行为代替问题行为，增进沟通和表达，适应课堂学习。主体责任人是行为干预康复教师、班主任、保育员、相关学科教师和家长。
- 第三级针对几乎无法参与课堂、存在持续的情绪爆发、容易做出较危险的自伤或他伤行为的学生，目标是舒缓学生情绪，增进感情并形成积极的情感。主体责任人为学校积极行为支持核心小组、心理辅导组、行政人员、班主任、保育员、相关学科教师、家长以及校外专家。

在这三级支持体系中，包含相应的心理危机事件预警、处置预案和干预制度，保障系统能快速反应，在第一时间给予学生、教师和家长需要的支持。图 13.2 为该系统的图示。

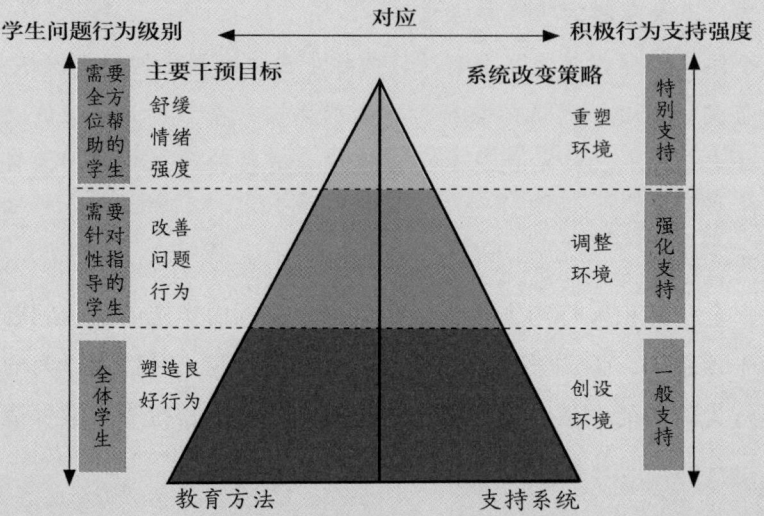

图 13.2 全校性三级行为支持系统

从图中可以看出，全校性三级行为支持系统与学生问题行为的严重程度相对应，随着问题行为的升级，行为支持和针对性指导的力度也相应地加强，从一般支持到强化支持，再到特别支持；环境支持策略从创设环境到调整环境，再到重塑环境；干预目标则从塑造良好行为到改善问题行为，再到舒缓严重情绪，降低了情绪爆发时的强度。

在建设全校性三级行为支持系统时，首先要组建团队，以保障系统的有效运行。以下是团队的组成，包括领导小组、实施小组及校外支持人员。可以看出，该系统成员包括了学校所有人员。

全校性三级行为支持系统团队的组成及主要职责

团队人员		主要职责
领导小组	校长	积极接纳校园文化的理念； 建构与保障全方位课程支持系统
	教导主任	协调学校各方资源，进行专业引领
	行为干预核心组	具体开展各项积极干预和支持； 组织个别化干预支持计划会商会议； 为相应班级的班主任、教师、保育员和家长等提供专业指导和培训
干预小组	行为干预小组	为有问题行为的学生提供个别化支持； 制订并保障行为支持计划的协同实施； 为相应班级的班主任和家长等提供专业指导
	班主任	共同实施行为支持计划，为家庭提供相应的专业指导
	任课教师	
	保育员	
	家长	
校外支持人员	特教专家	在需要时，提供专业支持
	医学专家	

（此案例由上海市徐汇区董李凤美康健学校的张琴提供）

本章小结及关键概念

本章对问题行为的功能、行为功能评估的概念和实施过程，以及积极行为支持的概念、实施过程、行为干预策略等，进行了详细的介绍。

行为功能评估

行为功能评估理论认为，行为的功能是维持行为持续存在的因素，不管是适当行为还是问题行为，所有持续存在的行为都有一定的功能。它们的功能主要可分为三种：正强化、负强化以及感觉刺激或感觉调整功能。正强化功能指的是个体的行为可以为带来他人给予的、满足期望的强化物。负强化功能指的是个体的行为可以导致个体所讨厌的刺激停止或者不喜欢的人离开。感觉刺激或者感觉调整功能指的是行为可以为个体带来内在的感觉方面的刺激或减少个体感觉方面的不舒服感。

行为功能评估是一种基于行为功能的行为评估方法，通过收集并分析行为资料以了解行为功能的过程。这也是一种收集用于确定问题行为功能的资料以及预测未来行为的发生情境的方法。在这个过程中，研究者要采用一定的方法识别和预测与问题行为的持续存在有关的环境因素或者事件，在此基础上对行为的功能进行分析。

积极行为支持及其实施

积极行为支持是一组建立在功能评估结果的基础上的行为干预策略。它主要运用教育的方法扩展个体的行为技能，并通过系统的改变和调整，对个体生活的环境进行重构，其目的在于最大限度地减少个体的问题行为，并提高个体的生活质量。积极行为指的是所有能够增加个体成功的可能性以及提高个体在学业、工作、社交、娱乐、社区以及家庭环境中的满意度的行为技能。

积极行为支持的实施可以采取以下步骤。首先，分析行为功能的合理性：如果行为功能合理，那么在行为干预中应教个体用恰当的行为实现原有问题行为的功能；如果不合理，则要改变个体行为的功能。然后，根据个体行为功能来设计并实施行为干预计划。

用于正强化功能的干预策略包括：停止对问题行为进行强化；将原来维持问题行为的强化物用来强化良好行为；教个体适当的良好行为；表现出问题行为时，引导个体表现出良好行为，并对该良好行为进行强化。

用于负强化功能的干预策略包括两个方面。当负强化功能合理时，可以采取的措施有：教个体用适当的行为表达自己不愿意参与或完成某个活动的想法，教个体用适当的行为表达自己想参加其他形式的活动，教个体表达自己想休息或停止作业的适当行为。当负强化功能不合理时，则要分析厌恶的来源，可降低作业或者活动的难度，提高作业或者活动的趣味性，降低对作业的期望或要求，提供多种选择机会，增加辅助等。

用于感觉调整功能的干预策略可包括：环境布置和对活动内容的调整；提供多感觉的刺激；发生问题行为时引导个体参加适当的活动；教个体在需要感觉刺激时提出适当的要求；提供适合个体刺激需求的强化物；教授自我控制技能，提高个体对不同刺激的容忍度等。

在实施积极行为支持的过程中，要注重四方面内容，即个体良好行为的培养、小组成员之间的合作、对正常化原则的运用以及对问题行为的预防。

全校性积极行为支持通常由三个干预层级组成，分别是初级预防（又称普遍支持或一级干预）、二级预防（又称目标干预或二级干预）和三级预防（又称强化支持或三级干预）。初级预防面对全校学生；二级预防针对存在高危行为的学生，以小组的方式开展干预；三级预防以存在严重问题行为的学生为对象，采取行为功能评估，对个别学生的问题行为进行分析，并以此为基础开展干预。

思 考 题

1. 什么是问题行为的功能？问题行为的主要功能有哪些？
2. 从生活中选一个例子，对所确定的行为按照功能评估的程序进行评估。
3. 什么是积极行为支持？积极行为支持与功能评估之间的关系是什么？
4. 从生活中选一个例子，根据功能评估的结果，从积极行为支持的角度对所确定的问题行为进行干预，在小组中对这一过程中的各种问题进行讨论。

第十四章

认知行为疗法

学习目标

- ◆ 理性情绪疗法的主要内容及实施过程
- ◆ 贝克的认知疗法的主要观点及实施过程
- ◆ 自我控制的概念、方法及实施过程

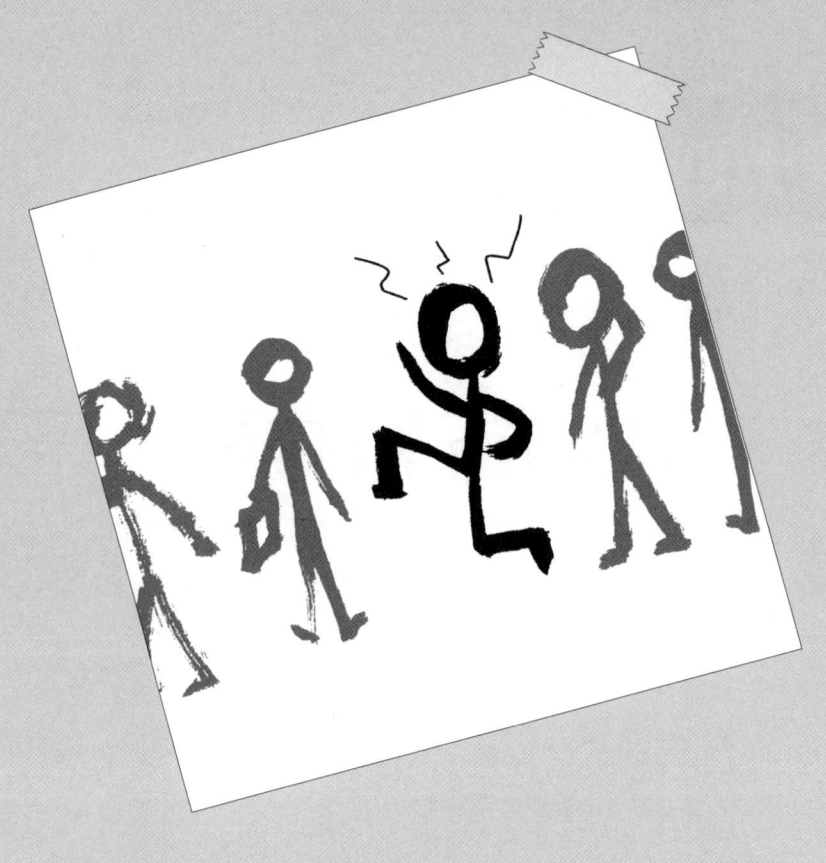

认知因素在行为的习得和改变过程中起着不可忽视的作用。在 20 世纪六七十年代,认知行为矫正理论被正式提出,并被运用到临床实践中。这一理论的主要观点是,影响个体情感和行为的主要原因是个体错误的认知观点,因此应该通过改变个体的不良认知来改变个体的行为。在临床实践中,认知行为疗法(cognitive behavior therapy,简称 CBT)又称为认知行为矫正(cognitive behavior modification,简称 CBM),包括多种指导策略与技术。具体来说,它有两个不同的发展方向:一个是以认知观点为中介的认知矫正理论,以艾里斯的理性情绪疗法和贝克的认知疗法为代表;另一个是自我控制或自我管理方法。本章将详细介绍艾里斯的理性情绪疗法、贝克的认知疗法以及自我控制的方法。

艾里斯的理性情绪疗法

一、理性情绪疗法的主要内容

理性情绪疗法（rational emotive therapy，简称 RET）是由美国临床心理学家艾尔伯特·艾里斯（Albert Ellis，1913—2007）在 20 世纪 50 年代提出的人格理论及心理治疗方法。这一理论及治疗方法强调认知、情绪和行为之间的交互作用及因果关系，特别强调认知在其中的作用，认为我们的情绪反应源于我们的信念。具体来说，其理论包含以下要点。

（一）人既是理性的，又是非理性的

艾里斯认为，人同时具有理性与非理性的特质，既有保护自我、快乐以及成长和自我实现的倾向，也有自我毁灭、自责以及逃避成长的倾向。而人的精神烦恼和情绪困扰大多来自其思维中不合理的、不符合逻辑的信念。它使人逃避现实，自怨自艾，不敢面对现实中的挑战。当人们长期坚持某些不合理的信念时，会导致不良的情绪体验。

艾里斯深信，个体之所以会有强烈而不适当的情绪，主要是因为非理性信念，而这些不合理、不合逻辑的非理性信念源于早期不合逻辑的学习或者受到父母与环境的影响。

（二）不合理的信念表现出三方面特征

艾里斯通过临床观察，总结出日常生活中常见的 11 类非理性信念，并分别对其不合理性做了分析（Ellis，1967，1973）。对上述不合理信念，一些学者进行了归纳和简化，其中韦斯勒（Wessler，1980）指出，绝对化要求（demandingness）、过分概括化（overgeneralization）及糟糕至极（awfulizing）是这些非理性信念的三个主要特征。

拓展阅读

艾里斯提出的11种非理性信念。
1. 在自己的生活环境中,每个人都应该得到别人的喜爱与赞扬,尤其是生活中的重要他人的喜爱和赞扬。
2. 一个人必须能力十足,在各方面,至少在某方面有才能、有成就,这样才是有价值的。
3. 有些人是坏的、卑劣的、邪恶的,他们应该受到严厉的谴责与惩罚。
4. 若事情不如意,是非常糟糕可怕的、悲惨的。
5. 人的不幸福或者不快乐都是由外在因素造成的,人不能控制自己的痛苦与困惑。
6. 对可能(或不一定)发生的危险与可怕的事情,应该牢牢记在心头,随时顾虑到它会发生。
7. 对于困难与责任,逃避比面对容易得多。
8. 一个人应该依赖他人,而且是一个比自己强的人。
9. 一个人过去的经历是影响他目前行为的决定因素,而且这种影响是永远不可改变的。
10. 一个人应该关心别人的困难与情绪困扰,并为此感到不安与难过。
11. 人生中的每个问题都应该有一个正确而完美的解决办法。如果找不到这种完美的解决办法,那是莫大的不幸,真是糟糕透顶。

1. 绝对化要求

这是非理性信念中最常见的一个特征,指的是个体对人或事表现出绝对化的期望或要求。持这类信念的个体通常从自己的主观愿望出发,认为事情一定会发生或者不会发生。这类信念中常常会出现"必须""应该"之类的字眼。比如,"我考试必须成功""别人必须对我好""生活应该是快乐的、轻松的"等。

但是,在很多情况下,事情的发生发展往往有一定的规律,不会依个体的主观意志为转移。因此当事情的发生发展出乎个体意料时,持有这样信念的个体往往极易产生情绪困扰。他们会感到受不了、难以接受、难以适应,因而陷入负面情绪的泥潭。

2. 过分概括化

这是指对事件做出夸张的、以偏概全的反应。持这类信念的个体常常有一种不合理的思维方式，会对事物以及事件做出片面的评价。比如，考试得了50分，就认为自己这辈子完了，个体单凭事件的某一结果好坏就对自己的整个未来做出了判断。艾里斯认为，过分概括化就如同根据一本书的封面来判定一本书的好坏一样，是不合逻辑的。

过分的概括化一方面表现在个体对自身的非理性评价上，即根据自己所做的一件或者几件事情来评价自己的价值。这种思维方式很容易使个体在面对挫折或者失败时产生自责自罪、自卑自弃的心理，认为自己"一无是处""一文不值"，因而产生焦虑和抑郁的情绪。另一方面则表现为对别人的非理性评价，即根据别人所做的一件或者几件事情来评价他人的价值。这种思维方式很容易让个体变得挑剔，一旦别人出现差错，即使只有小小的差错，也认为他很坏、很无能；因此很容易出现一味指责、批评他人的情况，不仅自己对他人产生敌意和愤怒情绪，也很容易出现人际关系紧张。

按艾里斯的观点，以一件事的成败来评价整个人是一种理智上的"法西斯主义"。他主张，不要去评价整体的人，而应该只评价人的行为和表现，即"评价一个人的行为而不是评价一个人"。因为在这个世界上，没有一个人可以达到完美无缺的境地，每个人（包括自己和他人）都有可能犯错误。

3. 糟糕至极

这是指个体对一些挫折或者事件做出强烈的反应，认为事件的发生会导致非常可怕、糟糕甚至灾难性的后果，因而导致个体陷入极端不良的情绪体验（如耻辱、羞愧、焦虑、悲观、抑郁和绝望）而难以自拔。对于这类人来说，一旦有什么坏事情发生，就会让他觉得糟糕透了，而且是百分之百的糟透了，是一种灭顶之灾。如果一个人总是这样想，那么必然产生很多极端的、负面的不良情绪。艾里斯认为，任何一件事情都没有最坏之说，还有一些事情比它更坏；因此，没有任何一件事情可以被定义为百分之百的糟透了。

这种糟糕透顶的想法常常与个体对己、对人、对周围环境事物的绝对化要求有关。当绝对化要求中"必须"和"应该"的事物没有如愿发生时，人们就会认为事情糟到极点了，就会感到无法忍受，因此陷入极端的不良情绪状态。

艾里斯在1994年将那些绝对的、过度概括化的、不符合逻辑的非理性信念划分为四类。

- 对自己、对他人以及所处世界的要求。他们常常对自己、他人以及所处世界提出很高的要求，常常使用绝对化的字眼："必须""应该"等，比如"你一定要帮我"。
- 糟糕化。个体对所遭遇事件做出的反应超过原来的糟糕程度，比如"这真是太可怕了，糟透了"。
- 低挫折容忍。认为自己不能忍受不舒服、挫折或者其他糟糕的事情。比如，"我无法忍受别人说我"。
- 对自我、他人或者生命的贬低，这常常是过分概括化的一种表现，比如，"我没有通过考试，所以我是一个失败者"。

 **知识拓展**

艾里斯的生平

艾里斯于1913年出生在美国宾夕法尼亚州匹兹堡市的一个犹太家庭。4岁时，他全家搬到纽约定居。5岁时，他因肾炎并发扁桃体炎几近死亡，又曾因肾炎9次住院。12岁时，他父母离异，这使他养成了独立和无神论的态度。19岁时，他又并发肾性高血压，40岁时罹患糖尿病，但是他努力照顾自己的身体，不因疾病而使自己陷入悲惨，反而精力充沛地生活着。

艾里斯在12岁时决心成为一位作家，于是他认真规划了自己的教育生涯。他先进入了高职学校，然后上了美国纽约市立大学，主修商业管理，想在商场上赚到足够的钱以支持他写任何想写的题材。但20世纪30年代的经济"大萧条"打破了艾里斯的计划，他只好放弃致富的美梦，不过仍持续写作。38岁时，他已完成了约20本书的手稿，但都未能如愿出版。自1939年起，他开始研究性、爱、婚姻和家庭关系等问题，但他当时并未受过心理学专业训练。在涉足这些领域后，他又花了2年时间阅读了有关这些研究课题的约1万篇论文和著作。然后，他发现自己可以为那些有性或爱的心理障碍者提供咨询。为了获得咨询资格，他又回到美国哥伦比亚大学学习心理学，并分别于 1943 年和 1947 年获得该校临床心理学硕士和哲学博士学位。

获得博士学位后，艾里斯希望自己成为一位临床心理学家，但因缺乏医学背景而遭到医疗机构拒绝。后来，艾里斯有机会获得卡伦·霍妮学院的聘用，终于得偿所愿。艾里斯认为，精神分析是心理治疗中最精深的学问，在 1949—1953 年，他接受卡伦·霍妮学院一位分析训练员的分析与督导，一直从事古典精神分析的心理治疗。但是通过实施精神分析，艾里斯开始对精神分析的有效性产生怀疑，认为精神分析其实是一种肤浅而不科学的治疗方式，并由此成为反对精神分析的主要人物之一。在 1953—1955 年，他开始尝试其他治疗流派的方法以取代精神分析，并于 1955 年在人本的、哲学的及行为的治疗理论基础上提出了自己的理论体系，即理性情绪疗法。1956 年，艾里斯在长期观察总结的基础上提出了 11 类基本的非理性信念。从此，艾里斯被公认为理性情绪疗法之父及认知行为疗法之祖。

不过，理性情绪疗法最初所用的名称为理性治疗（rational therapy，简称 RT），到了 1961 年才改为理性情绪疗法（rational emotive therapy，简称 RET）。1993 年，艾里斯又将理性情绪疗法改名为理性情绪行为疗法（rational emotive behavior therapy，简称 REBT）。因为他认为理性情绪疗法这一名称会误导人们，让人们以为此疗法不重视行为概念。

艾里斯是精力充沛而多产的人，也是心理咨询与心理治疗领域内著作最丰富的作者之一。在忙碌的职业生涯中，他每周要与 80 名个体治疗就诊者进行会谈，指导 5 个治疗团体，每年为专业人员与大众做 200 场演讲。他已出版了 50 多本书及 700 多篇文章，内容大部分是理性情绪疗法的理论与应用。另外，基于他在婚姻、家庭和性方面的工作及贡献，艾里斯也被认为是 20 世纪 60 年代美国性解放运动的先驱。

（三）ABC 理论

ABC 理论是艾里斯理性情绪疗法理论的重要理论基础。其中，A 代表诱发事件（activating events）；B 代表信念（beliefs），指的是人对事件 A 所持的观点、认知、评价或看法；C 代表结果（consequences），即症状，指的是所引起的情绪及行为后果。艾里斯常借用古希腊哲学家爱比克泰德（Epictetus）的一句名言来阐述自己的观点："人不是被事情本身所困扰，而是被他对事情的看法所困扰。"他认为，在这三者的关系中，并非诱发事件A直接引起了症状C，而是A与C之间的中介因素B在起作用，这个中介因素就是人对A所持的观点、认知、评价或看法。艾里斯认为，人极少纯粹客观地知觉经验A，总是带着或根据大量的已有信念、期待、价值观、意愿、欲求、动机和偏好等来知觉经验A。因此，对A的经验总是主观的，因人而异，同样的A在不同的人身上会引起不同的C，因此C之所以不同，主要是因为他们的信念有差别，即B不同。也就是说，个体情绪困扰的后果并非直接由事件引起的，而是由人对事件的信念造成的。

（四）理性情绪疗法的目的

理性情绪疗法的目的在于帮助当事人认清其思想中不合理的信念，建立合乎逻辑的、理性的信念。艾里斯认为，当人们接受更加理性的、合理的信念时，其焦虑与其他不良情绪就会得到缓解，个人的自我挫败感也会减少，对个人和他人不再苛求，并学会容忍自我与他人。

二、理性情绪疗法的实施过程

具体来说，理性情绪行为治疗的过程可以用ABCDEF模式来表明，其中的ABC即前面提到的诱发性事件、信念及情绪和行为的后果，而D指的是与不理性信念进行辩论（disputing irrational beliefs），E指的是通过治疗达到的新的情绪及行为后果（effect），F指的是个体治疗或咨询后的新感觉（new feeling）。在艾里斯的理性情绪疗法中，最关键的应该是D，即与非理性信念的辩论。在这一过程中，咨询师需要根据具体情况采用多种方法促使当事人放弃原来的非理性信念，而接受更加符合逻辑的信念。另外，在咨询的过程中，可以采用其他的矫正技术对个体进行干预，比如通过行为干预的方法（如放松训练、社会交往训练、奖励和惩罚以及暴露技术等）促进个体的情绪和行为获得更好的改变，因此艾里斯在1993年将理性情绪疗法改称为理性情绪行为疗法。

从操作过程上讲，理性情绪疗法一般可以分为以下四个阶段。

(一) 心理诊断阶段

这是咨询的最初阶段。咨询师首先要与当事人建立良好的信任关系，帮助他建立改变行为的自信心。其次要探索当事人所关心的问题，即找出使当事人产生焦虑、紧张和抑郁等不良情绪的诱发事件，确认问题所属的性质以及个体的情绪反应。换言之，在这一阶段，咨询师要通过与当事人的交谈来辨识引起个体不良情绪的事件A、非理性信念B以及因此产生的情绪反应C。通过与当事人的交谈，对当事人所关心的众多关系交错的问题进行分类，理清思路，找到当事人最迫切需要解决的问题，并以此为切入口，进行进一步的咨询干预。

(二) 领悟阶段

领悟阶段的主要任务在于帮助当事人认识自己不适当的情绪和行为表现，特别要挖掘并深入分析自己对诱发事件的解释、评价和看法，即由它引起的信念；探讨这些信念与不良情绪之间的关系，认识到不良情绪之所以发生是由于自己存在不合理信念，即不良情绪和行为症状完全是由自己造成的，应由自己负责。要让当事人认识到自己的非理性信念，可以按照下述顺序进行分析：

a. 让当事人了解有关诱发事件A的过程以及客观证据；
b. 让当事人认识到自己对诱发事件A的感觉体验是怎样的，即自己对此产生的情绪反应是怎样的；
c. 让当事人回答为什么自己会对该诱发事件产生恐惧、焦虑、愤怒和悲伤等情绪，分析寻找自己对诱发事件产生的信念，从而帮助当事人分清楚，什么是自己的情绪，什么是自己的观点；
d. 与当事人一起分析探讨在他对诱发事件产生的信念中的理性和非理性之处，并且将两者区别开；
e. 让当事人分清楚自己的不良情绪源于所持的非理性信念。

(三) 疏通阶段

疏通阶段是理性情绪疗法实施过程中最关键的阶段。在这个阶段，咨询师要与当事人就其不合理信念进行辩论，促使当事人最终放弃这些不合理的信念，学会用合理的思维方式代替不合理的思维方式。艾里斯认为，情绪不会仅仅因为表达出来了就消失不见，我们需要驳斥那些引发负面情绪结果的非理性信念，并努力将不实际、不成熟、命令式和绝对式的思维方式转成实际的、成熟的、合乎逻辑的和讲究证据的思维和行动方式，如此才能对生活情境有较适当的情绪反应。在疏通阶段，常用的方法主要有与非理性信念辩论、理性情绪想象和认知家庭作业等。

1. 与非理性信念辩论的方法

根据咨询与心理治疗的实践经验，艾里斯认为咨询师可以通过积极主动地不断提问来对当事人的非理性信念提出质疑，促使他对自己所持的信念产生动摇。从具体的形式来看，提问可以分为挑战式和夸张式。咨询师通过挑战式或者夸张式的提问要当事人回答他有什么证据或理论来支持他对诱发事件的与众不同的看法。不过，不管是哪一种提问方式，实际上都是咨询师在指导或引导当事人对自己所持信念进行积极主动的思考。通过如此反复不断的辩论，最终使当事人理屈词穷，不能为其非理性信念自圆其说，从而使他真正认识到自己所持的信念是非理性的、不合逻辑的；自己的那些信念根本站不住脚，并分清什么样的信念是理性信念，什么样的信念是非理性信念；进而促使他们用理性的信念取代非理性信念。

（1）挑战式

咨询师采用直截了当式的发问对当事人的非理性信念提出质疑，如"你有什么证据能证明自己的这一观点？""别人是否应该按照你所想的去做？""请证实自己的观点！"等。这样提问是为了让当事人为自己所持的信念提供客观的证据。由于当事人通常不会轻易地放弃自己的观点，因此在咨询师提出质疑之后，他们都会想方设法地为自己的信念辩解。此时，咨询师需要不断地要求当事人拿出实际的客观的证据来证实自己的信念。

（2）夸张式

这种提问方式被一些研究者称为犹如漫画的手法。咨询师通过对当事人信念中的非理性、不合逻辑和不现实之处进行夸张和放大，来让当事人认识到自己所持信念的不合理性。不过，其目的仍与挑战式提问相同，差别仅仅在于提问的方式不同。

例如，一个患有社交恐惧的来访者说："别人都看着我。"治疗师问："是不是别人都不干自己的事情了，都围着你看？"来访者回答："没有。"治疗师问："要不要在身上贴张纸，在上面写上'不要看我'的字样？"来访者回答："那样人家更要来看我了！"治疗师接着问："那你说别人都看你是真的？"来访者答："……是我心里的感觉……"

2. 理性情绪想象

当事人的情绪困扰有时是由他自己不断向头脑中灌输烦恼造成的。这一类个体经常吸收一些非理性信念，一旦有不好的事情发生，就很容易在头脑中出现各种夸张的失败情境，从而产生不良的情绪和行为反应。理性情绪想象技术就是要帮助当事人停止这种非理性信念的传播，其具体步骤可以分为以下几步。

- 让当事人想象自己最受不了、最容易产生不良情绪的情境，并体会自己在这些情境中出现的强烈情绪体验。
- 帮助当事人认识自己当时所持的想法，尤其要认识不合理的想法，并通过改变这些非理性观点来帮助当事人改变这种不良的情绪体验，使他体验到适度的情绪反应。
- 停止想象，并让当事人讲述他想象的过程，以及自己的情绪在这一过程中发生了哪些变化，是如何发生变化的。着重讲述自己改变了哪些观点，从原来的什么观点转变为什么观点，让自己的情绪体验发生了改变。在这一过程中，咨询师要对当事人的信念和情绪的积极转变给予及时的积极强化。

3. 认知家庭作业

在疏通阶段，咨询师也可通过给当事人布置认知家庭作业，促使他更快地认识到自己所持的非理性信念。完成认知家庭作业的过程也是当事人与自己的非理性信念进行辩论的过程，因此这一过程被认为是咨询师与当事人之间的辩论在咨询后的延伸。

认知家庭作业的内容通常是咨询师要求当事人回家之后仔细阅读关于理性情绪疗法的文章或者书籍，并要求他对自己所持的非理性信念进行分析以及辩论，最后写出自我分析报告。当事人在自我分析报告中要写出诱发事件 A 和结果 C，分析自己对事件 A 所持的非理性信念，并逐一对它进行自我辩驳，找出可以代替这些非理性信念的理性信念。

这一自我分析报告可以对照理性情绪疗法的自助量表进行。理性情绪的自助量表是艾里斯创立的理性情绪行为治疗研究所印制的。这一量表列举了一些常见的非理性信念。当事人可以根据这一量表的要求先写出事件 A 和结果 C；再从表中所列的非理性信念中找出符合自己情况的信念，或者写出表中未列出的自己所持的其他非理性信念；然后对这些非理性信念进行逐一分析，并找出可以代替的理性信念，填在相应的栏目中；最后，当事人要填写他的新情绪和行为。

（四）再教育阶段

在当事人逐渐放弃原有的非理性信念，代之以更加合理的、符合逻辑的信念之后，当事人因此产生的不良情绪也会减少或者消除。但是，在现实生活中，当事人除了有在疏通阶段辩论的那些非理性信念外，还存在其他的非理性信念。因此，咨询师在帮助当事人摆脱关键的非理性信念之外，还要探索是否存在与其他症状有关的不合理信念，并采用上述方法与之进行辩论，促使他放弃这些非理性信念，继而养成用理性的方式进行思考的习惯。

启发阅读

一位 34 岁的女性是两个孩子的母亲。她的责任心很强，但有周期性抑郁。最近，她儿子的教师写了一张条子，说她的孩子学习有困难。收到条子后，她马上变得很忧郁、沮丧，对自己横加指责。下面是治疗过程。

当事人：我早该帮儿子一把，完成他的家庭作业。教师说，这孩子缺乏自信心，上课时不用心听讲，结果成绩直线下滑。我的心情十分沮丧，又十分懊悔。我真是一个坏母亲。一个好母亲应该每晚花时间同孩子一起学习。

现在他表现不好，我有不可推卸的责任。真是我的过错啊。

（治疗师的第一步就是要教她学会同"我是一个坏母亲"的想法做斗争，因为这是问题的关键。）

治疗师：好。"我是一个坏母亲"这句话错在什么地方？

当事人：嗯……

治疗师：真的有坏母亲吗？

当事人：当然有。

治疗师：你给坏母亲下的定义是什么？

当事人：有些母亲缺乏养育技术。

治疗师：所有母亲都在一定程度上缺乏养育技术。

当事人：是吗？

治疗师：世界上没有一个母亲在养育技术方面称得上十全十美，因此都在某方面缺乏养育技术。根据你的定义，结论似乎是所有母亲都是坏母亲。

当事人：我只觉得自己是一个坏母亲，并非说大家都是。

治疗师：好吧，再下一次定义，什么样的母亲是坏母亲？

当事人：坏母亲就是不了解自己孩子的人，或者她总是做错事，而做错的事对孩子不利。

治疗师：根据这一新的定义，你不是一位坏母亲，也没有坏母亲，因为没有人总是做危害自己孩子的错事。

当事人：没有吗？

治疗师：你说母亲总是做些害人的错事，可没有人一天24小时都在做害人的事，每个母亲都能做些好事。你说是吧？

当事人：是的。

三、理性情绪行为疗法在儿童期的情绪和行为障碍上的应用

艾里斯早在20世纪50年代就开始将理性情绪行为疗法应用到存在情绪和行为障碍的儿童身上。他发现，可以直接或者间接地与儿童的父母合作，在儿童身上应用理性情绪行为疗法。之后，艾里斯和其他研究者在儿童身上进行了大量实践。1983年，艾里斯等人出版了《儿童期问题的理性情绪方法》

(*Rational-Emotive Approaches to the Problems of Childhood*，1983）。之后，其他研究者也发表或出版了不少相关文章和书籍。目前，理性情绪行为疗法已经成为心理咨询师和心理学家在学校心理学和学校心理辅导领域常用的方法之一。

运用理性情绪行为疗法对当事人开展干预，不管是对成人还是对孩子，其目的都在于教当事人解决情绪问题的技能，教他们将自己不健康的情绪改变为健康的情绪，这一过程主要是通过理性的思考和逻辑的推理，使他们对情绪进行更好的管理，更加负责。对于年幼儿童，主要是帮助他们更好地意识到自己的情绪和想法，并发展出一个表达情绪的概念—语言系统。在这个过程中，要教他们区分自己的情绪和想法之间的不同，并能够进行理性的自我陈述；同时还要帮助他们纠正对现实社会的感知。大一点的孩子需要辨别理性信念和非理性信念之间的差异，并对非理性信念和概念进行驳斥。

对于儿童期的适应不良和情绪问题，艾里斯和其他理性情绪行为疗法的支持者从交互作用的角度进行了解释（Bernard et al., 2006）。他们认为，儿童期的情绪障碍和行为不良可以从个体与环境（如父母和同伴）之间的相互作用的角度进行理解。儿童是理性还是非理性地思考问题，与他们对世界的看法紧密地联系在一起。这些信念不仅表现出了他们是如何认识周围环境的，同时也会影响他们如何对周围环境进行反应。而儿童之所以用非理性或者不符合逻辑的思维方式认识周围环境，一方面是因为受到先天基因的影响，另一方面是因为父母或者同伴等人也会通过示范和直接的交流对他们产生影响。

在将理性情绪行为疗法运用于儿童的过程中，咨询师必须考虑到儿童本身的智力和发展水平。对儿童发展水平的认识可以帮助咨询师判断儿童当前的问题是一个临时性问题、正常发展过程中的常见现象，还是很严重的问题。对于儿童来说，情绪和认知的发展是相互促进的。当儿童很年幼的时候，他们对外部经验的意义的理解和思考能力非常有限，主观情绪体验的质量也因此受到限制。儿童早期认知发展的限制可能导致他们获得的对外部世界以及自己的信念是错误的、不真实的或者非理性的，如果得不到纠正，也会对儿童未来的发展产生影响。

年幼的个体所持有的非理性信念可能与成人不同。瓦特斯（Waters,

1982）分别列举了儿童以及正值青春期的学生常见的非理性信念。其中，儿童常见的 10 条非理性信念包括：

a. 如果别人不喜欢我，就糟透了；
b. 如果我做错事情，说明我很坏；
c. 每件事情都应该按照我的想法来做，我应该得到我想要的东西；
d. 事情对我来说应该很容易；
e. 世界应该很公平，坏人应该受到惩罚；
f. 我不应该表现出我的情绪；
g. 成人应该是完美的；
h. 只有一个正确答案；
i. 我必须赢；
j. 对于任何事情，我都不应该去等待。

正值青春期的学生常见的 10 条非理性信念包括：

a. 如果我的同伴不喜欢我，就糟透了，成为一个社交失败者是非常糟糕的事情；
b. 我不应该犯错，特别是社会交往方面的错误；
c. 都是因为我父母的过错，我才这么悲惨；
d. 我无能为力，这就是我的方式，我猜我将一直是这个样子的；
e. 世界应该是公正公平的；
f. 如果事情没有按照我的方式来，就糟透了；
g. 逃避挑战比经历失败要好；
h. 我必须与同伴一致；
i. 我不能忍受被批评；
j. 别人应该是负责任的。

年幼个体的这些非理性信念有可能与养育他们的父母持有的非理性信念

有关。如果咨询师通过与父母合作来帮助孩子改善情绪与行为，那么了解并重视父母所持有的非理性信念以及它们与孩子所持有的非理性信念之间的关系是非常重要的。比如，教养方式很消极、对孩子总是低要求的父母可能存在以下信念（Bernard et al.，2006）：

- 孩子不应该遇到挫折；
- 所有惩罚都是错的；
- 儿童应该自由地表现自己；
- 养育孩子应该是有趣的、轻松的；
- 只要感到是对的，就是对的；
- 我太弱了，太无助了，以致不知道做什么才是对的，所以只好转身离开。

面对年幼的当事人，咨询师常常不采用传统的 ABC 模式而是采用 HTFB 的框架去分析或者评估他们的非理性信念、情绪和行为之间的关系。其中，H 是发生的事件（happening），T 是想法（thinking），F 是感受（feeling），B 是行为（behaving）。在干预过程中，咨询师要帮助他们辨别发生的事件、由此产生的想法、感受到的情绪以及之后的行为。

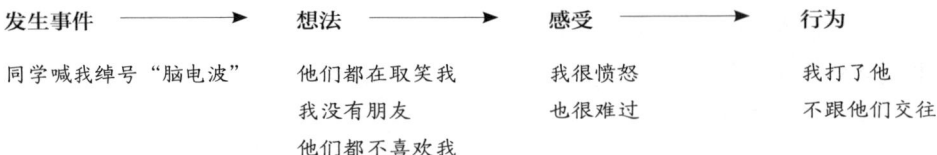

研究者认为，可以采取五种方式让年幼的当事人改变错误的推理方式（Bernard，2004；Bernard et al.，2006），包括经验性驳斥、逻辑性驳斥、语义驳斥、理性自我陈述和理性情绪想象。

- 经验性驳斥指的是用事实进行检验，让个体确定自己的推理是否基于现实。例如，"是否有事实证明没有人喜欢你？""是否有事实说明没有获得好分数就是傻？"
- 逻辑性驳斥指的是检验孩子从事件中得出的结论是否合理或者符合逻辑。比如，"你说你永远无法在数学考试中获得好分数，这个结论是否合理？"
- 语义驳斥指的是为孩子在思考或者评价事件时使用的词语提供一个客观的定义。比如，如果一个孩子说："他们喊我脑电波就是不喜欢我，这太糟糕了。"那么可以对"太糟糕"这个词进行解释："太糟糕是指发生在某个人身上的事情非常不好，如果他们喊你这个绰号或者他们不喜欢你就是非常不好的事情吗？"
- 理性自我陈述指的是从正面对儿童经历的事件进行重述。比如，"他们喊我这个绰号，是他们的错。我可以忍受他们喊我绰号，这不是世界末日，我没有必要那么愤怒。"
- 理性情绪想象指的是让儿童重新在脑海里尽可能生动地想象让自己体验到强烈情绪反应的事件；当他体验到很强烈的情绪时，引导他改变自己的情绪反应，从极端的到中等水平，尽可能降低其情绪强度。

不过，对于在儿童身上到底可以使用哪些理性情绪行为疗法策略（如理性的自我陈述、对错误推断的驳斥等），取决于儿童的语言和认知能力。比如，他们认为，理性的自我陈述适用于所有年龄的儿童，但是与 7 岁以下儿童进行非理性信念驳斥就不太适合；对于 11 岁或者 12 岁以下儿童，不适合使用逻辑性的驳斥方法（Bernard et al., 2006）。总之，对于年幼的个体，在运用理性情绪行为疗法开展情绪和问题行为干预时，要考虑他们的语言和认知发展水平。

贝克的认知疗法

一、贝克的认知疗法的主要内容

贝克的认知疗法是由贝克在研究抑郁症的临床治疗实践中逐步创建的（Beck, 1967）。他基本的理论观点同艾里斯的理性情绪疗法一样，认为情绪与行为是由人们对事物的认知决定的（Beck，1967）。第一，认知是情感和行为的中介，情绪和行为的问题主要与歪曲的认知有关，不是外部事件的直接后果。贝克认为，个体的情感和行为在很大程度上由他自身认识外部世界的方式或方法决定，即一个人的思想决定了他的内心体验和行为反应。换言之，个体心理障碍的产生并不是诱发事件或其他不良刺激的直接后果，而是通过个体的认知加工和思维产生的。第二，情绪问题通常伴有消极的认知，它们与情绪问题互相加强，形成恶性循环，从而导致情绪问题经久不愈。第三，有情绪障碍的个体的认知常常存在歪曲，若这些歪曲能够得到识别和修正，那么其情绪和行为也将随之改善。

贝克为了更好地解释个体的认知加工和思维方式对个体情绪和行为的影响，提出了自动化思想和认知歪曲的概念。

知识拓展

贝克的生平

贝克（A. T. Beck，1921—2021），是认知疗法的重要代表人物之一。他于1946年在耶鲁大学获得医学博士学位，1953年获美国神经和精神病学会颁发的精神病学证书。此后，贝克一直从事精神分析理论的学习与研究，并于1958年在美国精神分析学院毕业。从20世纪60年代开始，贝克就开始从事对抑郁症的治疗和研究，但他发现弗洛伊德所认为的抑郁是怒气内投的观点无法找到事实依据。他注意到个体刻板的悲观的行为模式、自我批评以及歪曲的信息加工与抑郁有密切的联系。之后，贝克进行大量的临床案例治疗及深入的理论研究，并在1976年出版的《认知疗法和情绪困扰》（*Cognitive therapy and emotional disorders*）一书中明确提出了认知疗法的理论观点。

（参见韦夏，2007）

（一）自动化思想

自动化思想（automatic thoughts）指的是介于外部事件与个体对事件的不良情绪反应之间的思想，是在刺激出现或者事件发生之后自然出现的一些想法或者反应。由于这些想法已经被个体接受，且已经成为个体思维方式的一部分，因此在诱发事件发生之后，个体意识不到自己在不愉快的情绪出现之前还存在这些想法。贝克提出了认知三位一体（cognitive triad）的概念来描述自动化思想，认为自动化思想是关于自己、自己身处的世界（如周围重要的人物）以及自己的未来的想法。对干预者来说，自动化思想的内容可揭示更深层次的认知，如信念、规则以及图式。

图式（schemas）是一种相对稳定的认知模式，是一个人信念和态度的结果。这些基本的信念和态度隐藏在假设之后，对来自环境的信息进行筛选和解释。大多数不正常的图式是在童年生活中发展起来的。贝克认为，人们的童年经历和过去长期的生活经验会通过适应、同化和过滤等方式形成独特的认知结构，成为支配人们行为的规则，表现为人们对事物的信念、态度和图式。这种认知结构具有相当的稳定性，存在于潜意识范畴内，往往不再为人们的意识所觉察。有情绪障碍的个体有不良的早期经验，于是这种深层的认知常常更易出现问题，贝克将之称为潜在的功能失调性图式（dysfunction schemas）。这些不符合逻辑的假设或者图式日后会被某种生活事件激活，并从中派生出大量的负面的自动化思想，进而导致个体出现情绪抑郁和焦虑等不良反应。

（二）认知歪曲

贝克的研究发现，人们的不良情绪反应和行为常常与认知过程中存在的刻板的逻辑错误（认知歪曲或者认知错误）有关系，它们为自动化思想提供了内容。贝克指出，歪曲的思维方式常常以"自动化思想"的形式表现出来，而且个体通常已经对它们非常熟悉和习惯了，一般不会评价这些思想的真实性，也很难认识到这些错误思想的存在。因此，在咨询过程中，咨询师要注意识别这些歪曲的认知。认知歪曲的具体表现形式包括：

- 任意推断（arbitrary inference），指在证据缺乏或者不够充分的情况下草率地下结论；
- 选择性概括（selective abstraction），指仅仅根据个别细节对整个事件得出结论，不考虑其他情况；
- 过度泛化（overgeneralization），指将由某件意外事件中得出的结论不恰当地应用到不相似的事件或环境中；
- 夸大与贬低（exaggeration and minimization），指过度夸大消极事件的后果，竭力贬低积极事件的意义；
- 个人化（personalization），指认为客观发生的事件与自己发生关联的倾向。这类个体往往认为外界发生的无关事件与自己有密切的关系，即使没有任何客观证据可以证明这样的关联；
- 极端思维（polarized thinking），即全或无的思维，指个体采用全或无的方式来思考或解释事情，或用"不是……就是……"将经验进行极端的分类；持有这种二分法思维方式的个体总是将事情分成要么好要么坏，或者要么对要么错，没有过渡地带。

贝克对抑郁症、焦虑症等几种情绪困扰进行了分析。例如，他认为，抑郁症患者往往以"消极认知倾向"为认知特征。他们大多对自己、现实和将来都持消极态度，充满错误的看法；认为自己是失败者，毫无价值；现在所遇到的事情件件不如意，将来也毫无希望；这被称为抑郁认知的三联征。这种思维方式明显存在逻辑判断上的错误以及对事件本身的歪曲，而且由于个体用自我贬低和自我责备的思想解释发生的事件，因此很容易让个体产生不良的情绪反应。

除抑郁症外，贝克还用认知的观点对癔症和强迫症进行了分析。他认为，癔症个体总认为自己的身体受到了伤害，并坚信自己有病，把每一种微小的不适感都当作病症。这种信念增强了他对不适体验的敏感性，从而造成恶性循环，使他只满足于因敏感而显现的证据，不去做任何努力来验证他是否真的有病。强迫症个体的典型特征是过分夸大某一事件出现不良后果的可能性，认为必须做些什么来制止这种后果的出现，而且为了彻底避免此类后果，应做出更多的努力。于是他总反复地重复着同一种动作或思考同一个问题，以表明他的努力程度，从而象征性地减轻内心的焦虑。

知识拓展

焦虑和抑郁中非理性思考的常见模式

认知错误	定 义
过度泛化	将从很少的经验中得出的结论不恰当地应用到不相似的事件或环境中
灾难性思考	过度泛化的一个例子。早期负面经历的影响扩大到某个特殊方面,例如,"如果我恐慌发作,我就会失去所有的控制,会发疯(或者会死掉)"
最大化和最小化	倾向于夸大自己的活动和人际关系中的负面经历,贬低积极事件的意义
全或无、黑或白的绝对思考	对复杂的或者连续的结果进行不必要的两极划分,如"要么成功,要么完全失败"
跳到结果	采用悲观主义的观点或者以前失败的经历提前或者不恰当地预测自己在新环境中会失败,也可称为靠运气
个人化	将事件、情境或者行为解释为某个显著的或者个人负面特征的线索
选择性负面聚焦:"忽视证据""心理过滤器"	在回忆或者认出某个人的时候,总是想起一些不理想的或者负面的事件和记忆;不会想起更多中性或者积极的信息,即积极的信息被忽视或者被认为是不相关的、不正常的或不重要的

(Beck, 1979)

根据贝克的研究,以自我为中心和极端化思维方式是情绪困扰者最明显的认知歪曲特征。所谓以自我为中心,就是指当事人对任何事物都是从与其自身有关的角度进行解释的,把遇到的所有事情都与自己联系起来,因此不能对事件做出客观现实的推理与判断。这类个体的思维常常是极端和绝对化的,很容易对事物进行片面的、武断的和过分概括化的推论,特别是过分夸大否定性的经验和预期。

二、贝克的认知疗法的基本技术

贝克在1985年提出了五种具体的认知治疗技术。

（一）识别自动化思想

由于自动化思想已经成为当事人思维习惯的一部分，所以多数当事人无法意识到在不良情绪反应之前还有这些思想。因此，在咨询过程中，咨询师首先要让当事人学会发掘和识别这些自动化思想。

（二）识别认知错误

由于当事人的认知错误是造成个体不良情绪反应的原因，因此咨询师在咨询过程中要帮助当事人认识到自己在概念和抽象性上常犯的错误。这些错误比自动化思想更难以识别。因此，咨询师应仔细听取并记录当事人诉说的自动化思想，以及遇到的不同情境和问题，然后要求当事人对之进行仔细分析，并归纳出一般规律，找出其共性。

（三）真实性检验

所谓真实性检验，就是要求当事人将自动化思想和错误认知视作一种假设，然后鼓励当事人在严格设计的行为模式或情境中对这一假设进行验证。通过这种方法让当事人认识到他原有的观念是不符合实际的，并能自觉加以改变。比如，如果当事人认为自己发胖了就不会有人喜欢她了，那么可以将此想法作为一个要调查的内容，当事人可以通过询问自己的朋友等方式检验是不是自己胖了他们就真的不喜欢自己了。这样的检验方法可帮助当事人分析自己的想法与客观现实之间的差异，从而认识到自己原有的观点或者思维方式是错误的。

因此，开展真实性检验的目的在于驳斥当事人持有的错误认知。这一技术也是贝克认知疗法的核心。

（四）去中心化

前面已经提到过，以自我为中心是情绪有困扰的个体最容易出现的两种认知错误之一。很多当事人常常认为自己是别人注意的中心，自己的一言一行、一举一动都会受到他人的品评。为此，他们常常感到自己是无力的、脆弱的。因此，在咨询过程中，咨询师需要帮助当事人对这一错误认知进行驳斥，并通过实际的检验让他认识到自己的想法是错误的，从而扭转自己的想法。比如，如果当事人认为自己的言行举止稍有改变，就会引起周围人的注意和非难，那么咨询师可以让他记录别人对自己改变之后的言行举止的关注次数，这一过程被贝克称为"去中心化"过程。

（五）对抑郁或焦虑水平的监控

多数抑郁和焦虑个体往往认为他们的抑郁或焦虑情绪会一直不变地持续下去，但实质上，不管是焦虑还是抑郁，个体在不同时间体验的情绪状态是不同的。为了让当事人认识到自己在不同时间的情绪有一个起始、高峰和消退过程，就要在咨询中鼓励当事人对自己的情绪状态进行自我监控。如果当事人能够对情绪变化过程有所认识，他们就会发现原先认为的自己对情绪无能为力的观点是错误的，并认识到自己还是有能力对情绪进行控制的，从而增强他们对抵抗不良情绪的信心。

三、贝克的认知疗法的基本过程

贝克的认知疗法的基本过程可以分为以下阶段。

（一）建立良好的咨访关系

认知疗法的第一步是要求咨询师与当事人建立良好的咨访关系。在这一过程中，咨询师应该采取与当事人商讨的交谈方式，与当事人一起找出并确定当事人的主要问题，并就咨询的时间和方法等达成一致意见。良好的相互信任的咨访关系有助于当事人积极地投入咨询过程，有助于当事人与咨询师紧密合作，主动发现自己的问题，并依靠自身的力量解决问题。

（二）确定自动化思想与认知错误

贝克认为，歪曲的认知和观念是导致情绪和行为问题的根源。因此，咨询过程中最根本的是发现并纠正当事人歪曲的观念及其赖以形成的认知过程，使之转而采用正确的认知方式。在咨询师与当事人建立了良好的咨访关系并对当事人的问题有所了解之后，咨询师要致力于帮助当事人找到问题的症结，即产生不良情绪反应的自动化思想以及认知错误是什么。

为了尽快帮助当事人发现情绪与行为问题背后歪曲的认知观念，咨询师需要引导当事人对某些特定的问题进行分析，了解哪些是客观的事实，哪些是自己的认知过程，从而确定在自己的负面情绪之前出现的特殊思想以及在这一过程中存在的认知错误。具体的技术包括提问、指导求助者自我演示或模仿等。

（三）改变原有的认知错误，建立正确的认识

在识别认知错误之后，咨询师需要帮助当事人改变这些错误的认知。在这一阶段，通常是通过提供正反两方面的证据让当事人客观地检查他歪曲的认知；同时，在检查错误认知的过程中，应鼓励当事人改变这些错误的认知；并逐步教会他一些新的正确的认知；从而用这些新的思维方式引导自己新的行为。

自我控制

在行为主义的观点里，行为发生的原因存在于环境中。但是在人类进化以及个体成长的历史中，这些环境中的原因可以通过自我转化为内在的动机，促使个体对自己的行为进行控制和约束，即自我控制。这一节将对自我控制的概念、方法以及实施过程中要注意的问题进行介绍。

一、自我控制的含义

自我控制的行为对个体的生活、学习和工作具有重要影响。比如，面对美食，一些人能够成功地控制自己想吃的欲望，对自己的进食进行约束，另一些人可能经不住美食的诱惑而不由自主地吃得过多，致使自己的减肥计划失败。事实上，人类的每日生活都会涉及自我控制。但是，到底什么是自我

控制呢？

在专业文献中，在谈到自我控制（self-control）时，还会谈到自我管理（self-management）或者自我调整（self-regulation），这几个概念之间具有相似之处。从研究的历史看，最初的研究主要集中在自我控制方面。早在1974年，托勒森（Thoresen）和马奥尼（Mahoney）就提出，自我控制是在缺乏外在的直接限制的情况下对自己的行为进行控制的能力，是能够影响个体其他行为并由个体自身实施的行为。后来的一些研究者逐渐扩展了有关自我控制的研究内容，提出了自我管理或自我调整。卡罗利（Karoly，1981）提到了对自我调整的定义，他认为，自我调整就是个体控制自己行为变化来源的过程，这些变化可能来自认知、情感、生理、化学或者环境，所有这些因素都是有时间限制以及情境特异性的。实际上，自我调整关注的是个体对自身行为的控制。

与自我控制相对的是外在控制。前面介绍的大多数行为矫正技术基本都包括干预者和当事人，干预者通常控制了行为矫正的进程，他们根据当事人行为的特点实施强化或者惩罚等措施。在这些情况下，个体的行为就是受外界控制的。但是，在通过外在控制对个体的行为进行矫正时，常常需要一定的条件，比如所矫正的行为一般都是干预者能够观察到的，这样干预者才能对这些行为实施强化或者惩罚。这就造成了一定的问题。比如，若行为一直受到外在刺激的强化或者惩罚，就会出现外在刺激存在时有效、而外在刺激不存在时效果降低的情况。

而自我控制与外在控制不同，在自我控制中，行为是由个体自身控制的，具有很强的独立性。研究者认为，任何社会和文化中的要求、习俗以及禁忌都要求个体表现出自我控制；而这种自我控制通常是个体将父母自我控制的示范和解释进行内化的结果，一般还结合了父母提供的强化和惩罚。研究显示，自我控制方面的训练方法在一些年轻人身上被认为非常有效（Rehm et al.，1988），而且很容易在各种情境中应用；也可以用于多种不同的障碍群体（Roth et al.，1982；Reynold et al.，1986）。

二、自我控制的方法

在实际应用中,自我控制主要有两个目的:一是学会抑制能即刻带来满足的行为,如吃东西、打游戏和购物等;二是个体通过努力来增加某些良好行为,如锻炼身体和读书等。在具体实施过程中,最常见的方法包括自我指导、自我监控、自我奖惩和生理反馈等。这里主要介绍前三种技术。

(一)自我指导

自我指导是用于促进问题解决的一种自我对话。在自我控制中,当事人可以通过特殊的自我对话形式影响自己的行为。有很多人对这一方法进行了研究,绝大多数研究都显示,语言的自我指导策略可用于治疗许多儿童期的问题行为。至于自我对话为何能够对个体的行为进行指导,这一理论认为,个体对自己所说的话能够通过某种看不见的内在中介方式代替外在的控制,对自己的行为进行控制。鲁利亚(Luria,1961)和维果茨基(Vygotsky,1962)对语言对人外显行为的控制作用进行了深入研究,他们发现,语言控制个体行为的表现也是不断发展的,从外在语言的控制向内在语言的控制发展,这一点已经在第一章中进行了详细介绍。

在自我指导过程中,个体可以在适当的时候对自己发出指令,对自己的行为进行指导。肯德尔(Kendall,1977)认为,自我指导就是一步步说出下列内容:有关问题的内容(我要做什么)、对问题的回答(我要去图书馆)、注意力集中(我要小心走路,不要跑)、处理方法(这样不对,我要擦掉它,慢慢来)以及自我强化(我完成了,我做得真好,太棒了)。可见,这种方法实际上是告诉自己应该做什么,不应该做什么。在这一过程中,个体通过不断地复述自我指导进行自我激励,以促使自己完成所要求的内容。

不过,一些研究者也对此提出了批评,认为自我指导的策略将注意力过度放在自我对话上,而不是将这种控制用于问题本身(Grote et al., 2000; Lowe et al., 1981)。

(二)自我监控

自我监控就是对自己的行为进行系统的观察和记录。在现实生活中,有些人会对自己的行为采取这种监控策略，比如通过记账的方式改变自己乱花钱的习惯。有关自我监控的研究发现，如果个体能够对自己的行为进行系统的观察和记录，则常常能够使个体的行为发生有效的改变。比如，如果学生能够对自己的行为表现进行自我监控，他们就能变得更加独立，也能对自己的行为更负责任（Hanson，1996；Porter，2002）。

如果个体采用自我监控的策略促进行为改变，就要对与行为有关的信息进行记录。以饮食控制为例，个体每天观察和记录的内容可包括：

- 每天吃多少东西；
- 每天做多少运动；
- 对食物的态度以及需要做什么改变；
- 控制自己饮食的方法；
- 遇到麻烦的地方以及可能的原因。

随着计算机技术的应用，一些研究者开始借助计算机控制的自我监控程序进行良好行为训练。比如，威尔斯等人（Wills et al.，2019）采用"我－连接（I-Connect）"自我监控应用程序成功地对一名孤独症成人在工作场所不恰当的发声行为进行了干预。干预对象是一名30岁的白人女性奥黛丽，她在12岁时被诊断患有孤独症，同时还伴随多动症和双相障碍。奥黛丽的主要工作是检查医疗记录，并将信息输入计算机。她的上司指出，她会在工作时发出不恰当的声音，偶尔还会注意力分散，这导致她的工作出现了问题。干预在奥黛丽的工作地点（医疗记录办公室）进行。研究者在她的桌上放了一台显示器。在奥黛丽工作时，这个显示器每隔1分钟就出现一个提示："你觉得（你正在做的）合适吗？"每次提示出现都伴有通知铃声。这个程序提供了"合适""有时"和"不合适"的选项，奥黛丽需要点击按钮并选择一个答案，提示才会消失，直到下一分钟提示再出现。奥黛丽的回复会立即通过互联网上传到一个数据库。如果初始提示在15秒后没有得到响应，则在数据库中记录"无响应"并终止提示，直到下个1分钟间隔。研究者还使用了定制的记录表，用于监测奥黛丽的行为。研究者采用

ABAB实验设计,在该程序的两个干预阶段,奥黛丽不适当的发声行为都立刻减少了。这表明,自我监控策略对干预奥黛丽不恰当的发声行为有良好的效果。

另外,在自我监控过程中,个体也可以根据自己的行为表现进行自我强化或者惩罚(Hanson,1996),特别是可以采取自我对话的形式对自己进行强化,如"我做得真棒""我做到了",这种方式可以很好地给予个体激励。

 案例讨论

自我监控策略改善儿童课堂学习行为的案例

斯塔索拉等人(Stasolla et al., 2014)用自我监控的策略对两名伴有多动症的孤独症儿童在课堂上的刻板行为进行了干预。

杰克和迈克尔患高功能孤独症谱系障碍,同时患有注意缺陷/多动障碍,他们分别是7.5岁和8.5岁。他们在课堂上常常出现游离于课堂之外甚至发脾气的行为。杰克会摇摆身体并发出声音,而迈克尔会表现出不断拍手和洗手的刻板行为。研究者采用自我监控策略对两个男孩的刻板行为进行了干预,以促使他们表现出良好的课堂学习行为。整个研究在课堂中进行。

在干预阶段,杰克和迈克尔需要在上课期间用写有目标行为的表格对自己进行监控和记录。目标行为包括以下三种。

- 课堂学习行为:仍然坐在桌子前;保持沉默;听教师解释;专注于学习任务,仔细阅读并完成任务。
- 刻板行为:杰克表现为发出声音和摇晃身体;迈克尔表现为洗手和拍手。
- 幸福指数行为:微笑,大笑,表现出兴奋的身体运动以及唱歌。

每当杰克和迈克尔表现出正确的反应时,都会得到一个代币;反之则被扣除一个代币。研究数据表明,自我监控可以帮助伴有多动症的高功能孤独症儿童自主地获得对自己行为的意识,增加课堂学习行为和幸福指数行为,减少刻板行为,对提升他们在学校环境中的生活质量具有积极效果。

(三)自我奖惩

自我奖惩在自我控制技术中是非常重要的一部分。在前面讲述的行为

矫正技术中，都是干预者、教师或父母等对个体的行为进行奖惩。而在自我控制中，对自己的良好行为进行强化以及对不良行为进行惩罚都是由自己进行的。

在自我强化中，要决定两方面内容：一个是什么行为获得强化以及获得多少强化；二是行为达到某一标准之后，个体何时可以获得强化。如果强化是个体自己执行的，那么强化物本来就在个体的掌握中，有时会出现不管目标行为是否达成都给予强化物的情况，因此更加要确定强化的具体时间。虽然自我强化不需要他人的协助，但如上所述，容易出现错误强化的情况。为了避免这种情况，可以请他人监督或者让他人协助实施强化，比如，由其他人保管强化物。

自我惩罚与自我强化类似，在实施过程中，也需要决定在什么情况下给予惩罚、如何实施惩罚以及在什么时候惩罚。如果个体表现出了不良行为或者表现出的目标行为没有达到预定的标准，都可以进行惩罚。由于惩罚物都带有厌恶性，有时候，个体即使发生不良行为也不愿意对自己实施惩罚，或者惩罚较轻微，因此自我惩罚有时会失败。请他人实施惩罚或者监督惩罚有助于个体避免这种情况出现。

自我奖惩通常与自我评价有紧密的联系。在进行自我奖惩之前，个体通常要对自己的行为有一个判断，即自己的行为是否达到了强化或者惩罚的标准，然后才有可能实施自我奖惩。坎弗（Kanfer，1970）认为，个体需要将所观察到的行为信息与已有的行为表现标准进行比较，才能知道自己正在发生的行为与应该发生的行为之间存在的差距。这种对行为的自我评价可以为个体提供行为改变的动力。

三、自我控制的实施步骤

在日常生活中，如果当事人非常明确地意识到自己的行为存在问题，且希望通过努力来改变自己的行为，那么可以尝试通过自我控制的途径进行自我矫正。但只有当事人有强烈的改变行为的意愿，这样的自我控制才有可能实施。

若要开展自我控制，当事人可以自己制订这一计划，也可以求助于预者。此时，干预者扮演的是咨询师的角色，其主要作用是为当事人自我控制的计划提供咨询，帮助他分析开展自我控制的过程中应该执行的步骤，并向当事人解释为何安排这些步骤，并在确保当事人全部理解这些步骤之后再让他开展自我控制。在自我控制实施过程中，干预者也可以扮演监督员的角色，监督当事人执行自我控制程序，特别是要监督当事人实施自我奖惩。

另外，如果个体是一个自我控制能力低的人，那么干预者也需要为该个体制订自我控制的训练计划，加强其自我控制能力，从而促使其行为出现有效的改变。

不管是当事人还是干预者，都可以按照下列步骤开展自我控制的问题行为矫正计划。

（一）确定自我控制的目标以及具体的行为

制订自我控制的计划首先需明确要矫正的问题行为是什么，最终要达到的目标行为是什么。个体需要学会对自己当下的所为和所思有清醒的认识，这样才能调整自己的行为和想法来达到目标（Porter，2002；Smith，2002）。

前面提到，自我控制计划的目标通常有两个：一是增加良好行为的出现率，二是减少不良行为。如果自我控制计划的目标为增加良好行为，那么在自我控制过程中，个体要努力减少与此良好行为相反的不良行为；如果是减少不良行为，个体要通过自我控制的方式来增加与此不良行为相反的良好行为。因此，个体要清楚地说明要增加的良好行为是什么，要努力控制的不良行为是什么。

在这个过程中，还要确定行为应该达到的水平，即个体希望通过自我控制计划达到的行为水平是怎样的。当然，这首先需要个体对自己行为的基线水平有清醒的认识，这样才有可能合理地确定行为应该达到的水平。

（二）对目标行为进行具体分析，确定自我控制的方法与策略

在实际工作中，有多种自我控制的方法可用来进行自我矫正。因此，在制订计划时，要确定该如何通过自我控制对所确定的行为进行矫正。但是，

要确定所制订的自我控制策略是否有效首先取决于个体对该行为的认识，要具体确定其发生频率、持续时间、强度以及是否有特定的发生时间和发生地点，该行为的具体功能是什么。只有对行为进行详细、正确的分析，所选择的自我控制策略才会有效。

如果采取自我指导策略，那么在计划中要确定个体能够对自己的行为进行指导的语言命令是什么，该如何学会在合适的时候使用这些语言指令。比如，如果要教多动症儿童在注意力分散时使用"停止"这一个词来促使自己的注意力及时地从分散状态中回来，干预者就要在计划中制订详细的策略，来教学生在注意力不集中的时候意识到自己注意力不集中，并大声、轻声或无声地告诉自己应该停止注意力不集中的行为。

如果采用自我监控的策略，那么在制订计划时要明白什么时候对自己的行为进行观察和记录，以及具体观察和记录的内容是什么，这样在自我监控时才能有的放矢。另外，还要确定应该采用什么样的方法进行记录。

如果采用自我奖惩法，那么在计划中要明确说明在什么样的情况下可以获得强化，在什么情况下要受到惩罚，以及强化和惩罚的量分别是多少。另外，在什么时候由谁来实施奖惩，也是一个需要回答的问题。

在制订计划时，还可以考虑是否采取其他方法，比如刺激控制、放松训练和行为契约等方法。

（三）实施自我控制

制订好自我控制的干预计划之后，就可以实施自我控制了。在实施过程中，个体要做好自我指导、自我观察和记录以及自我奖惩。

一般来说，如果个体要对行为实现自我控制，通常需要干预者对他进行自我控制训练。比如，在实现自我指导之前，可以首先连续地使用外部指导策略，然后逐渐退出或者减少外部指导策略，转向内部指导策略（Stainback et al., 1980）。在这个过程中，干预者可以对自己发出指令的行为进行示范，并在之后让个体进行模仿。

比如，如果训练的对象是儿童，干预者要向儿童示范如何在完成任务的过程中通过大声地讲出内容，从而对自己的行为进行引导，并让儿童进行模仿，通过大声地说话指导自己完成任务；然后，干预者示范用低语来指导自己完成任务，并让儿童模仿用低语对自己进行指导；接着，干预者使用无声的方式对自己进行自我指导，比如采取停顿、托下巴、抬头思考等方式，并让儿童对这些方式进行模仿。通过这一过程可帮助个体掌握自我指导的方法，从而对自己的行为进行控制。

 小窍门

提升学业行为自我控制能力的训练步骤

第一步：确定目标行为，并对它进行清晰地界定（Carr et al., 1993；Stainback et al., 1980；Vaughn et al., 2000）。

第二步：学生或者观察者记录行为，包括频率等，以便为是否有问题提供证据。

第三步：设定学业或者行为表现的目标，确定达到目标或者没有达到目标的结果分别是什么（Schunk, 1997；Vaughn et al., 2000）。

第四步：教学生采取自我对话的策略对自己完成作业或者回答问题等行为进行自我指导。比如，学生可以问自己："我的注意力是不是在作业上？"

第五步：教学生对自己的行为进行观察记录（Blick et al., 1987），比如，教学生问自己一些问题："我在10分钟之内完成了多少道题目，有几道题目正确？"如果是学习一篇课文，学生可以问自己："在这篇文章中，我要学习什么？""这篇文章主要讲了什么？"

第六步：教学生每天进行自我评价的技能（Vaughn et al., 2000）以及如何进行自我强化。

如果每天都能练习这些步骤，学生将每一步技能内化的可能性就可提高。

自我控制是当事人自己对行为进行控制和约束。在具体实施过程中，常常因为一些因素影响而导致自我控制失败。下列措施有助于更好地实施自我控制。

1. 公开化

向周围的同学、家人和朋友做出公开的承诺，让他们知道你将开始执行或者正在执行某一行为的自我控制计划，希望大家能够理解并给予帮助、提

醒和监督，这样的承诺有助于增加当事人的压力。即使当事人想放弃，周围的人也会适时地提醒，督促他继续。如果当事人要求周围的人参与到对其行为的奖惩计划中，那么周围的人也能够对其行为进行监控，有助于自我控制计划的实施。

2. 寻找一个自我控制计划的参与同伴

如果有一个同伴能一起参与这一自我控制计划，那么成功的可能性会更高。比如，如果两个朋友一起参与健身计划，他们就可以彼此督促和鼓励，枯燥的健身活动也可由于与朋友一起活动而变得有趣。

3. 设置环境线索，提醒自己进行自我控制

在当事人实施自我控制计划的过程中，可以通过重新安排环境，让周围环境中充满提醒当事人进行行为改变的线索或者提醒物。比如，学生可以在课桌上贴上"停止"的卡片，若上课时出现注意力不集中，这张卡片就可以起到提醒作用。当事人还可以张贴一些自我激励的卡片或者图画，比如，"加油""坚持就是胜利"。也可以将自我观察和记录的内容张贴在墙壁上，一方面起到提醒的作用，另一方面也是对自己的激励。

在自我控制的实施过程中，还可以引入其他方法，如行为契约的程序，通过与父母或者教师等人签订行为契约，来更好地对自己的行为进行控制。

 **知识拓展**

自我控制失败的几种情况

一些研究者将自我控制失败称为即时后果短路，包括以下几种类型（吕静，1992）。

- **即时的微小强化物对延迟的强烈惩罚物**。自我控制饮食失败通常是由此种原因造成的。当事人往往为了眼前的利益而忘记未来的惩罚物，如看到美食就无法控制，忘记过度进食很容易导致肥胖。
- **即时的微小强化物对延迟的强烈强化物**。当做一件事情可以获得微小的强化物，而做其他事情可以在今后获得价值更高的强化物时，个体通常选择可以获得微小强化物的事情。比如，花掉一些钱可以让个体很开心，但是将钱储存起

来可以买到价值更高的物品。
- **即时的微小惩罚物对延迟的强烈强化物。** 做一件事情会获得微小的惩罚物，但是如果坚持下去，则可以在将来获得强烈的强化物。比如，练习一项新的运动技能，刚开始练习的时候，动作会显得很笨拙，但是继续坚持则可以学会一种新的运动技能。
- **即时的微小惩罚物对延迟的强烈惩罚物。** 做一件事情会获得微弱的惩罚物，若不做，则会在将来得到更大的惩罚物。但是个体常常为了逃避眼前的微弱惩罚物而不去做某件事情，以致将来获得的惩罚物更大。比如，如果有一点蛀牙，但因害怕牙医，所以不去看，将来牙齿会蛀得更厉害，甚至需要拔牙。

知识拓展

学生课堂恰当行为的自我管理干预策略

布里施克等人（Briesch et al., 2009）对1988—2008年有关课堂恰当行为自我管理①干预的文献研究进行了综述，认为在当前的研究中，研究者所确定的自我管理定义一般不仅包含一种技术，而且包含多种内容，如个人目标设定、自我监控、自我评估和记录、自我强化以及自我作图等。

其中，在课堂情境中最常用到的技术是自我监控，即学生对自己的行为进行观察和记录。在实施自我监控时，常会使用一种外部提示或者引导刺激（如时钟或教师），以提示学生进行自我反馈，用口头评估或者记录表等方式记录自己的行为。自我监控策略可以单独使用，也常与自我评估联合使用，即让学生根据预先确定的行为标准对自己的行为表现进行评定。

根据布里施克等人的研究，在自我管理干预策略中，自我强化、个人目标设定和自我作图是较少使用的技术。自我强化是学生要自己根据行为达成的情况负责实施强化。个人目标设定是学生要自己确定可以获得强化物的短期和长期目标。自我作图是学生将自己的行为表现记在图表中，以监控自己的行为达到的具体水平。下面列举了在确定干预中是否使用了自我管理干预策略时常常采用的问题（Fantuzzo et al., 1988）。

---

① 这里的自我管理含义同自我控制。

自我管理干预检核表内容	
干预内容	确定是否有自我管理的问题
选择目标行为	学生参与了选择目标行为吗?
定义	学生参与了确定目标行为的操作性定义吗?
选择原级强化物	学生参与过确定支持性强化物是什么(参与过强化物清单的制订)吗?
表现目标	学生参与过确定行为要达到的水平吗?
引导或者提示措施	学生引导过自己表现出目标行为吗?
观察	学生观察过目标行为吗?
记录	学生记录过目标行为的发生吗?
评估	学生参与过确定目标行为是否达成吗?
次级强化物的实施	当目标达成时,学生给予自己次级强化物了吗?
原级强化物的实施	当目标达成时,学生给予自己原级强化物了吗?
监控	学生参与过将行为的发生情况画成图吗?

本章小结与关键概念

本章介绍了三种认知行为矫正的方法:艾里斯的理性情绪疗法、贝克的认知疗法以及自我控制,并对这三种方法的概念、具体实施过程以及要注意的问题进行了分析。

理性情绪疗法

艾里斯的理性情绪疗法认为,人既是理性的,也是非理性的。人之所以会产生情绪困扰,并不源于发生的诱发事件,而源于人对诱发事件的解释、评价以及观点,即ABC理论。这些非理性信念存在三方面特征,即绝对化要求、过分概括化及糟糕至极。只有改变这些非理性信念,才能化解人的不良情绪。

理性情绪疗法一般可以分为以下四个阶段:心理诊断阶段、领悟阶段、疏通阶段以及再教育阶段。其中最关键的是领悟和疏通阶段。在这两个阶段中，干预者要帮助当事人了解自己的不良情绪是由自己所持有的非理性信念造成的，并能够辨别这些非理性信念；干预者还要通过各种方法（如辩论、理性情绪想象以及认知家庭作业等）对这些非理性信念进行驳斥，最终促使当事人放弃这些非理性信念，形成合理的信念，从而化解其不良情绪。

贝克的认知疗法

贝克的认知疗法认为，情绪与行为是由人们对事物的认知决定的。个体头脑中存在的自动化思想常常存在一些认知错误，这种负面的认知观念导致了个体的消极情绪。如果当事人能够识别和修正这些错误的认知观念，那么其情绪和行为也将随之改善。

贝克的认知疗法的基本过程可以分为以下阶段：建立良好的咨询关系，确定自动化思想与认知错误，改变原有的认知错误，建立正确的认识。在咨询过程中，干预者要引导当事人认识自己头脑中存在的自动化思想与认知错误，并且认识这些错误，通过真实性检验和去中心化过程放弃这些错误的想法，从而达到改善情绪的目的。

自我控制

与外在控制不同，自我控制是在缺乏外在直接限制的情况下对自己的行为进行控制的能力，即能够影响个体其他行为，并由个体自身实施的行为。自我控制可用于对两类行为的干预：一是学会抑制能即刻带来满足的行为，二是通过努力增加某些良好行为。在具体实施过程中，自我指导、自我监控和自我奖惩是三种最基本的技术。

自我指导是一种用于促进问题解决的自我对话。在自我控制中，当事人可以通过特殊的自我对话形式影响自己的行为。自我监控是对自己的行为进行系统的观察和记录，当事人通过对自己行为的观察和记录，对自己的行为有清醒的认识，并真正负起责任。自我奖惩是当事人对自己的良好行为进行强化以及对不良行为进行惩罚的过程，自我奖惩也可以通过说话的形式进行。

自我控制的实施可以按照下列步骤进行：确定自我控制的目标以及具体

的行为；对目标行为进行具体分析，确定自我控制的方法与策略；实施自我控制。由于自我控制很容易因为自我执行不善而失败，因此在实施过程中，可以结合其他策略，如行为契约、公开承诺、环境调整和干预伙伴等，来保证自我控制的有效实施。

思 考 题

1. 理性情绪疗法的主要内容是什么？
2. 理性情绪疗法认为的非理性信念具有什么样的特征？
3. ABC 理论指什么？
4. 驳斥非理性信念的主要方法有哪些？
4. 贝克的认知疗法的主要观点是什么？
5. 什么是自动化思想？什么是真实性检验以及去中心化？
6. 什么是自我控制？
7. 什么是自我指导、自我监控以及自我奖惩？

后记

在本书第一版编写的过程中，我国发生了三起令教育界震惊的学生杀害教师的事件。这些事件的发生使得很多人心中不禁产生疑问：教育怎么了？孩子怎么了？也再次出现了关于是否应该对行为有偏差的孩子使用惩罚的激烈讨论。教育部的官员也出面澄清，认为要对学生适当地采用惩戒。贺来 2001 在《宽容意识》一书中说："宽容给人带来了自由的空间，但没有限度的宽容将自己否定自己，宽容的滥施就是宽容的末日。"具体到教师身上，"教师的宽容应该以发展性为限度，换言之，只有那些能够对学生的发展产生积极意义的言行才能给予容忍，而一切不利于学生发展的则应排除在宽容之外"。从行为矫正的角度看，确实如此。教师和父母首先应该关注如何帮助个体养成良好的行为，因为在良好行为增加的同时，不良行为出现的机会将减少；但是当个体出现不良行为时，仍旧应该有一定的策略去处理这些行为，以帮助个体形成正确的是非观。

当前，养育孩子的环境发生了很大变化。很多父母、教育工作者以及社会舆论等并没有做好此方面的准备。因此，常常出现的一个严重问题是，在过度关注孩子需求的同时，忘记或者忽视了在孩子成长过程中最关键的是如何从生物人向社会人转变，以致在教养的过程中缺乏对个体行为的有效约束，难以让个体形成正确的是非观和良好的行为习惯。

　　基于当前的现实情况，作者认为，教师和父母掌握一定的行为矫正技术，有利于更好地对孩子开展教育。本书介绍的各种行为矫正技术按照行为的不同性质进行了编排和调整，并结合具体的生活实例和行为矫正案例对理论与在实践操作中要注意的问题进行了详细介绍，以帮助读者根据提示进行操作。但是，在实际操作中要注意的是，对于某个个体的某一行为，并不只有某种技术才有效，我们在日常生活中可以综合运用多种技术对个体的行为进行干预。

　　另外，越来越多的研究者认为，个体之所以出现问题行为，其原因在于个体已经获得的行为和技能不足以应付在当前环境中遇到的挑战，因而选择了本能的甚至攻击性的行为方式来应付。因此，在设计和实施行为矫正技术时，要对个体在发展过程中遭遇的挑战和困难有足够的认识，这样才能真正找到足以帮助他们应付当前挑战和困难的有效行为，也只有这样的行为才可能在干预之后被个体真正接受，成为个体行为习惯的一部分。另外，一般来说，长期以来的行为通常都存在较长时间的强化历史，环境中存在的一些因素与行为的持续存在有密切的关系。在做行为矫正时，需要对维持个体行为的强化历史进行仔细的分析，以确定与问题行为有关的环境因素，设计适当的矫正计划。

　　教育需要智慧，面对个体的问题行为尤其需要智慧。行为矫正技术的原理看似简单，却常常被人误用，父母或者教师若能创造性地加以应用，于家庭、于学校、于社会，实在大有裨益。

参考文献

埃弗林顿，2005．中重度障碍学生的教学——在全纳性教育环境中的应用 [M]．昝飞，译．上海：华东师范大学出版社：227–259．

艾里斯，麦克赖瑞，2005．理情行为治疗 [M]．第一版．刘小箐，译．成都：四川大学出版社．

艾瑞里，2011．怪诞行为学：非理性的积极力量 [M]．赵德亮，译．北京：中信出版社．

班杜拉，2003．自我效能：控制的实施 [M]．缪小春，李凌，井世洁，张小林，译．上海：华东师范大学出版社．

贝克，2001．认知疗法：基础与应用 [M]．翟书涛等，译．北京：中国轻工业出版社：33–251．

岑国桢，李正云，1999．学校心理干预的技术与应用 [M]．南宁：广西教育出版社．

贺来，2001．宽容意识 [M]．长春：吉林教育出版社．

黄文静，姜磊，2019．不敢开口说话——一个应用系统脱敏法对心因性口吃的心理辅导案例 [J]．中小学心理健康教育，27：54–55．

路英智，张勤锋，2000．社交恐怖症患者的父母教养方式的研究 [J]．中国心理卫生杂志，14（5）：3–7.

吕静，1992．儿童行为矫正手册［M］．杭州：浙江教育出版社．

马洁，2020．使用VR厌恶疗法降低戒毒人员毒品渴求度研究［J］．法制与社会，1（下）：138–139．

麦基卓，黄焕祥，2007．懂得爱——在亲密关系中成长［M］．易之新，译．深圳：深圳报业集团出版社．

钮文英，2009．身心障碍者的正向行为支持［M］．台北：心理出版社．

钮文英，2016．身心障碍者的正向行为支持［M］．第2版．台北：心理出版社．

忻仁娥，张志雄，1992．全国22个省市26个单位24013名城市在校少年儿童行为问题调查——独生子女精神卫生问题的调查．防治和Achenbach's儿童行为量表中国标准化［J］．上海精神医学，4（1）：47–55．

谢乙生，2018．结合虚拟现实技术的厌恶疗法在戒毒工作中的实用探索［J］．云南警官学院学报，3：7–10．

汪向东，姜长青等，1999．心理卫生评定量表手册［M］．北京：中国心理卫生杂志社．

王雪，王广新，2014．虚拟现实暴露疗法在心理治疗中的应用研究综述［J］．心理技术与因公，16（12）：12–18．

韦夏，2007．认知治疗学派创始人：贝克［M］．廖世德，译．上海：学林出版社．

伍新春，胡佩诚，2005．行为矫正［M］．北京：高等教育出版社．

杨希洁，2018．随班就读教师对自闭症学生课堂问题行为认知的案例研究［J］．中国特殊教育，15（5）：39–45．

张春兴，1991．张氏心理学辞典［M］．台北：东华书局．

张春兴，1998．教育心理学：三化取向的理论与实践［M］．杭州：浙江教育出版社．

赵耕源，陈永平，于临枫等，1987a．强迫症、恐怖症、焦虑症214例临床与心理治疗疗效观察［J］．中国神经精神疾病杂志，13（2）：84．

赵耕源，李铁，1987b．医学心理学入门［M］．广州：广东科技出版社．

ACHENBACH T M, EDELBROCK C, 1983. Manual for the child behavior checklist and revised child behavior profile [M]. Burlington: University of Vermont, Department of Psychiatry.

ALBER S R, WALSHE S E, 2004. When to self-correct spelling words: a systematic replication [J]. Journal of Behavioral Education, 13: 1–24.

ALTABET S C, 2002. Decreasing dental resistance among individuals with severe and profound mental retardation [J]. Journal of Developmental and Physical Disabilities, 14(3): 297–305.

ANDERSON J, LE D D, 2011. Abatement of intractable vocal stereotypy using an overcorrection procedure [J]. Behavioral Interventions, 26: 134–146.

AZRIN N H, HOLZ W C, 1966. Punishment [M]. // HONIG W K. Operant behavior: areas of research and application. New York: Appleton-Century Crofts: 380–447.

AZRIN N H, WESOLOWKI M D, 1974. Theft reversal: an overcorrection procedure for eliminating stealing by retarded persons [J]. Journal of Applied Behavior Analysis, 7: 577–581.

BAER D M, WOLF M W, RISLEY T R, 1968. Some current dimensions of applied behavior analysis [J]. Journal of Applied Behavior Analysis, 1: 91–97.

BANDURA A, 1969. Principles of behavior modification [M]. New York: Holt, Rinehart & Winston.

BANDURA A, 1977. Social learning theory [M]. Upper Saddle River. NJ: Prentice Hall.

BANDURA A, MENLOVE F L, 1968. Factors determining vicarious extinction of avoidance behavior through symbolic modeling [J]. Journal of Personality and Social Psychology, 8(2): 9–108.

BARLOW D H, HAYES S C, 1979. Alternating treatments design: one strategy for comparing the effects of two treatments in a single behavior [J]. Journal of Applied Behavior Analysis, 12: 199–210.

BARLOW D H, HERSEN M, 1984. Single case experimental designs: strategies for studying behavior change [M]. 2nd ed. New York: Allyn & Bacon.

BARTLETT S M, RAPP J T, KRUEGER T K, HENRICKSON M L, 2011. Treat spitting by a child with autism [J]. Behavioral Interventions, 26: 76–83.

BECK A T, 1967. Depression: clinical, experimental, and theoretical aspects [M]. New York: Harper & Row Publishers.

BECK A T, 1976. Cognitive therapy and emotional disorders [M].New York: International Universities Press.

BECK A T, EMERY G, 1985. Anxiety disorders and phobias: a cognitive perspective [M]. New York: Basic Books.

BECK A T, RUSH A J, SHAW B F, EMERY G s, 1979. Cognitive therapy of depression [M]. New York: Guilford Pres.

BELLINI S, AKULLIAN J, 2007. A meta-analysis of video modeling and video self-modeling interventions for children and adolescents with autism spectrum disorders [J]. Exceptional Children, 73(3): 264–287.

BERNARD M E, 2004. The REBT therapist's pocket companion for working with children and adolescents [M]. New York: Albert Ellis Institute.

BERNARD M E, ELLIS A, 2006. Rational-emotive behavior approaches to childhood disorders: theory, practice and research [M]. New York: Springer Science+ Business Media Inc.

BIGELOW K M, HUYNEN K B, LUTZKER J R, 1993. Using a changing criterion design to teach fire escape skills to a child with developmental disabilities [J]. Journal of Developmental and Physical Disabilities, 5: 121–128.

BIJOU S W, PETERSON R F, AULT M H, 1968. A method to investigate descriptive and experimental field studies at the level of data and empirical concepts [J]. Journal of Applied Behavior Analysis, 1: 175–191.

BLICK D W, TEST D W, 1987. Effects of self-recording on high-school students' on task behavior [J]. Learning Disability Quarterly, 10 (3): 203–213.

BRIESCH A M, CHAFOULEAS S M, 2009. Review and analysis of literature on self-management interventions to promote appropriate classroom behaviors (1988–2008) [J]. School Psychology Quarterly, 24 (2): 106–118.

CANNELLA-MALONE H I, TULLIS C A. KAZEE A R, 2011. Using antecedent exercise to decrease challenging behavior in boys with developmental disabilities and an emotional disorder [J]. Journal of Positive Behavior Interventions, 13 (4): 230–239.

CARR E G, DURRAND V, 1985. Reducing behavior problems through functional communication training [J]. Journal of Applied Behavior Analysis, 18: 111–126.

CARR E G, DUNLAP G, HORNER R H, KOEGEL R L et al., 2002. Positive behavior support: evolution of an applied science [J]. Journal of Positive Behavior Interventions, 4 (1): 4–16.

CARR E G, HORNER R H, TURNBULL A P, et al., 1999. Positive behavior support as an approach for dealing with problem behavior of people with developmental disabilities: A research synthesis [C]. Washington DC: American Association on Mental Retardation Monograph Series.

CARR S C, PUNZO R P, 1993. The effects of self-monitoring of academic accuracy and productivity on the performance of students with behavioral disorders [J]. Behavior Disorders, 18 (4): 241–250.

CARTER S L, DEVLIN S R, DOGGETT A, HARBER M M, BARR C, 2004. Determining the influence of tangible items on screaming and handmouthing following an inconclusive functional analysis [J]. Behavioral Intervention, 19: 51–58.

CHANDLER L K, DAHLQUIST C M, 2002. Functional assessment: strategies to prevent and remediate challenging behavior in school settings [M]. Upper Saddle River, NJ: Pearson Education Inc.

CHANDLER L K, DAHLQUIST C M, 2006. Functional assessment: strategies to prevent and remediate challenging behavior in school settings [M]. 2nd ed. Upper Saddle River, NJ: Pearson Education Inc.

CHENEY D, LYNASS L, FLOWER A, WAUGH M, IWASZUK W, MIELENZ C, HAWKEN L, 2010. The check, connect, and expect program: a targeted, tier 2 intervention in the schoolwide positive behavior support model [J]. Preventing School Failure, 54 (3): 152-158.

CIPANI E, 1995. Be aware of negative reinforcement [J]. Teaching Exceptional Children, 27: 36-39.

COOPER J O, HERON T E, HEWARD W L, 1987. Applied behavior analysis [M]. Upper Saddle River: Merrill/Prentice Hall.

COOPER J O, HERON T E, HEWARD W L, 2007. Applied behavior analysis [M]. 2nd ed. Upper Saddle River, NJ: Pearson Prentice Hall.

CORRIGAN P W, 1991. Strategies that overcome barriers to token economies in community programs for severe mentally ill adults [J]. Community Mental Health Journal, 27 (1): 17-30.

CRONE D A, ROBBERT H, HORNER R H, 2003. Building positive Behavior Support Systems in Schools: functional behavioral assessment [M]. New York, London: The Guilford Press.

DEAVER C A, MILTENBERGER R G, STRICKER J M, 2001. Functional analysis and treatment of hair twirling in a young child [J]. Journal of Applied Behavior Analysis, 34: 535-538.

DEITZ S M, 1977. An Analysis of programming DRL schedules in educational settings [J]. Behavior Research and Therapy, 15: 103-111.

DOWRICK P, 1999. A review of self-modeling and related interventions [J]. Applied and Preventive Psychology, 8: 23-39.

DUFRENE B A, DOGGETT R A, HENINGTON C, 2007. Functional assessment and intervention for disruptive classroom behaviors in preschool and head start classrooms [J]. Journal of Behavioral Education, 16 (4):

368–388.

DUKER P C, SEYS D M, 1996. Long-term use of electrical aversion treatment with self-injurious behaviors [J]. Research in Developmental Disabilities, 17: 293–301.

DURAND V M, CARR E G, 1987a. Social influences on "elf-stimulatory" behavior: Analysis and treatment application [J]. Journal of Applied Behavior Analysis, 20: 119–132.

DURAND V M, CRIMMINS D B, 1987b. Assessment and treatment of psychotic speech in an autistic child [J]. Journal of Autism and Developmental Disorders, 17: 17–28.

ELLIS A, 1962. Reason and emotion in psychotherapy [M]. Secaucus, NJ: The Citadel Press.

ELLIS A, 1967. Goals of psychotherapy [M]. // MAHRER A H. The goals of psychotherapy. New York: Macmillan: 206–220.

ELLIS A, 1973. Humanistic psychotherapy: the rational-emotive approach [M]. New York: McGraw-Hill.

ELLIS A, 1980. Overview of the clinical theory of rational emotive therapy [M]. // GRIEGER R, BOYD J. Rational emotive therapy. New York: Nostrand Reinhold Company.

ELLIS A, 1984. Intellectual fascism [M]. New York: Pamphet, issued by Institute for Rational Emotive Therapy.

ELLIS A, 1994. Reason and emotion in psychotherapy (Revised edition) [M]. Secaucus, NJ: Lyle Stuart and Citadel Press.

ELLIS A, BERNARD M E, 1983. Rational-emotive approaches to the problems of childhood [M]. New York: Plenum Press.

ELLIS A, BERNARD M E, 1985. What is rational emotive therapy [M]. // ELLIS A, BERNARD M E. Clinical application of rational emotive therapy. New York: Plenum Press.

EMERSON E, 2005. Challenging behaviour: Analysis and intervention in people with severe intellectual disabilities [M]. Cambridge, Eng: Cambridge University Press.

EYSENCK H J, 1963. Editorial [J]. Behavior Research and Therapy, 1 (1): 1–2.

FANTUZZO J W, POLITE K, COOK D M, QUINN G, 1988. An evaluation of the effectiveness of teacher- vs student-management classroom interventions [J]. Psychology in the Schools, 25: 154–163.

FAVELL J E, MCGIMSY J F, JONES M L, 1980. Rapid eating in the retarded: reduction by nonaversive procedures [J]. Behavior Modification, 4: 481–492.

FOXX R M, AZRIN N H, 1972. Restitution: a method of eliminating aggressive-disruptive behavior of retarded and brain damaged patients [J]. Behavior Research and Therapy, 10: 15–27.

FOXX R M, AZRIN N H, 1973. The elimination of autistic self-stimulatory behavior by overcorrection [J]. Journal of Applied Behavior Analysis, 6: 1–14.

FRANKS C M, BRADY J P, 1970. What is behavior therapy and why a new journal? [J]. Behavior Therapy, 1 (1): 1–3.

GOYETTE C H, CONNERS C K, ULRICH R F, 1978. Normative data on revised conners parent and teacher rating scales [J]. Journal of Abnormal Child Psychology, 6: 221–236.

GROTE I, BAER D M, 2000. Teaching compliance with experimentally managed self-instructions can accomplish reversal shifts [J]. Journal of Developmental and Physical Disabilities, 12 (3): 217–233.

HALL R V, FOX R G, 1977. Changing criterion designs: an alternative applied behavior analysis procedure [M]. // ETZEL B C, LEBLA N C, BAER D M. New developments in behavioral research: theory, method, and J M application. Hillsdale: Erlbaum: 151–166.

HANSON M, 1996. Self-management through self-monitoring [M]. //

JONES K, CHARLTON T. Overcoming learning and behavior difficulties: partnership with pupils. London: Routledge: 173–191.

HARRIS K R, 1985. Definitional, parametric, and procedural considerations in timeout interventions and research [J]. Exceptional Children, 51: 279–288.

HARTMANN D P, HALL R V, 1976. The changing criterion design [J]. Journal of Applied Behavior Analysis, 9: 527–532.

HAWKINS R P, 1975. Who decided that was the problem? two stages of responsibility for applied behavior analysis [M]. // WOOD W S. Issues in evaluating behavior modification. Champaign: Research Press: 195–214.

HAYES S C, BARLOW D H, NELSON-GRAY R O, 1999. The scientist-practitioner: research and accountability in the age of managed care [M]. Needham Heights, MA: Allyn and Bacon.

HIGGINS J W, WILLIAMS R L, MCLAUGHLIN T F, 2001. The effects of a token economy employing instructional consequences for a third-grade student with learning disabilities: A data-based case study [J]. Education and Treatment of Children, 24: 99–106.

HOLTH P, 2003. Generalized imitation and generalized matching to sample [J]. The Behavior Analyst, 26: 155–158.

HORNER R H, 2000. Positive behavior supports [J]. Focus on Autism and Other Developmental Disabilities, 15（2）: 97–105.

HORNER R H, DUNLAP G, KOEGEL R L, CARR E G, SAILOR W, ANDERSON J, et al., 1990. Toward a technology of "nonaversive" behavioral support [J]. Journal of the Association for Persons with Severe Handicaps, 15: 125–132.

IWATA B A, DORSEY M F, SLIFER K, BAUMAN K, RICHMAN G, 1982. Toward a functional analysis of self-injury [J]. Analysis and Intervention in Developmental Disabilities, 2: 3–20.

IWATA B A, PACE G M, DORSEY M F, ZARCONE J R, VOLLMER T R, SMITH R G, et al., 1994. The functions of self-injurious behavior: an experimental-epidemiological analysis [J]. Journal of Applied Behavior Analysis, 27: 215–240.

JACKSON H J, KING N J, 1982. The therapeutic management of an autistic child's phobia using laughter as the anxiety inhibitor [J]. Behavioral Psychotherapy, 10: 364–369.

JACOBSON E, 1942. Progressive relaxation [M]. Chicago: University of Chicago.

JOHNSTON J M, PENNYPACKER H S, 1980. Strategies and tactics for human behavioral research [M]. Hillsdale: Erlbaum.

JOHNSTON J M, PENNYPACKER H S, 1993. Strategies and tactics for human behavioral research. 2nd ed. Hillsdale: Erlbaum.

JONES M C, 1924. A laboratory study of fear: the case of peter [J]. Journal of Genetic Psychology Pedagogical Seminary, 31: 308–315.

KAMPS D, ELLIS C, MANCINA C, WYBLE J, GREENE L, HARVEY D, 1995a. Case studies using functional analysis for young children with behavior risks [J]. Education and Treatment Of Children, 18: 243–260.

KAMPS D, LEONARD B, POTUCEK J, GARRISON-HARRELL L, 1995b. Cooperative learning groups: An integration strategy to improve academic and social performance for students with autism and regular classroom peers [J]. Behavioral Disorders, 21: 88–108.

KANFER F H, 1970. Self-regulation: research issues and speculation [M] // NEURINGER C, MICHAEL J L. Behavior modification in clinical psychology. New York: Appleton-Century-Crofts.

KAROLY P, 1977. Behavioral self-management in children: concepts, methods, issues and directions [M]. // HERSEN M, EISLER R M, MILLER P M. Progress in behavior modification. New York: Academic Press.

KAROLY P, 1981. Self-management problems in children [M]. // MASH E J, TERDAL I G. Behavioral assessment of childhood disorders. New York: Guilford Press: 79–126.

KAUFFMAN J M, 1989. Characteristics of behavior disorders of children and youth [M]. Columbus, Ohio: Merrill Publishing Company.

KAZDIN A E, 1974. Reactive self-monitoring: the effects of response desirability, goal setting, and feedback [J]. Journal of consulting and Clinical Psychology, 42: 704–716.

KAZDIN A E, 1975. Behavior modification in applied settings [M]. Homewood, IL: Dorsey Press.

KAZDIN A E, 1978. History of behavior modification [M]. Austin: Pro-Ed.

KAZDIN A E, 1982. Observer effects: reactivity of direct observation [J]. New Directions for Methodology of Social and Behavioral Science, 14: 5–19.

KAZDIN A E, BOOTZIN R R, 1972. The token economy: an evaluative review [J]. Journal of Applied Behavior Analysis, 5: 343–372.

KENDALL P C, 1977. On the efficacious use of verbal self-instructional procedures with children [J]. Cognitive Therapy and Research, 1 (4): 331–341.

KENDALL P C, BRASWELL L, 1982. Cognitive-behavioral self-control therapy for children: A components analysis [J]. Journal of Consulting and Clinical Psychology, 50: 672–689.

KNEPFLAR K J, 1981. Stuttering-children (hypnosis cassette tape 112) [M]. Los Angeles: Wordesign.

KOEGEL L K, KOEGEL R L, DUNLAP G, 1996. Positive behavioral support: including people with difficult behavior in the community [M]. Baltimore: Paul H. Brookes.

KOSTEWICZ D E, 2010. A review of timeout ribbons [J]. The Behavior Analyst Today, 11 (2): 95–104.

LANGUAITE J K, 1981a. Voice disorders—children (hypnosis cassette tape 111) [M]. Los Angeles: Wordesign.

LANGUAITE J K, 1981b. Orofacial disorders—children (hypnosis cassette tape 113) [M]. Los Angeles: Wordesign.

LANGUAITE J K, 1981c. Language disorders: auditory skills—children (hypnosis cassette tape 114) [M]. Los Angeles: Wordesign.

LANGUAITE J K, 1981d. Language disorders: reading and spelling—children (hypnosis cassette tape 115) [M]. Los Angeles: Wordesign.

LATTAL K A, NEEF N A, 1996. Recent reinforcement-schedule research and applied behavior analysis [J]. Journal of Applied Behavior Analysis, 29: 213-220.

LEBLANC L A, HAGOPIAN L P, MAGLIERI K A, 2000. Use of a token economy to eliminate excessive inappropriate social behavior in an adult with developmental disabilities [J]. Behavioral Interventions, 15: 135-143.

LEGRAY M W, DUFRENE B A, STERLING-TURNER H, J OLMI D, BELLONE K, 2010. A comparison of function-based differential reinforcement interventions for children engaging in disruptive classroom behavior [J] Journal of Behavior Education, 19: 185-204.

LENNOX D B, MILTENBERGER R G, DONNELLY D R, 1987. Response interruption and DRL for the reduction of rapid eating [J]. Journal of Applied Behavior Analysis, 20: 279-284.

LINSCHEID T R, IWATA B A, RICKETTS R W, WILLIAMS D E, GRIFFIN J C, 1990. Clinical evaluation of the self-injurious behavior inhibiting system (SIBIS) [J]. Journal of Applied Behavior Analysis, 23: 53-78.

LIU J, 2004. Childhood externalizing behavior: Theory and implications [J]. Journal of Child and Adolescent Psychiatric Nursing, 17 (3): 93-103.

LOVAAS O, FREITAG G, GOLD V Y, KASSORLA I, 1965. Experimental studies in childhood schizophrenia: Analysis of self-destructive behavior [J]. Journal of Experimental Child Psychology, 2: 67-84.

LOWE C F, HIGSON P J, 1981. Self-instructional training and cognitive behavior modification: a behavioral analysis [M]. // Davey G L. Applications of conditioning theory. London, New York: Methuen.

LUCE S C, DELQUADRI J, HALL R V, 1980. Contingent exercise: A mild but powerful procedure for suppressing inappropriate verbal and aggressive behavior [J]. Journal of Applied Behavior Analysis, 13: 583-594.

LUISELLI J K, 1991. Acquisition of self-feeding in a child with Lowe's syndrome [J]. Journal of developmental and physical disabilities, 3 (2): 181-189.

LUISELLI J K, 1998. Treatment of self-injurious hand-mouthing in a child with multiple disabilities [J]. Journal of Developmental and Physical Disabilities, 10 (2): 167-174.

LUISELLI J K, RICCIARDI J N, GILLIGAN K, 2005. Liquid fading to establish milk consumptions by a child with autism [J]. Behavioral Interventions, 20: 155-163.

LUND S K, TROHA J M, 2008. Teaching young people who are blind and have autism to make requests using a variation on the picture exchange communication system with tactile symbols: a preliminary investigation [J]. Journal of autism and developmental disorders, 38 (4): 719-730.

LURIA A, 1961. The role of speech in the regulation of normal and abnormal behaviors [M]. New York: Liveright.

MAAG J W, WOLCHIK S A, RUTHERFORD R B, JR., PARKS B T, 1986. Response covariation on self-stimulatory behaviors during sensory extinction procedures [J]. Journal of autism and developmental disorders, 16 (2): 119-132.

MAGLIERI K A, DELEON I G, RODRIGUEZ CATTER V, SEVIN B M, 2000. Treatment of covert food stealing in an individual with Prader-Willi syndrome [J]. Journal of Applied Behavior Analysis, 33 (4): 615-618.

MAHONEY M J, 1974. Cognition and behavior modification [M]. Cambridge, MA: Ballinger.

MARSHALL K J, 1991. Cognitive behavior modification in the classroom: Theoretical and Practical perspectives [M]. // SIMON C S. Communication skills and classroom success: assessment and therapy methodologies for language and learning disabled students. Eau Claire: Thinking Publications.

MARTIN G, PEAR J, 1999. Behavior modification— What it is and how to do it (6th ed.) [M]. Upper Saddle River: Merrill/Prentice Hall.

MATSON J L, VOLLMER T R, 1995. User's guide: questions about behavioral function (QABF) [M]. Baton Rouge, LA: Scientific Publishers Inc.

MCNEISH J, HERON T E, OKYERE B, 1992. Effects of self-correction on the spelling performance of junior high students with learning disabilities [J]. Journal of Behavioral Education, 2 (1): 17–27.

MENZIES R G, CLARKE J C, 1993. A comparison of in vivo and vicarious exposure in the treatment of childhood water phobia [J]. Behavior Research and Therapy, 31: 9–15.

MILTENBERGER R G, 2001. Behavior modification: principles and procedures [M]. 2nd ed. Belmont, CA: Wadsworth/Thomson Learning.

MILTENBERGER R G, 2004. Behavior modification: principles and procedures [M]. 3rd ed. Belmont, CA: Wadsworth/Thomson Learning.

MOORE T R, GILLES E, MCCOMAS J J, SYMONS F J, 2010. Functional analysis and treatment of self-injurious behavior in a young child with traumatic brain injury [J]. Brain Injury, 24 (12): 1511–1518.

MORTON W L, HEWARD W L, ALBER S R, 1998. When to self-correct? a comparison of two procedures on spelling performance [J]. Journal of Behavioral Education, 8: 321–335.

MRUZEK D W, COHEN C, SMITH T, 2007. Contingency contracting with students with autism spectrum disorders in a public school setting [J]. Journal of development Physical Disabilities, 19: 103–114.

MYLES B S, MORAN M R, ORMSBEE C K, DOWNING J A, 1992. Guidelines for establishing and maintaining token economies [J]. Intervention in School and Clinic, 27 (3): 164–169.

NEWMAN C, ADAMS K, 2004. Dog done good: managing: dog phobia in a teenage boy with a learning disability [J]. British Journal of Learning Disabilities, 32: 35–48.

OLLENDICK T H, KING N J, 1998. Empirically supported treatments for children with phobic and anxiety disorders: Current status [J]. Journal of Clinical Child Psychology, 27: 156–167.

PACE G M, DUNN E K, LUISELLI J K, COCHRAN C R, SKOWRON J, 2005. Antecedent interventions in the management of maladaptive behaviours in a child with brain injury [J]. Brain Injury, 19 (5): 365–369.

PORTER L, 2002. Cognitive skills [M]. // PORTER L. Educating young children with special needs. Crows Nest: Allen & Unwin: 191–209.

POWERS M D, THORWARTH C A, 1985. The effect of negative reinforcement on tolerance of physical contact in a preschool autistic child [J]. Journal of Clinical Child Psychology, 14 (4): 299–303.

PROGAR P R, NORTH S T, BRUCE S S, et al., 2001. Putative behavioral history effects and aggression maintained by escape from therapists [J]. Journal of Applied Behavior Analysis, 34: 69–72.

RAPP J T, PATEL M R, GHEZZI P M, O' FLAHERTY C H, TITTERINGTON C J, 2009. Establishing stimulus control of vocal stereotypy displayed by young children with autism [J]. Behavioral Interventions, 24: 85–105.

REHM L P, ROKKE P, 1988. Self-management therapies [M]. // DOBSON K S . Handbook of cognitive-behavioral therapies. New York: Guilford Press: 136–166.

REYNOLDS G S, 1975. A primer of operant conditions (Rev. ed.) [M]. Glenview, IL: Scott, Foresman.

REYNOLDS W M, COATS K I, 1986. A comparison of cognitive behavioral therapy and relaxation training for the treatment of depression in adolescents [J]. Journal of Consulting and Clinical Psychology, 54 (5): 653–660.

RIMM D C, MASTERS J C, 1974. Behavior therapy: techniques and empirical findings [M]. New York: Academic Press.

ROCK M L, THEAD B K, 2007. The effects of fading a strategic self-monitoring intervention on students' academic engagement, accuracy, and productivity [J]. The Journal of Special Education, 16: 389–412.

ROTH D, BIELSKI R, JONES M, PARKER W, OSBORN G, 1982. A comparison of self-control therapy and combined self-control therapy and antidepressant medication in the treatment of depression [J]. Behavior Therapy, 13: 133–144.

RUSSELL H, 1970. Effect of electric aversion on cigarette smoking [J]. The British Medical Journal, 1 (5688): 82–86.

RUTH W J, 1996. Goal setting and behavioral contracting for students with emotional and behavioral difficulties: Analysis of daily, weekly, and total goal attainment [J]. Psychology in the Schools, 33: 153–158.

RUTTER M, 1967. A children's behaviour questionnaire for completion by teachers: preliminary findings [J]. Journal of Child Psychology and Psychiatry, 8: 1–11.

SCATTONE D. Enhancing the conversation skills of a boy with Asperger's disorder through social stories™ and video modeling [J]. Journal of Autism Development Disorder, 2008, 38: 395–400.

SCHAEFER C E, MILLMAN H L, 1988. How to help child with common problem. New York: Litton Education Publishing.

SCHUNK D H, 1997. Self-monitoring as a motivator during instruction with elementary school students [C]. Paper presented at the Annual Meeting of the American Educational Research Association, Chicago IL.

SHIRLEY M J, IWATA B A, KAHNG S, 1999. False-positive maintenance of self-injurious behavior by access to tangible reinforcers [J]. Journal of Applied Behavior Analysis, 32: 201–204.

SIMONSEN B, SUGAI G, NEGRON M, 2008. Schoolwide positive behavior supports primary systems and practices [J]. Teaching Exceptional Children, 40 (6): 32–40.

SIRA B K, FRYLING M J, 2012. Using peer modeling and differential reinforcement in the treatment of food selectivity [J]. Education and Treatment of Children, 35(1): 91–100.

SKINNER B F, 1938. The behavior of organism: An experimental analysis [M]. New York: Appleton-Century.

SKINNER B F, 1953. Science and human behavior [M]. New York: MacMillan.

SMITH S W, 2002. Applying cognitive-behavioral techniques to social skills instruction [C]. ERIC/OSEP digest. Arlington, VA: ERIC Clearinghouse on Disabilities and Gifted Education.

SNYDER M, 1974. Self-monitoring of expressive behavior [J]. Journal of Personality and Social Psychology, 30: 526–37.

STAINBACK S, STAINBACK W, 1980. Educating children with severe maladaptive behaviors [M]. New York: Grune & Stratton.

STASOLLA F, PERILLI V, DAMIANI R, 2014. Self monitoring to promote on-task behavior by two high functioning boys with autism spectrum disorders and symptoms of ADHD [J]. Research in Autism Spectrum Disorders: 472–479.

STEWART I, ALDERMAN N, 2010. Active versus passive management of post-acquired brain injury challenging behaviour: A case study analysis of multiple operant procedures in the treatment of challenging behaviour maintained by negative reinforcement [J]. Brain Injury, 24(13-14): 1616–1627.

SUGAI G, HORNER R H, DUNLAP G, HIENEMAN M, LEWIS T J, NELSON C M, et al., 2000. Applying positive behavior support and functional behavioral assessment in schools [J]. Journal of Positive Behavior Interventions, 2: 131–143.

SULZER-AZAROFF B, MAYER G R, 1991. Behavior analysis for lasting change [M]. Fort Worth: Harcourt Brace Publishers.

SUNDEL M, SUNDEL S S, 2005. Behavior change in the human services: behavioral and cognitive principles and applications [M]. Thousand Oaks, CA: Sage Publications.

TARBOX R S F, GHEZZI P M, WILSON G, 2006. The effects of token reinforcement on attending in a young child with autism [J]. Behavioral Interventions, 21: 155–164.

THORESEN C E, MAHONEY M J, 1974. Behavioral self-control [M]. New York: Holt.

TINCANI M, 2004. Comparing the picture exchange communication system and sign language training for children with autism [J]. Focus on Autism and Other Developmental Disabilities, 19: 152–163.

TURNBULL A P, TURNBULL H R, 2000. Achieving "rich" lifestyles [J]. Journal of Positive Behavior Interventions, 2: 190–192.

ULTEE C A, GRIFFIOEN D, SCHELLEKENSJ, 1982. The reduction of anxiety in children: A comparison of the effects of "systematic desensitization in vitro" and 'systematic desensitization in vivo' [J]. Behavior Research and Therapy, 20: 61–67.

UMBREIT J, FERRO J, LIAUPSIN C J, LANE K L, 2007. Functional behavioral assessment and function-based intervention: an effective, practical approach [M]. Upper Saddle River: Pearson Education Inc.

VAN HOUTEN R, NAU P A, MACKENZIEKEATING S E, SAMEOTO D, COLAVECCHIA B, 1982. An Analysis of aome variable influencing the effectiveness of reprimands [J]. Journal of Applied Behavior Analysis, 15: 65–83.

VAUGHAN M E, MICHAEL J L, 1982. Automatic reinforcement: an important but ignored concept [J]. Behaviorism, 10: 217–227.

VAUGHN S, BOS C S, SCHUMM J S, 2000. Teaching exceptional, diverse, and at-risk students in the general education classroom (2nd ed.) [M]. Boston: Allyn and Bacon.

VOLLMER T R, 1994. The concept of automatic reinforcement: implications for behavioral research in developmental disabilities [J]. Research in Developmental Disabilities, 15(3): 187–207.

VOLLMER T R, 2006. On the utility of automatic reinforcement in applied behavior analysis [C]. Paper presented at the 32nd annual meeting of the association for Behavior Analysis. Atlanta, GA.

VOLLMER T R, DESHAIS M, SLOMAN K W, BORRERO C S W, 2009. Behavioral assessment of self-injury [M]. // MATSON J L, ANDRASIK F, MATSON M L. Assessing childhood psychopathology and developmental disabilities. New York: Springer Science+Business Media, LLC.

VOLLMER T R, MATSON J L, 1996. Questions about behavioral function [M]. Baton Rouge, LA: Scientific Publishers Inc.

VYGOTSKY L, 1962. Thought and language [M]. New York: Wiley.

WATERS V, 1982. Therapies for children: rational-emotive therapy [M] // REYNOLDS C R, GUTKIN T B. Handbook of school psychology. New York: Wiley.

WATSON J B, RAYNER R, 1920. Conditioned emotional reactions [J]. Journal of Experimental Psychology, 3(1): 1–14.

WESSLER R A, WESSLER R L, 1980. The principle and practice of rational emotive therapy [M]. San Francisco: Jossey Bass Publishers.

WILKINS J, MATSON J L, 2009. History of treatment in children with developmental disabilities and psychopathology [M]. //MATSON J L, ANDRASIK F, MATSON M. Treating childhood psychopathology and developmental disabilities. New York: Springer: 3–28.

WILLIAM C D, 1959. The elimination of tantrum behavior by extinction procedures [J]. Journal of Abnormal and Social Psychology, 59: 269.

WILLS H P, MASON R, HUFFMAN J M, HEITZMAN-POWELLA L, 2019. Implementing self-monitoring to reduce inappropriate vocalizations of an adult with autism in the workplace [J]. Research in Autism Spectrum Disorders,

58: 9–18.

WILSON G T, O' LEARY K D, 1980. Principles of behavior therapy [M]. New Jersey: Prentice-Hall.

WOLERY M, GAST D L, 1984. Effective and efficient procedures for the transfer of stimulus control [J]. Topics in early Childhood Special Education, 4: 52–77.

WOLPE J, 1958. Psychotherapy by reciprocal inhibition [M]. Stanford, CA: Stanford University Press.

WOLPE J, 1970. Editorial [J]. Behavior Therapy and Experimental Psychiatry, 1(1): 1–2.

ZENTALL S S, ZENTALL T R, 1983. Optimal stimulation: a model of disordered activity and performance in normal and deviant children [J]. Psychological Bulletin, 94: 446–471.

ZIRPOLI T J, MELLOY K J, 1993. Behavior management: applications for teachers [M]. Upper Saddle River: Merrill/Prentice Hall.

"万千心理" 教学配套服务申请表

个人信息

教师姓名		职称	
研究领域			
所在学校		所在院系	

联系方式

通讯地址			
联系电话		电子邮件	

所授课程信息

	课程名称	授课级别 (本科生/研究生)	学生人数	所使用教材名称	教材作者	出版社
课程A						
课程B						
课程C						

您的宝贵意见

您对所使用教材的评价:	
您是否对心理学教材翻译有兴趣? 是□ 否□	您是否对心理学教材编写有兴趣? 是□ 否□
您认为心理学领域值得推荐的国外教材有哪些? 您的推荐理由:	

教师签名：　　　　　　　　　　　　　　　　　　　　　　　日期：

请将此表通过电子信箱发送给我们，"万千心理"诚邀您的加入！

新书新知 实时掌握

万千心理微信公众号

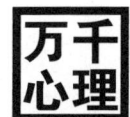

联系人：刘老师　　电子信箱：1012305542@qq.com
地　址：北京市西城区三里河路6号院2号楼213（邮编：100044）
电　话：010-65181109，65125990